Peter Schwartze

Geschichte des Instituts für Pathologische Physiologie an der Universität Leipzig

Peter Schwartze

Geschichte des Instituts für Pathologische Physiologie an der Universität Leipzig

Die Entwicklung einer Wissenschaftskonzeption und ihre Verwirklichung 1956 bis 1992

Frank & Timme
Verlag für wissenschaftliche Literatur

Umschlagabbildung: Synchron registrierte Horizontal- und Frontalvektorkardiogramme von vier Meerschweinchenföten des 42., 54., 59. und 62. Gestationstages. Zeitmarkierung: 3000 Hz, Eichung: 0,5 mV

ISBN 978-3-7329-0167-8

Herstellung durch Frank & Timme GmbH,
Wittelsbacherstraße 27a, 10707 Berlin.
Printed in Germany.
Gedruckt auf säurefreiem, alterungsbeständigem Papier.

www.frank-timme.de

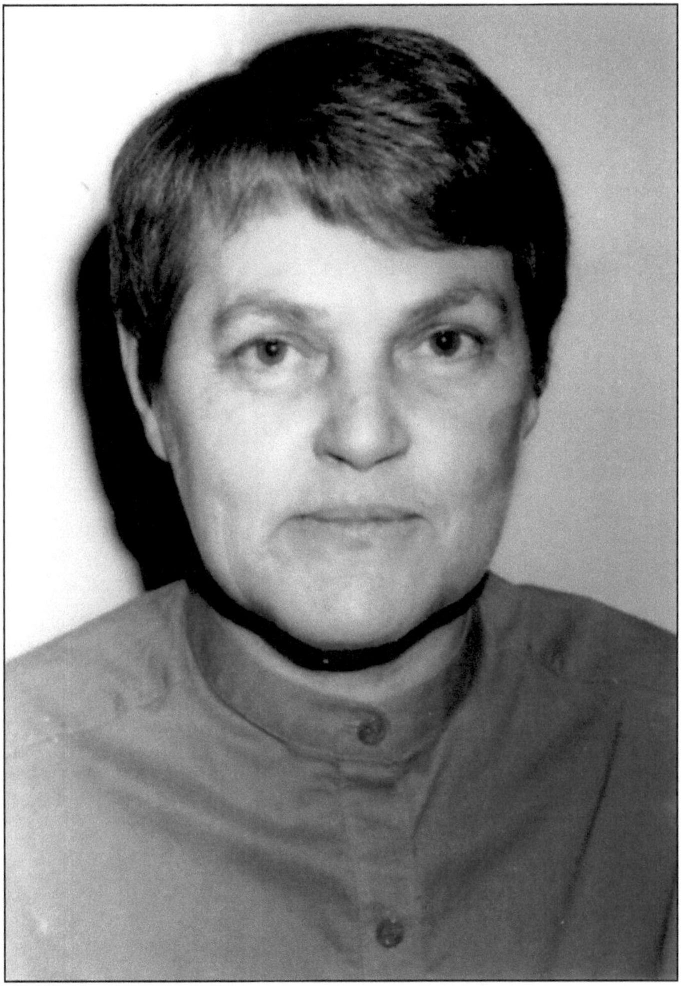

Professor Dr. Hannelore Schwartze
Februar 1989

Den Mitarbeitern
und dem Andenken
der Direktorin des Instituts
gewidmet

Vorwort

„Die Pathologische Physiologie leitet ihre historische Entwicklung aus zwei Wurzeln her:

1. Sie ist eine Entwicklung der experimentellen Physiologie, wie sie Rudolf Virchow bereits 1847 gefordert hat: ‚Die pathologische Anatomie und die Klinik … gelten uns noch vorzugsweise als Quelle für neue Fragen, deren Beantwortung der pathologischen Physiologie zufällt'. Entsprechend gab es in Deutschland bereits im letzten Drittel des vergangenen Jahrhunderts Ansätze zur Institutionalisierung der pathologischen Physiologie, von denen der Lehrstuhl in Köln den Namen ‚für normale und pathologische Physiologie' bis heute behalten hat. Die von A. Bethe ab 1927 herausgegebene Darstellung des Gesamtgebietes trägt den programmatischen Titel: ‚Handbuch der normalen und pathologischen Physiologie'.

2. Sie ist eine Tochter des Fachgebietes Innere Medizin. Der bedeutende Leipziger Internist Max Bürger förderte das wissenschaftliche Niveau der Inneren Medizin wesentlich durch Forschungen auf dem Gebiet der pathologischen Physiologie und durch die Propagierung ihrer gedanklichen Ansätze in seinem 1956 erschienenen Buch: ‚Pathologische Physiologie': ‚Unsere Bemühungen dem Studenten die gedankliche Methodik der pathologischen Physiologie nahe zu bringen, werden nicht nur von großem Wert für sein diagnostisches Können, sondern auch für sein praktisch ärztliches Handeln sein. Die pathologische Physiologie stellt die wichtigste Grundlage des klinischen Handelns und Unterrichts dar'" [5].

An der Universität Leipzig ging das ‚Institut für Pathologische Physiologie' aus dem ‚Carl-Ludwig-Institut für Physiologie' hervor. Ihre Geschichte beginnt bereits mit der Entwicklung ihrer Wissenschaftskonzeption. Die vollzog sich – nach studentischen Anfängen und kinderklinischer Ausbildung ihrer späteren Protagonisten – im Carl-Ludwig-Institut.

Im Folgenden wird die Entstehung dieser Wissenschaftskonzeption, die zum tragenden Forschungsinhalt der Pathophysiologie wurde, als die Entwicklung und Verzweigung ihres Inhalts beschrieben, wie er sich in Zitaten aus den sie dokumentierenden Originalarbeiten in chronologischer Reihenfolge ergibt. Wenngleich alle zu ihrem Verständnis erforderlichen Begriffe eingeführt werden, hat das für den Leser doch die Unbequemlichkeit, dass manche dieser Textstellen ohne physiologische Grundkenntnisse schwer verständlich sind. Durch eine verbale Umschreibung der Originaltexte wäre ihre Verständlichkeit aber auch nicht zu erleichtern gewesen. Schließlich ist die Darstellung wissenschaftlicher Inhalte nur dann authentisch, wenn sie dem Text der Primärquellen folgt.

In den Kapiteln, die mit der Ausbildung der Studenten und des akademischen Nachwuchses, der Unterrichts- und Wissenschaftsorganisation, dem nationalen und internationalen wissenschaftlichem Gedankenaustausch und der Schließung des Instituts verbunden sind, treten solche Lesehindernisse nicht auf. Gelegentliche allzu persönlich erscheinende Bemerkungen zu manchen Sachzusammenhängen, sind bewusst mitgeteilt, um einen Eindruck vom Denk- und Umgangsstil im täglichen Institutsbetrieb zu bewahren.

Lücken in Zitaten sind durch … kenntlich gemacht. Benutzte Quellen aus dem Leipziger Universitätsarchiv werden mit [LUA] und ihrer Signatur gekennzeichnet; alle Quellen, denen diese Angabe nicht beigegeben ist, stammen aus dem Privatarchiv der Institutsdirektorin und werden künftig im LUA aufbewahrt.

Im Laufe der Entstehung des entwicklungs(patho)physiologischen Arbeitsbereichs am Carl-Ludwig-Institut, seiner Entwicklung zur selbstständigen ‚Abteilung für Pathophysiologie‘ und schließlich zum ‚Institut für Pathologische Physiologie‘ wechselten zum Teil die wissenschaftlichen und auch technischen Mitarbeiter, während andere die ganze Entwicklung mitgetragen und -bestimmt haben; insgesamt nahm ihre Anzahl stetig zu. Die Geschichte des Instituts wird damit für sie alle zu einem Abschnitt ihrer Lebensarbeitszeit, in dem sie aus dem Institut und in Verwirklichung seiner Wissenschaftskonzeption das gemacht haben, was es schließlich geworden ist. Deshalb werden sie alle im Text mit ihren Namen und Vornamen, bei Wiederholung abgekürzt, aufgeführt. Einige von ihnen haben den Text der Institutsgeschichte kritisch gelesen, ihnen sei hier für dessen Verbesserung gedankt. Die akademischen Titel werden im Text weggelassen, vor der Wissenschaft sind alle Menschen gleich, sie werden aber an jeweils geeigneter Stelle angeführt.

Leipzig, am 8. März 2015 Peter Schwartze

Inhaltsverzeichnis

Im Text verwendete Abkürzungen

AI	Asynchronieintervall
AP	Aktionspotential
APK	Apexkardiogramm
BO	Bulbus olfactorius
CLI	Carl-Ludwig-Institut
CRP	Corneoretinales Potential
d	day of life
DPG	Deutsche Physiologische Gesellschaft
E	Erdgeschoss
EKG	Elektrokardiogramm
EMG	Elektromyogramm
EOG	Elektrookulogramm
FUR	Fallumkehrreflex
HFR	Hauptforschungsrichtung
Hk	Hämatokrit
ICR	Intercostalraum
ISP	International Society of Pathophysiology
IUPS	International Society of Physiological Science
KMU	Karl-Marx-Universität
LUA	Leipziger Universitätsarchiv
LT	Lebenstag
MTA	Medizinischtechnische Assistentin
MTFA	Medizinischtechnische Fachassistentin
OB	Olfactoriusbursts
QRS	Herzkammererregungskomplex im EKG
RF	Retikuläre Formation
UB	Universitätsbibliothek Leipzig
VbE	Vollbeschäftigteneinheiten
VCG	Vectorcardiogramm
VKG	Vektorkardiogramm

Einleitung

Die Geschichte der Physiologie an der Universität Leipzig ist noch nicht geschrieben worden. Sie beginnt mit Georg Schiltel (1470–1545) als ihrem ersten Ordinarius [1]. Er war ab 1531 Professor für Physiologie, dann ab 1537 für Pathologie und schließlich, ab 1543 und bis zum seinem Lebensende, für Therapie. Physiologie war die Wissenschaft vom gesunden Körper, Pathologie die vom kranken und Therapie die von der Behandlung der Krankheiten. Auch der Medizinstudent durchlief diese drei Fächer auf dem Wege zum praktizierenden Arzt in drei Jahren; die Ordinarien rückten, sobald das nächstfolgende Ordinariat frei geworden war, in dieses nach. Diese Üblichkeit blieb im Prinzip bis zum 38. Ordinarius gegen Ende des 18. Jahrhunderts erhalten. Ernst Platner (1744–1818), war von 1781 bis 1818 der erste *nur* Ordinarius für Physiologie und so alle – nach einer Lücke von 1818 bis 1865 – auf ihn folgenden. Der Wechsel in die Folgeordinariate bewirkte, dass die Grenze zwischen ihnen fließend war, was im Inhalt der Publikationen der sie nacheinander innehabenden Professoren ihren Ausdruck findet (s. Anlage 1). Oft schrieb die gleiche Person zunächst über Körperfunktionen des Gesunden, dann des Kranken und schließlich über die ärztliche Behandlung. Die inhaltliche Beschränkung auf die Funktionen *nur* des gesunden menschlichen Organismus setzte mit Albrecht von Hallers „Anfangsgründe der Phisiologie des menschlichen Körpers, aus dem Lateinischen übersetzt von Johann Samuel Haller“ (Berlin, 1759–1776), ein. Das achtbändige Werk beginnt mit der Herzkreislaufphysiologie, durchläuft dann (wie in den heutigen Lehrbüchern) die Organsysteme, um mit der Physiologie ‚Der menschlichen Frucht‘ und ‚Dem Leben und dem Tod des Manschen‘ zu enden. Damit war der Gegenstand der Physiologie definiert und ihr weiterer Fortschritt lag in der Entwicklung der Forschungsmethoden von beschreibenden zu messenden Verfahren. Er ist eng mit der Tätigkeit des 41. Leipziger Ordinarius von 1865–1895, Carl Ludwig (1816–1895), verbunden, der die Methode der Transformation verschiedener organismischer Funktionen in ausmeßbare Registrierkurven entwickelte [2].

Das Objekt der physiologischen Beobachtungen und Untersuchungen war nun der ‚Normalmensch‘ (männlich, 25 Jahre alt) und das erwachsene Versuchstier. Die bis dahin bei der Vivisektion von Schlacht- oder Versuchstieren beobachtbaren Organfunktionen wurden nun von der Registrierung in Narkose ableitbarer Funktionsparameter abgelöst. Das waren zunächst Bewegungen von

Organen oder Organflüssigkeiten und mit der Entwicklung der elektrophysiologischen Registriermethoden auch elektrische Signale. Im 20. Jahrhundert kam die Miniaturisierung der Messverfahren und ihre Anwendung auf zelluläre und subzelluläre Strukturen und schließlich die automatische, rechnergestützte Auswertung und Verrechnung der Messdaten hinzu.

Mit der Beschränkung der physiologischen Untersuchungen auf erwachsene Organismen und, sowohl in der Forschung als auch im akademischen Unterricht, auf die gesunden, blieben die der Klassen der kranken und die der heranwachsenden Organismen weitgehend ausgespart. Ihnen wurde erst seit der Mitte der 50ger Jahre des 20. Jahrhunderts zunehmend mehr Aufmerksamkeit zuteil, in der Zeitspanne, in der die Forschungsrichtungen des späteren ‚Instituts für Pathologische Physiologie' im Physiologischen Institut sich auszubilden begannen. Sie wurden schließlich beide, miteinander verbunden, zu dessen Wissenschaftskonzeption.

Das ‚Institut für Pathologische Physiologie' war eine Tochtergründung des Physiologischen Instituts, die sich aus der zunehmenden Physiologisierung der klinischen Disziplinen in Diagnostik und Therapie ergab. Seine Geschichte beschreibt das einzige Beispiel einer Subspezialisierung in der Physiologie, die in Leipzig bis zur Institutsgründung und der Fortführung und Erweiterung des akademischen Physiologieunterrichts bis zu kliniknahen Inhalten geführt hat. Während der Jahrhunderte ihrer Physiologiegeschichte haben in Leipzig immer wieder einzelne Ordinarien pathophysiologische und entwicklungsphysiologische Themen bearbeitet. Die Institutionalisierung der Pathophysiologie an der Leipziger Universität stand damit auch in der Kontinuität dieser klinikbezogenen Wissensvermittlung im Rahmen des physiologisch-akademischen Unterrichts.

Die Geschichte des Instituts für Pathologische Physiologie teilt sich in die acht zeitlich aufeinander folgenden und sich inhaltlich durchdringenden Abschnitte:

1. Die Entstehung und Entwicklung der Forschungsinhalte und der Wissenschaftskonzeption des späteren Instituts
2. Die organisatorische und personelle Vorbereitung der Gründung der selbstständigen „Abteilung Pathophysiologie",
3. Die Gründung des „Institut(s) für Pathologische Physiologie",
4. Die wissenschaftliche Arbeit am Institut,
5. Vorträge, Kongresse und Veröffentlichungen,
6. Der akademische Unterricht,
7. Die Gesellschaft für Pathologische und Klinische Physiologie der DDR,
8. Die Schließung des Instituts für Pathologische Physiologie.

1 Die Entstehung der Forschungsinhalte und ihre Entwicklung zur Wissenschaftskonzeption des späteren Instituts

1.1 Die studentischen Anfänge der späteren Wissenschaftskonzeption

Die Forschungsinhalte eines wissenschaftlichen Instituts sind immer aus der Menge der zeitgenössischen ausgewählt. Wie es zu den Arbeitshypothesen kam, die schließlich im Institut für Pathologische Physiologie einer experimentellen Prüfung unterzogen und zur Wissenschaftskonzeption geworden sind, ist deshalb zunächst zu beschreiben.

Die Wahl der Inhalte bereitete sich bei den späteren Protagonisten jener Entwicklung, die schließlich zur Institutsgründung führte, schon in deren Studentenzeit vor. Mit ihrem Hochschulwechsel nach dem Physikum von Greifswald nach Leipzig verbanden Hannelore Köhler (H. K., ab 1957 Hannelore Schwartze, H. Sch) und Peter Schwartze (P. Sch.) 1954 die Erwartung ihrer weiteren Ausbildung durch ‚große' Kliniker. Das waren in Leipzig vor allem die Professoren Bürger (Innere Medizin), Peiper (Kinderheilkunde) und Schröder (Frauenheilkunde), deren Vorlesungen ihnen dann auch ihr Ideal vom Arzt und Forscher erfahrbar vor Augen stellte. Bürger brachte in jeder Vorlesung sein „Bemühen um ein produktives Verhältnis von forschender Physiologie und Innerer Medizin" [3] anschaulich zur Darstellung. Was er vermittelte, hat er in verschiedenen seiner Bücher so eindeutig ausgedrückt, das seine ehemaliger Hörer den Lehrenden in folgenden Textpassagen wieder erkennen: „Jedem, der den Lehrbetrieb unserer Fakultäten offenen Auges verfolgt, wird nicht entgehen, daß der Unterricht sich einzelnen Orts in einem diagnostischen Kastengeist erschöpft. Die verschiedenen Formen unserer Diagnosen haben sich, was aus ihrem geschichtlichen Werdegang wohl verständlich ist, von dem lokalisatorischen Prinzip noch nicht genügend frei gemacht. Die Organdiagnostik beherrscht das Feld. Hiergegen kann in gewissem Sinne als kompensatorische Maßnahme eine immer mit der praktischen Zielsetzung auf die Ausbildung eines tüchtigen und helfenden Arztes vorgetragene pathologische Physiologie viel Gutes nützen. Das lokalisatorische Prinzip soll durch den funktionellen Gedanken überwunden werden". Und an anderer Stelle: „Wir fassen alle Krankheiten als Störungen des physiologischen

Lebensablaufs auf. Das Altern oder die Biorheuse bestimmt das Tempo sowohl des physiologischen wie auch des pathologischen Lebensablaufes nach einem immanenten Gesetz. Die Aufgabe, die ich mir gestellt habe, besteht im Wesentlichen darin, den Nachweis zu führen, daß jedes Krankheitsgeschehen als Vorgang am Lebenden den Gesetzen des Alterns unterworfen ist. Wie wir niemals zweimal in denselben Fluss steigen können, kann uns in einem tieferen Sinne auch nie zweimal die gleiche Krankheit befallen“[4]. Und schließlich: „Da wir unter Pathologischer Physiologie die Lehre von den Störungen des Lebensgeschehens begreifen, halte ich es für wünschenswert, den Studierenden nach Abschluß des physiologischen Unterrichts sofort in die pathologische Physiologie einzuführen und nicht erst am Ende seines klinischen Studiums. Die Pathologische Physiologie baut auf der Physiologie naturgemäß auf. Die auf diesem Gebiet erworbenen Kenntnisse stehen dem angehenden Kliniker auch frischer und klarer zur Verfügung, als das später häufig leider der Fall ist. Die Pathologische Physiologie lehrt ihn jetzt die Nutzanwendung aus seinen physiologischen Kenntnissen zu ziehen, indem sie ihm eine allgemeine Überschau der möglichen und tatsächlich vorkommenden Störungen des Lebensgeschehens vermittelt. Auf dieser Grundlage lehrt die Klinik die Anwendung dieser Kenntnisse auf den einzelnen Fall. Pathologische Physiologie und Klinik sollen sich so von verschiedenen Gesichtspunkten aus glücklich ergänzen“[5].

Albrecht Peiper wurde in anderer Weise für H. K. und P. Sch. anregend und prägend. Was für M. Bürger im wesendlichen doch die Biomorphose des Erwachsenen und ihre möglichen pathophysiologischen Veränderungen war, wurde in A. Peipers Vorlesungen durch die physiologischen Besonderheiten im Säuglings- und Kindesalter ergänzt. Sein Hauptforschungsgegenstand war die „Hirntätigkeit des Säuglings“ (1928), der sich auf das Kleinkind erweiterte, so dass ab 1949 das Buch zu recht den Titel „Eigenart der kindlichen Hirntätigkeit“ bekam. Dieser in vielen Auflagen erschienen Monographie lagen Beobachtungen über die Hirnfunktion des Säuglings und Kleinkindes zugrunde, die Peiper von 1924 bis 1961 in 138 Arbeiten mitgeteilt hatte. So beschreibt er u. a. die Entwicklung der Sinnesfunktionen, der Mimik, der Körperhaltungs- und Bewegungsreflexe, des Laufens, der Reflexe der Nahrungsaufnahme, des Schlafes und seiner Stadien und der Entwicklung der bedingten Reflexe [6]. Sein Schüler und Nachfolger im Amt des Kinderkliniksdirektors, dessen Vorlesungen H. K. und P. Sch. ebenfalls hörten und bei dem sie schließlich 1957 das Staatexamen bestanden, L. Weingärtner, beschrieb den Kinderarzt: „Peiper war nicht nur Arzt, sondern auch Kinderarzt aus echter Berufung.“ Er selbst schreibt im Schlusskapitel seines Buches „Erinnerungen eines Kinderarztes“: „Stünde ich nochmals am Beginn meiner Laufbahn, so würde ich wieder Kinderarzt werden. Ich kann mir keinen Beruf vorstellen, der meinen Neigungen besser entspräche“[7]. A. Peipers Persönlichkeit und seine Untersuchungen wurden später ein mitbestimmender Grund dafür, dass H. K. und P. Sch die Kinderheilkunde zu ihrem Fachgebiet wählten.

Mit Robert Schöders Vorlesung über Geburtshilfe und Gynäkologie erschloss sich H. K. und P. Sch eine erste Einsicht in die Physiologie der vorgeburtlichen Lebensstadien, in die Fötalphysiologie. R. Schröder war eine überzeugende Persönlichkeit, die für die Probleme ihres Faches auch deshalb zu interessieren wusste, weil sie es als von umfassender gesamtgesellschaftlicher Wichtigkeit begriff und darum auch ein umfassendes ‚Lehrbuch für Hebammen‘ verfasste.

In Schröders Klinik lernten H. K. und P. Sch., zwei sie künftig weiter beschäftigende Bereiche kennen, in der Famulatur die Physiologie des vorgeburtlichen Lebensabschnitts und der Geburt und in den Versuchsreihen zu ihren Doktorarbeiten das experimentalphysiologische Arbeiten mit Versuchstieren.

H. K. beschrieb den „Trainingseffekt in Abhängigkeit von Sexualhormongaben, untersucht an männlichen und weiblichen im Schwimmversuch trainierten Albinoratten“, P. Sch. „Doppelstresseffekte bei kastrierten sexualhormonbehandelten männlichen und weiblichen Albinoratten, gezeigt an den histologischen Veränderungen der Schilddrüse, Nebenniere und Hypophyse“. Der Doppelstresseffekt wurde durch Schwimmen bis zur Erschöpfung in 13° C kaltem Wasser bewirkt. In der ersteren Arbeit wurden Körpergewichte und Schwimmzeiten jeden 2. Tag über 10 Trainingswochen bei unkastrierten und kastrieren erwachsenen Ratten nach Sexualhormongaben (Progynon, Testosteron und Gemisch von beiden) und bei ebensolchen Kontrolltieren bestimmt. Am jeweiligen Versuchende wurden die Tiere aller Gruppen getötet und die endokrinen Organe frisch gewogen und histologisch untersucht. In den Schwimmdauern, also den Trainingseffekten, und in der quantitativen Histologie der endokrinen Drüsen fanden sich in den Versuchstiergruppen miteinander korrespondierende Befunde. Die von H.-D. Noack (späterem Ordinarius in Magdeburg) betreuten Arbeiten wurden nach Abschluss der Staatsexamina am 18.12.1957 erfolgreich verteidigt und nachfolgend publiziert [8, 9]. Verschiedene Teilaufgaben im Untersuchungs- und Operationsprogramm wurde gemeinsam erarbeitet, die quantitativen, statistischen Auswertungen der Schwimmzeiten und die der histologischen Präparate, von jedem einzeln. Diese Form gemeinsamen Experimentierens hat sich in der Folge immer wieder bewährt.

1.2 Kinderklinische Facharztausbildung.

Die folgenden klinischen und poliklinischen zwei Pflichtassistentenjahre blieben ohne wissenschaftliche Arbeit. H. K. und P. Sch. heirateten und bekamen zwei Kinder.

Die wissenschaftliche Arbeit setzte erst mit dem Beginn der Facharztausbildung in der Kinderklinik in Freiberg/Sa wieder ein. Sie verfügte über 75 Betten, auch über eine Frühgeborenenstation, war eine Neugründung, und wurde von der zuvor Oberärztin an der Jenaer Universitätskinderklinik, K. Schönfeld, als ihrer ersten Chefärztin geleitet. Das ärztliche Personal bestand ferner aus der Kinderärztin E. Hettwer und, außer H. Sch. und P. Sch., noch aus einer Ausbildungsassistentin.

K. Schönfeld hatte aus Jena wissenschaftliche Interessen mitgebracht, an deren Förderung sie zunächst P. Sch., die Kinder waren klein und H. Sch. neben der Klinikarbeit mit ihrer Betreuung mehr als ausgelastet, einbeziehen wollte. Der Gegenstand ihres damaligen Interesses ist noch heute aktuell: das infektanfällige Kind und dessen Behandlung. Mit der damals zunehmenden Verbreitung von Kinderkrippen, -tagesstätten und Kindergärten nahm die Zahl infektkranker Kinder, auch mit klinisch behandlungsbedürftigen Atemwegskomplikationen, in der Sprechstunde ständig zu. Ihre Zahl zu senken wurde neben sozialhygienischen Maßnahmen in den Kindereinrichtungen, wie der Vergrößerung der Bettenmindestabstände u.ä., bei den von häufigen Infekten betroffenen Kindern nach einer individuellen Ursache gesucht. Es war zu objektivieren, dass diese Kinder häufiger an vegetativen Beschwerden, wie Kopfschmerzen, Zappligkeit, Schlafstörungen usw., litten und gehäuft einen angeborenen Steilgaumen entwickelten. Das zu objektivieren, waren Reihenuntersuchungen nach einem bestimmten Untersuchungsschema nötig. Und dann war zu klären, ob solche Kinder vorwiegend Mundatmer sind und weshalb. Die Untersuchungen ergaben, dass die Infektanfälligkeit und damit auch -häufigkeit für das betroffene Kind neben der Beseitigung äußerer Ursachen einen individuellen Behandlungsplan erforderlich macht, der die Behandlung bestehender Mundatmung einschließen sollte [9a].

Neben diesen, auf einen Aspekt der aktuellen kinderärztlichen Praxis gerichteten Untersuchungen ereigneten sich auf der von P. Sch. betreuten Aufnahmestation zwei besondere Krankheitsfälle, die beide tödlich endeten und dessen einer, wegen seiner differentialdiagnostischen Schwierigkeiten [10], und dessen anderer [11] wegen der tödlich toxischen Wirkung eines verbreiteten Medikaments, des Antihistaminikums AH3, bei einem Kleinkind, wissenschaftliche Untersuchungen nach sich zog, an denen H. Sch. und P. Sch. beteiligt waren, nachdem sie 1962/63 ihre Arbeit im Physiologischen Institut der Universität Leipzig in verschiedenen Arbeitsgruppen aufgenommen hatten.

1.3 Assistententätigkeit am Physiologischen Institut und die Herausbildung der zwei Arbeitsrichtungen des späteren Instituts für Pathologische Physiologie

Dieser Wechsel der Arbeitstelle war durch die Facharztausbildungsordnung bedingt, nach der an der kleinen Freiberger Kinderklinik nur 3 Jahre der insgesamt 5 jährigen Ausbildung absolviert werden konnten. Deshalb bewarben sich H. Sch. und P. Sch. für die restliche Ausbildungszeit an der Universitätskinderklinik in Leipzig, und da aktuell dort keine Stellen verfügbar waren, um wissenschaftliche Zwischenausbildungstellen am Physiologischen Institut. Dessen Direktor, Hans Drischel, war in Greifswald der akademische Lehrer von H. K. und P. Sch. im Fach Physiologie gewesen und stellte beide ein. Sein Institut war in Laborbereiche gegliedert, in denen, sie waren von einem in der Regel habilitierten Spezialisten geleitet, die Physiologie unterschiedlicher Organsysteme untersucht wurde. Die von H. Drischel mit seiner Berufung nach Leipzig 1959 eingebrachte verbindende Idee der in den Arbeitsgruppen untersuchten Gesetzmäßigkeiten, war die der biologischen Regelung, der Biokybernetik, nach deren Prinzipien im Bereich der verschiedenen Organsysteme gesucht wurde. Da alle organismischen Leistungen in irgendeiner Form geregelt sind, führte die Suche nach den Formen der biologischen Regelung zu keiner Gängelung der speziellen Forschungsarbeiten in den Laboratorien, sondern inspirierte eine Vielzahl von Untersuchungen, deren Resultate in „Biokybernetischen Symposien“ mit reger internationaler Beteiligung zur Diskussion gestellt und 1973 in einer Monographie [24] veröffentlicht wurden. So hatten die Arbeitsbereiche die Möglichkeit, die biokybernetischen Aspekte ihrer Untersuchungsergebnisse in den Symposien vorzustellen und konnten, davon unabhängig, in ihren jeweiligen objektspezifischen Kongressen und Symposien ihre Detailbefunde mitteilen. Zusammengefasst wurden beide Aspekte der wissenschaftlichen Arbeit in Vorträgen auf Kongressen, auch der „International Union of Physiological Sciences (IUPS)“.

In diesem weltoffenen und anregenden Institut waren P. Sch. von 1962 und H. Sch. von 1963 an wissenschaftlich und im akademischen Unterricht, im Großen

Physiologischen Praktikum, den Seminaren, später in Abschnitten der Hauptvorlesung und eigenen fakultativen Vorlesungen tätig. Hier entwickelten sie ihre wissenschaftliche Arbeit und Produktivität auf zwei getrennten Teilgebieten der Physiologie, die später zu Arbeitsrichtungen im ‚Institut für Pathologische Physiologie' wurden. Die Effektivität dieser Arbeit und die sich mit ihr entwickelnde Wissenschafts- und Forschungskonzeption waren die Ursache dafür, dass H. Sch. und P. Sch. nicht, wie ursprünglich gedacht, am Ende der zwei Zwischenausbildungsjahre in die Kinderklinik zurückkehrten, sondern am Physiologischen Institut blieben.

H. Sch. begann ihre Arbeit in dem Laborbereich Herzphysiologie (geleitet von Ernst Schubert, später Ordinarius in Berlin) und P. Sch. in dem Laborbereich Neurophysiologie (geleitet von Wolfgang Haschke, später Ordinarius in Jena).

Der „Bericht über einen weiteren Fall von tödlicher AH3-Vergiftung im Kindesalter" [11], noch aus der Freiberger Kinderklinik publiziert, beschrieb den Vergiftungsverlauf bei einem 1 ½ jährigen Knaben, bei dem sich nach fahrlässiger Einnahme von der reichlich doppelten Erwachsenenmaximaldosis ein Vergiftungsbild entwickelte, das mit Taumeligkeit begann, dann in Bewusstlosigkeit überging, gefolgt von generalisierten Krämpfen, unregelmäßiger Atmung, Atemstillstand und dann, 30 s später, mit Herzstillstand endete. Die Substanz hatte zunächst neurologische, dann respiratorische und kardiale Funktionsstörungen ausgelöst, die schließlich zum Tode geführt hatten. Es entstand damit die Frage nach der Wirkung der Noxe, einmal in Abhängigkeit vom Lebensalter und zum anderen auf die Gehirn-, Herz- und Muskelfunktion. Im neurophysiologischen Labor untersuchte P. Sch. die Altersabhängigkeit der Wirkung der Applikation toxischer AH3-Dosen auf das Hirnstrombild (EEG), die Atemfrequenz und das Elektrokardiogramm (EKG) an Ratten verschiedenen Lebensalters. Es ergab sich bei den jüngsten Tieren die gleiche Zeitfolge der Toxinwirkung in allen untersuchten Parametern wie beim menschlichen Kleinkind. „Die jüngsten Tiere reagierten am schnellsten. In allen Altersklassen setzte die thorakale Atmung zuerst aus und wurde vom EKG lange überdauert. Im EKG kam es zur Frequenzverringerung, Reizleitungsstörung und schließlich zum Herzstillstand" [12, S. 179). Im EEG entwickelten sich bei den älteren Tieren Krampfpotentiale. Somit waren ein Angriffspunkt der Noxe im Hirnstamm, und eine periphere Wirkung auf die Erregungsüberleitung im Herzmuskel nachgewiesen. Ob daneben auch eine direkte Wirkung auf die Herz- und Skelettmuskelzellen bestand, war Gegenstand von Untersuchungen im Herzlaborbereich, bei denen die elektrische

Aktivität und Kontraktilität an isolierten Herzen von Winterfröschen von H. Sch. untersucht wurden [13, S. 17] „Die im EKG erfassbaren Veränderungen nach AH3 werden in erster Linie am QRS-Komplex deutlich. Seine Amplitude und Dauer wachsen, um entweder unter anschließender Amplitudenabnahme zu erlöschen ohne vorherige Frequenzänderung, oder es stellt sich ebenfalls bei Amplitudenzunahme und Verlängerung des QRS-Komplexes ein partieller, dann totaler Herzblock ein". Neben diesen Untersuchungen am Ganztier war auch das isoliert überlebende Herz das Untersuchungsobjekt, das sich später auch als Methode pathophysiologischer Untersuchungen bewährte. Schließlich wurden im Muskellabor (Georg Küchler, später Prof. in Berlin) das Membranpotential und der Ionengehalt der Skelettmuskulatur unter AH3-Wirkung untersucht und damit die AH3-Wirkung an der Muskelzelle als Phasengrenzflächeneffekt an der Membran wahrscheinlich gemacht. [14].

Solche speziellen Probleme, aus der allgemeinen kinderärztlichen Erfahrung hergeleitet, legten es nahe, die physiologischen Untersuchungen, die in den Laborbereichen anstanden, in denen H. Sch und P. Sch. arbeiteten, unter entwicklungsphysiologischem Gesichtspunkt zu bedenken und zu untersuchen. Dafür bot sich 1963 eine willkommene Möglichkeit, da Frau L. Aresin in der Universitätsfrauenklinik begonnen hatte, an überlebenden abortierten menschlichen Föten Untersuchungen über deren „Hirnstrombild" auszuführen [15]. Sie verwendete die gleiche Untersuchungsmethode, die in dem neurophysiologischen Laborbereich, in dem P. Sch. arbeitete, benutzt und methodenkritisch exploriert wurde. Bisher war das Hirnstrombild unter zunehmender Hypoxie der absterbenden Föten und die Folgen von wiederholten Transfusionen sauerstoffangereicherten Blutes auf das EEG beschrieben worden. Die Transfusionen bewirkten eine vorübergehende Normalisierung der Sauerstoffversorgung der Föten und ihrer Hirnstromkurven. Es lag auf der Hand, dass diese Normalisierung des EEG, wenn überhaupt, so doch nur kurzfristig gelingen konnte, weil sich die Hypoxie ständig neu entwickelte, und nur ein beschränktes Transfusionsblutvolumen übertragbar war. Die Untersuchungen ergaben eine wiederholte fragliche Normalisierung der Hirnstromkurve nach den Transfusionen, die mit wachsender Transfusionsanzahl immer geringer wurde und schließlich ganz ausblieb. Das fötale EKG war in diesen Untersuchungen als Kontrollparameter bipolar mit abgeleitet worden, war aber kein Gegenstand der Untersuchung gewesen. Das wurde anders, als H. Sch. begann, sich mit dem, im Herzlaborbereich unter E. Schubert erarbeiteten Ableitungsrepertoire des kardioelektrischen Feldes an den Untersuchungen des menschlichen fötalen Herzstrombildes zu beteiligen. Mit diesen Erstuntersuchungen des kardioelektrischen Feldes menschlicher Föten begann die Entwicklung zu *einem* der beiden Hauptarbeitsfelder der späteren Abteilung und dann des Instituts für Pathologische Physiologie und mit der weiteren Untersuchung des Hirnstrombildes die zu dem *anderen*, dem neurophysiologischen.

1.3.1 Die Entwicklung von der Arbeitsrichtung Kardiophysiologie zum Laborbereich Entwicklungskardiologie und zur Bildung des Laborbereiches ‚Entwicklungsphysiologie' am Carl-Ludwig-Institut

Als die Assistenzärztin H. Sch. 1963 in den Laborbereich Herzphysiologie eintrat, hatte dessen Leiter, E. Schubert, sich gerade über „Zur Beeinflussung an der Körperoberfläche abgegriffener elektokardiographischer Kurvenverläufe durch Impedanzeigenschaften extrakardialer Gewebe, zugleich ein Beitrag zur Theorie der extrakardialen Ableitung des Elektro- und Vektorkardiogramms" habilitiert.

Die Ableitung der Ausbreitung der während der Erregung der Herzmuskelzellen entstehenden extrazellulären Potenziale von der Körperoberfläche, die in ihrer Gesamtheit das kardioelektrische Feld bilden, geschieht im Elektrokardiogramm von jeweils zwei Elektroden an vereinbarten Körperoberflächenlokalisationen. Der sich darstellende Potentialverlauf ist die Projektion des raum-zeitlichen Geschehens der Erregungsausbreitung im Herzmuskel auf den Ableitungsdipol zwischen diesen beiden Elektroden. Erfasst werden nur jene Komponenten des sich über den Körper ausbreitenden Feldes, die den Ableitungsdipol erreichen. Sobald die Anzahl der ableitenden Elektrodenpaare auf der Körperoberfläche vergrößert wird, wie in den Elektrokardiogramm(EKG)-Standard- und Brustwand-Ableitungen, kommen in den Dipolen weitere Komponenten des sich ausbreitenden Feldes zur Ableitung. Bei orthogonaler Anordnung der Ableitelektroden in den drei Raumebenen lassen sich die Ableitungsdipole zu jedem Zeitpunkt zu einem, dem Herzdipol, addieren, der, von einem 0-Punkt an der Vorhof-Kammergrenze des Herzens ausgehend (an dem sich alle umgebenden Erregungsabläufe während des ganzen Erregungsablaufs zum Potential 0 summieren), zu jedem Zeitpunkt des Erregungsablaufs eine andere Länge und Richtung aufweist [20].

Die raumzeitliche Veränderung dieses, das kardioelektrische Feld beschreibenden, Integralvektors lässt sich im Vektorkardiogram (VKG) unmittelbar sichtbar machen. Leitet man das Potential eines skalaren Ableitdipols den horizontalen Ablenkplatten des Elekrodenstrahls in einem Oszillographen zu und die eines zweiten, auf dem ersten senkrecht stehenden Ableitdipols, den vertikalen, so wird der Elektrodenstrahl zu jedem Zeitpunkt gleichzeitig von der horizontalen und von der vertikalen Potentialdifferenz der Ableitdipole abgelenkt und beschreibt eine die Summe der Ableitvektoren zu jedem Zeitpunkt abbildende Kurve. Sie ist das schleifenförmige VKG in seiner Projektion auf die, durch die Lage der Ableitdipole definierten Fläche. Die Gestalt des VKG beschreibt die räumliche Bewegung der Spitze des Herzvektors in ihrer Projektion auf die Ableitebene. Ihre Umlaufgeschwindigkeit ergibt sich sofort, wenn man die Potentiale in beiden Ableitvektoren synchron (mit einem Vibrator) unterbricht. Es resultiert dann ein unterschiedlicher Abstand der dadurch generierten Schleifenpunkte, der die Veränderungen in der Schleifenumlaufgeschwindigkeit während einer Herzerregung anzeigt.

Nimmt man Vektorkardiogramme in ihrer Projektion auf *zwei* Raumebenen (horizontal und vertikal bzw. saggital) auf, so ergibt die Addition der Projektionen ihrer Integralvektoren zu jedem Zeitpunkt die räumliche Lage des VKG, die Wanderung der Spitze des Herzvektors, im Thorax. Dieses räumliche VKG lässt sich durch Ausmessung des Abstandes zeitidentischer Punkte vom 0 Punkt aus auf den beiden Schleifen der in zwei Raumebenen aufgenommen VKG, konstruieren [21].

Es bot sich daher an, auch am menschlichen fötalen Herzen, statt die üblichen bipolaren Herzsummenpotentiale des Standard-EKG, die räumliche Ausbreitung und Veränderung des kardioelektrischen Feldes während des Kontraktionszyklus durch die Ableitung der sie abbildenden Vektorkardiogramme zu erfassen. Die Ergebnisse dieser Untersuchungen hat H. Sch. auf dem IV. European Congress of Cadiology, Prag 1964, vorgetragen und diskutiert: „The spatial vector loop of the human foetal heart during the 3.–5. month of fetation usually is directed centrally in the posterior upper octants, and therefore distinguishes clearly from the right oriented vectorcardiogram of the new-born infant and the left accented of the adult. This result supports the hypothesis of a symmetric excitation spreading in both ventricles, the more so, as the weights of the right and left ventricle of the human foetus up to the bodyweight of 1000 g are equal. Also the conformity of the thickness of both the ventricles seen in the histological sections favours this interpretation“.[16] In der ausführlichen Darstellung der Befunde wird ergänzt: „Die Lage der anatomischen Achse des Septums weicht durchweg eindeutig vom R-Vektor und der Hauptachse der zugehörigen Vektorschleifen ab. Der Aufbau der Ventrikel zeigt weitgehend gleiche Wandstärken für die rechte und linke

Kammer, niemals eine Rechtshypertrophie. Daraus ergibt sich eine Bestätigung der Abweichung zwischen anatomischer und elektrischer Herzachse auch für den Föten. Die Gestalt der Vektorschleife ist mit dem Aufbau des fötalen Herzens vergleichbar, woraus unter physiologischen Bedingungen Schlüsse auf den Aufbau der Kammern aus der Gestalt der QRS-Schleife möglich werden" [17].

Den postnatalen Veränderungen des Massenverhältnisses zwischen den Herzventrikeln und ihrem Einfluss auf das von der Körperoberfläche abgeleitete Vektorkardiogramm galten die weiteren Untersuchungen. Als Versuchstier eigneten sich zunächst neonatale und postnatal wachsende Ratten, weil sie Nesthocker sind und in einem, dem menschlichen Föten im 7. Schwangerschaftsmonat vergleichbar unreifen Entwicklungsstadium, geboren werden. Die Untersuchungen wurden vom 1. bis 10. und am 15. Lebenstag durchgeführt; in diesem Lebensabschnitt nimmt das mittlere Körpergewicht von 5,8 auf 28,7 g zu, das der Erwachsenen beträgt 213, 1 g. „Entsprechend der Körpergewichtszunahme wachsen die Herzgewichte vom 1. bis zum 15. Lebenstag von 37,6 auf 190,0 mg an, um im Erwachsenenalter 1118 mg zu betragen". Die 120 mit subkutanen Nadelelektroden im SVEC-II-System abgeleiteten Vektorkardiogramme wurden jeweils in den drei Flächenprojektionen aufgenommen und ausgewertet. Ihre quantitative Auswertung „erfolgte durch die Berechnung des Flächenindex Rechts/Links. Ein vom 0-Punkt aus auf die horizontale bzw. frontale Ableitungslinie gefälltes Lot begrenzte die sich nach rechts und links entwickelnden Schleifenanteile im frontalen und horizontalen Vektorkardiogramm, die getrennt planimetriert wurden. Der Quotient aus den rechten eingeschlossenen Flächen durch die linken ergab den Flächenindex." [18, S. 77] Lag dessen Wert über 1, überwog der rechte Flächenanteil der Vektorschleife, war er kleiner als 1, der linke. Aus den histologischen Präparaten der Herzen wurden nach Planimetrierung der Ventrikelwandstärken die gleichen Quotienten berechnet. Es ergab sich, dass am 1. Lebenstag der größere Teil der Vektorschleife links liegt, am 2. wendet er sich nach rechts, um sich anschließend kontinuierlich nach links zu entwickeln, um am 15. Lebenstag die Erwachsenenposition zu erreichen. Der Flächenindex beträgt beim Neugeborenen 1 und fällt dann kontinuierlich, um am 15. Lebenstag den Erwachsenenwert von 0,5 zu erreichen: „dabei wächst nicht nur die linke Ventrikelwand sondern die Wand der rechten Kammer nimmt auch in ihrer absoluten Dicke ab. In den ersten drei Lebenstagen stimmen die Entwicklung des vektorkardiographischen und des morphologischen Flächenindex' nicht miteinander überein, ersterer steigt während letzterer fällt. Anschließend entwickeln sich die beiden Indices gleichsinnig nach links, entsprechend dem überwiegenden linksventrikulären Ventrikelwachstum. Die Nichtübereinstimmung von vektorcardiographischen und morphologischen Flächenindices in den ersten Lebenstagen ist auch beim menschlichen Neonaten beobachtet worden [19]. Mögliche Ursachen könnten die sich ändernden topographischen Verhältnisse des Herzens zur ventralen Thoraxwand mit der Veränderung der Massenverhältnisse der Ventrikel und die beim Neonaten sich rasch ändernde Lage des Herzens im Thorax sein, so dass der elektrische Herzvektor exzentrisch liegt. Schließlich unterliegt die Leitfähigkeit des das Herz umgebenden Gewebes in der Nachgeburtsperiode Änderungen, deren Wirkung auf die Ausbreitung der vom Herzen erzeugten Potentiale weiterer Untersuchung bedarf. Insbesondere ist dabei die sich mit der Lungenbeatmung vollziehende Änderung des elektrischen Leitungswiderstands der Lunge von Einfluss. Jenseits der Neonatalperiode stabilisieren sich diese Faktoren und der Flächenindex des Vektorkardiogramms folgt nun dem Wachstumsgradienten des linken Ventrikels". [18, S. 78].

Die Planimetrie orthogonal abgeleiteter Vektorkardiogramme erfasst nicht das bewegte kardioelektrische Feld sondern gibt lediglich Auskunft über den Flächeninhalt von Projektionen des Vektorkardiogramms auf eine der Ableitebenen. Bestehen zwischen der Topographie des Generators des Vektorkardiogramms, des Herzens, und der Ableitebene eindeutige topographische Beziehungen, so bildet sich in der Größe der Vektorschleifenprojektionsfläche auch der Beitrag des zugehörigen aktivierten Herzanteils an der Vektorkardiogrammfläche ab, wie das jenseits des 3. Lebenstages bei der wachsenden Ratte der Fall ist. Sind die Leitungsverhältnisse zwischen Potentialgenerator und Ableitungsort an der Körperoberfläche komplex oder komplex veränderlich, wie in der Phase der Kreislaufumschaltung in den ersten Lebenstagen, versagt das Verfahren. Es ergab sich deshalb die Aufgabe, weitere Parameter zur Beschreibung der Potentialausbreitung in dem sich zeitabhängig verändernden kardioelektrischen Feld zu finden. Dem galten zunächst theoretische Untersuchungen und dann deren Erprobung im Tierversuch. Als Kenngrößen für die Beschreibung von sich im Herzerregungszyklus, zeitabhängig und in ihrer räumlichen Lage und Ausdehnung, verändernden Vektorkardiogramme, ergaben sich „der R-Vektor oder die elektrische Herzachse, die die Richtung und Größe der maximal erreichten Spannung während der Erregungsausbreitung angibt; der Schwerpunktvektor, der eine Aussage über die Vorzugsrichtung oder die Lage des Hauptanteils der räumlichen Schleife gestattet; und der Polarvektor, der die Lage und Größe der von der räumlichen Vektorschleife umschriebenen Fläche sowie ihren Umlaufsinn erkennen lässt" [22]. Zunächst wurden die „Beziehungen zwischen Herzentwicklung und räumlichem Vektorkardiogramm in der postnatalen Entwicklung des Meerschweinchens“ untersucht [23]. Die Untersuchungen wurden wie folgt begründet: „Die Literatur der letzten Jahre, die sich mit Parallelen der elektrophysiologischen und der morphologischen Herzentwicklung nach der Geburt befasst, lässt die Forderung nach einem messbaren Zusammenhang zwischen den Veränderungen des Verhältnisses der Muskelmassen beider Ventrikel und den vektorkardiographischen Befunden noch immer offen. Quantifizierbare vektorkardiographische Kriterien sollten die Entwicklung von der physiologischen Rechtshypertrophie in der Neugeborenen- und frühen Säuglingszeit zum normalen Übergewicht [des linken Ventrikels] beim Erwachsenen deutlich widerspiegeln und nach Möglichkeit Rückschlüsse auf den jeweils erreichten morphologischen Entwicklungsstand in vivo erlauben. … Anders als beim menschlichen Neugeborenen wurden bei den bisher untersuchten Säugetierarten übereinstimmende Ergebnisse erzielt: An reifen Föten vom Schaf und Schwein und Ratten des ersten Lebenstages ließ sich niemals das Überwiegen des rechten Ventrikels über den linken nachweisen, so daß vorläufig unentschieden bleibt, ob es sich bei der Gewichtsentwicklung der beiden Herzkammern um echte Differenzen zwischen Mensch und Tier handelt. Unter diesen Gesichtspunkten schien es wünschenswert, eine weitere Säugetierspezies in Bezug auf die Entwicklung der Muskelmassenverhältnisse der Ventrikel nach der Geburt zu untersuchen und andererseits quantitative Aussagen über das elektrophysiologische Korrelat dieser Entwicklung zu gewinnen“. [23, S. 313].

„255 QRS-Vektorgramme von 21 Meerschweinchen im Alter von einem bis 25 Tagen und von fünf erwachsenen Tieren gelangten zur Auswertung. Die VKG wurden im orthogonalen SVEC-II-Sytem … im Ätherrausch mit Hilfe subkutaner Nadelelektroden abgeleitet … und nach Vorverstärkung vom Schirm eines Zweistrahloszillographen photographiert. Die Entfernungen aller Zeitpunkte vom Nullpunkt wurden in der Reihenfolge ihres Umlaufsinnes in zwei Flächenprojektionen jedes Vektorkardiogramms in mm gemessen. … Aus den erhaltenen Werten der kartesischen Koordinaten der Momentanvektoren wurden für jede räumliche Vektorschleife die Polarkoordinaten des Maximalvektors (*R-Vektor*), des Schwerpunktvektors (*S-Vektor*) und des Polarvektors (*P-Vektor*) errechnet. … Die drei Kenngrößenvektoren bildeten die Basis für die statistische Bearbeitung der VKG“. [23, S. 315].

Ihre Berechnung beginnt mit der Umrechnung der kartesischen Koordinaten der Momentanvektoren in ihre Polarkoordinaten: „Stellt man sich die horizontale und die sagittale Ableitungsebene um die Mittelachsen einer Kugel angeordnet vor, deren Mittelpunkt mit dem Nullpunkt einer räumlichen Vektorschleife zusammenfallen soll, so erhellt ohne weiteres, das eine auf der Kugeloberfläche gelegene Vektorspitze durch Änderung des Winkels ß von Pol zu Pol verschoben wird und ein sich ändernder Winkel α die Wanderung um den Äquator verursacht. Die Vektorlänge r zieht diesen Punkt noch mehr oder weniger weit in die Kugel hinein, ohne deshalb seine durch die beiden Winkel fixierte Richtung zu ändern. Werden die Polarkoordinaten sehr vieler Momentanvektoren eines Vektorkardiogramms berechnet, so ist seine Lage im Raum genau beschrieben. Trotz der Eindeutigkeit dieser Art der Beschreibung bleibt sie wenig übersichtlich, weil noch keine Reduktion der verhältnismäßig großen Menge der gewonnenen Daten erreicht ist. Der erste und einfachste Schritt in dieser Richtung besteht im Aufsuchen desjenigen Vektors, der die größte räumliche Länge besitzt, also die maximale Spannungsentwicklung während der Erregungsausbreitung repräsentiert. Bei der Ermittlung dieses sog. *R-Vektors* findet jedoch keine echte Datenreduktion statt, sondern ein Vernachlässigen von Daten, die wesentliche Informationen enthalten.

Zur mathematischen Bestimmung der Vorzugsrichtung des räumlichen Vektorkardiogramms bietet sich eine gewichtete Mittelswertbildung an, die gleichzeitig zu einer erheblichen Datenreduktion führt. Die Vorzugsrichtung [der Ausbreitung des VKG] ist bestimmt einerseits durch den größten Anteil der längsten Vektoren, die sich in der Umgebung des *R-Vektors* finden, und andererseits von der größten Vektorgeschwindigkeit, deren kleinste Werte in der Nähe des Schleifennullpunktes angeordnet sind. Der gewichtete Mittelwert aller räumlichen Winkel und der Längen der zugehörigen Momentanvektoren einer Vektorschleife wird als ihr *Schwerpunkt S* bezeichnet. Der Schwerpunkt kann als Spitze eines Schwerpunktvektors aufgefasst werden, der im Nullpunkt seines räumlichen Vektorkardiogramms errichtet wird. … Da das Vektorkardiogramm realiter keine Masse besitzt, die die Berechnung eines Schwerpunkts ohne weiteres zulassen würde, wird die Vektorgeschwindigkeit von einem zum nächsten Zeitpunkt bestimmt und dem jeweils folgenden Zeitpunkt als Gewicht beigelegt. Diejenigen Momentanvektoren, die sich auf einem Abschnitt der Vektorschleife befinden, auf dem die Umlaufgeschwindigkeit des Summenvektors groß ist, gehen mit einem größeren Gewicht in die Schwerpunktsberechnung ein als die nullpunktnahen Vektoren.

Die räumlichen Vektorkardiogramme gesunder Individuen können als in einer Ebene liegend approximiert werden. Die Situation dieser Ebene im Raum wird durch die Richtung eines einzelnen Vektors charakterisiert, der in einem beliebigen Punkt der Ebene errichtet werden kann und auf ihr senkrecht steht. Die Länge r p dieses Polarvektors verhält sich proportional zu den Flächen und zu den drei Projektionen der Vektorschleife, stellt also ein Maß für die Ausdehnung des räumlichen QRS-Vektors dar. Die Richtung des *Polarvektors* errechnet sich aus den Flächenintegralen über die Horizontal-, Frontal- und Sagittalprojektion, die, multipliziert mit dem Einheitsvektor, seine kartesischen Koordinaten ergeben und in Polarkoordinaten umgerechnet werden. Das Vorzeichen der Elevation charakterisiert den Umlaufsinn der räumlichen Vektorschleife". [22, S. 307]

„Ein der geschilderten Auswertung unterworfenes Vektorkardiogramm wird nunmehr von drei Kenngrößen beschrieben, die durch je drei Zahlen ausgedrückt werden können: dem R-Vektor oder der elektrischen Herzachse, der die Richtung und Größe der maximal erreichten Spannung während der Erregungsausbreitung angibt; dem Schwerpunktvektor, der eine Aussage über die Vorzugsrichtung oder die Lage des Hauptanteils der räumlichen Schleife gestattet; und dem Polarvektor, der die Lage und Größe der von der räumlichen Vektorschleife umschriebenen Fläche sowie ihren Umlaufsinn erkennen lässt. … Zur Bestimmung der Signifikanz des Unterschiedes zwischen den Mittelwerten der Kenngrößen verschiedener Gruppen von Vektorkardiogrammen kann der *t*-Test verwendet werden." (22, S. 308/309]

„Die Herzen von 18 Meerschweinchen der gleichen Altersgruppe wurden histologisch aufgearbeitet: Von der Ventilebene bis zur Spitze wurden Stufenschnitte angefertigt, … kräftig eosingefärbt, auf Fotopapier projiziert und anschließend die deutlich dargestellten Ventrikel- und Papillarmuskelquerschnitte ausgeschnitten. … Die gewogenen Papierschnitte erlauben es leicht und sicher, das Verhältnis zwischen der Masse des freien rechten und linken Ventrikels zu bestimmen. Für den durch die Division der Gewichte erhaltenen rechts/links-Quotienten wurde der … Regressionskoeffizient in Abhängigkeit vom Lebensalter berechnet" [23, S. 315].

Die Untersuchungen ergaben bei der Betrachtung von zwei Flächenprojektionen des räumlichen VKG: „Während am ersten Lebenstag die gesamte Horizontalschleife rechts liegt, nehmen in den späteren Lebenstagen die nach links gerichteten Schleifenanteile immer mehr zu. Bereits am 24. Lebenstage wurde ein nahezu vollständig linksorientiertes QRS-Vektorkardiogramm abgeleitet." Die Entwicklung von Richtung und Länge der räumlichen Kenngrößenvektoren *R*, *S* und *P* im untersuchten Altersabschnitt bestätigten diesen Befund auch statistisch.

Die Entwicklung des morphologischen rechts/linksQuotienten, das Verhältnis der Muskelmasse des freien rechten Ventrikels zu der des linken, ist in allen Fällen kleiner als 1. Er beträgt am 1. Lebenstag 0,7, um bis zum 25. Lebenstag auf 0,35 abzusinken. „Die beschriebenen morphologischen Befunde lassen den Schluß zu, dass das Meerschweinchen zu keinem Zeitpunkt der postnatalen Ontogenese unter physiologischen Bedingungen eine echte Rechtsherzhypertrophie entwickelt. Im Gegenteil ist die linke Ventrikelmuskelmasse bereits bei der Geburt des Meerschweinchens etwas größer als die rechte. … Das elektrophysiologische Korrelat dieser Entwicklung findet sich in zwei vektorkardiographischen Parametern: dem Azimuth des Maximalvektors *R* und des Schwerpunktvektors S der räumlichen Vektorschleife. Beide ändern ihre Richtung in Abhängigkeit vom Lebensalter allmählich von rechts vorn nach links vorn und könnten damit ein messbarer Ausdruck des immer größer werdenden Überwiegens der elektromotorischen Kraft des im Vergleich zum rechten an Masse rascher und stärker zunehmenden linken Ventrikels des postnatal wachsenden Herzens sein. Die nahezu parallelen Regressionsgeraden der beiden Vektorgrößen und des rechts/links-Quotienten andererseits, machen es wahrscheinlich, daß sowohl der Winkel α des R-Vektors wie auch der des S-Vektors für die morphologische nachgeburtliche Ventrikelentwicklung repräsentative elektrophysiologische Parameter darstellen. Der wesentlich steilere Anstieg der Regressionsgeraden der beiden Parameter während der ersten fünf Lebenstage zeigt die rasche Richtungsänderung des Vektorkardiogramms des Meerschweinchens innerhalb der Perinatalperiode an. Vermutlich tragen die Umstellung des Kreislaufs von der foetalen auf die kindliche Funktion und der damit verbundene erhebliche Druckabfall im rechten Herzen zu der bedeutenden Wandlung des kardioelektrischen Feldes in so kurzer Zeit bei. … Der durch die altersabhängige Verschiebung des Polarvektors des wachsenden Meerschweinchens von links hinten nach links vorn angezeigte Entwicklungsgang spiegelt die zunehmende Neigung der räumlichen Hauptebene der Vektorschleife nach vorn unten wider. Während diese Ebene bei den jüngsten Tieren horizontal oder etwas nach hinten gekippt liegt, erreicht sie mit wachsendem Alter der Tiere eine immer schrägere Position. Es liegt nahe, dieses Verhalten des räumlichen Vektorkardiogramms mit den sich wandelnden topographischen Beziehungen des Herzens im Thoraxraum zu vergleichen. … Mit dem Beginn der Atmung nach der Geburt tritt beim Menschen das Zwerchfell ventral höher als dorsal, die Herzspitze wendet sich der vorderen Brustwand zu, und die anatomische Herzachse wird um einen Winkel von 15 Grad und mehr aus einer steileren in eine mehr horizontale Lage gekippt. Am Ende des ersten Lebensjahres gleicht sich diese zunehmende Schräglage weitgehend wieder aus. Erst vor der Pubertät wird die endgültige Steilstellung des Erwachsenenherzens erreicht. Da die Hauptebene des räumlichen Vektorkardiogramms beim Meerschweinchen eine ganz ähnliche mit dem Alter zunehmende Steilstellung erfährt, scheint eine enge Beziehung zwischen beiden Phänomenen gegeben zu sein" [23, S. 322].

Die Untersuchungen des kardioelektrischen Feldes durch die Beschreibung der alterabhängigen Veränderungen von Kennvektoren im Vektorkardiogramm bei zunehmend asphyktischen menschlichen Föten und postnatal wachsenden Ratten und Meerschweinchen wurden in zwei Richtungen weitergeführt. Einmal galt es, den fötalen Sauerstoffmangel mit seinen Folgen für das kardioelektrische Feld, systematisch zu untersuchen, was nur an Föten in Tierversuchen unter kontrollierbaren Bedingungen geschehen konnte. Zum anderen war offen geblieben, wie viel von den peri- und postnatal gefundenen Veränderungen der Lage und Länge der Kenngrößenvektoren des VKG in situ direkt auf die altersabhängige elektrische Herzleistung bezogen werden konnte und wie viel davon den sich ändernden Massen- und Leitungsverhältnissen der perikardialen Gewebe, wie der unbeatmeten flüssigkeitsgefüllten und beatmeten, zunehmend luftgefüllten Lunge, zuzuschreiben sind. Dazu waren Untersuchungen am transfundierten isolierten schlagenden Herzen von Versuchtieren steigenden Lebensalters notwendig.

Diese Erweiterung des Versuchsprogramms in der zweiten Hälfte der sechziger Jahre fiel mit der Berufung des Arbeitsgruppenleiters E. Schubert 1966 nach Berlin und mit einer Periode der Neustrukturierung seines ehemaligen Laborbereichs am Physiologischen Institut zusammen. H. Sch. arbeitete ab jetzt selbstständig auf dem, von ihr ins Institut eingebrachten, entwicklungsphysiologischen Gebiet der Elektrokardiologie. Solche Wechsel vormaliger Arbeitsgruppenmitarbeiter zu Laborleitern vollzogen sich im Physiologischen Institut immer dann, wenn Laborleiter berufen wurden und ihre vormaligen Mitarbeiter sich bereits ein eigenes Forschungsprofil erarbeitet hatten. So entstand nun der Laborbereich Entwicklungskardiologie.

1.3.2 Die Entwicklung der Arbeitsrichtung Entwicklungsneurophysiologie bis zur Bildung des Laborbereiches ‚Entwicklungsphysiologie' im Carl-Ludwig-Institut

Eine analoge entwicklungsphysiologische Erweiterung in dem von W. Haschke geleiteten Arbeitsprogramm vollzog sich mit der Einstellung von P. Sch. im Laborbereich Neurophysiologie. Bei W. Haschkes Berufung 1971 nach Jena hatte dieser Zweig neurophysiologischer Forschung bereits ein so eigenes Profil (s. o.), dass H. Drischel beschloss, ihn aus dem Laborbereich Neurophysiologie auszugliedern und einen neuen Arbeitsbereich zu bilden, der aus den Mitarbeitern der Entwicklungskardiologie und Entwicklungsneurobiologie bestand. Der so entstandene Laborbereich ‚Entwicklungsphysiologie' wurde im Laufe der siebziger Jahre zur Keimstruktur der späteren, 1979 aus dem Physiologischen Institut ausgegliederten ‚Abteilung für Pathophysiologie', aus der dann 1984 das ‚Institut für Pathologische Physiologie' hervorging.

In der zweiten Hälfte der 60ger Jahre war die Zuwendung der Arbeitbereiche des Instituts zur biokybernetischen Konzeption ihres Direktors, H. Drischel, soweit fortgeschritten, dass sie, in der von ihm herausgegebenen „Einführung in die Biokybernetik" monographisch beschrieben werden konnte [24]. H. Drischel schrieb, das Buch solle, anhand der in den Laborbereichen bearbeiteten Forschungsinhalte, beispielhaft zeigen, wie „längst bekannte biologische Sachverhalte von einem neuen, ungewohnten Blickpunkt aus gesehen werden. Die Kybernetik untersucht mit den modernsten Mitteln der höheren Mathematik und von einem verallgemeinernden Standpunkt aus die gesetzmäßigen dynamischen Verhaltensweisen sich selbst regulierender, sich selbst anpassender, sowie sich organisierender und optimierender Systeme aus der technischen und belebten Welt. … Für sie ist es nicht interessant, ob diese elektrischer, elektronischer, pneumatischer, mechanischer oder aber organischer Natur sind, ob es sich um tote Gebilde und Geräte oder um lebende Gebilde handelt. … es werden ‚bewegungsformindifferente' Gesetzmäßigkeiten gesucht, die schließlich auf das funktionale, dynamische Verhalten der betrachteten Systeme abzielen, also die mathematischen Verknüpfungen, denen diese in der Zeit gehorchen, im besonderen die Art und Weise, wie ein bestimmtes Eingangssignal in das Ausgangssignal verwandelt wird" [24, S. 10].

„Wir werden … zunächst einige theoretische Grundlagen erörtern. Grundkenntnisse der Informationstheorie (mit besonderer Blickrichtung auf die Informationsverarbeitung in Organismen) sowie einige wichtige Tatsachen aus der Regelungstheorie und allgemeinen Systemtheorie erörtern. … Danach beginnen wir mit der niedersten Systemebene, auf welcher vorwiegend biochemische Prozesse ihre Wirksamkeit entfalten; wir betrachten den genetischen Code … Es folgt eine kurze Einblendung über kybernetische Aspekte der individuellen Entwicklung (Ontogenese) von der wir heute noch viel zu wenig wissen, die aber für das Verständnis der Entwicklung, Reifung und Optimierung der organismischen Regelungssysteme eine große Bedeutung besitzt". Anschließend beschreiben Mitarbeiter aus den verschiedenen Laborbereichen des Instituts „Regelungssysteme des menschlichen Körpers" anhand ihrer eigenen Untersuchungen am Pupillarapparat, der Herzkreislaufregulation, der Regulierung der menschlichen Atmung und schließlich von „Rezeptorfunktionen" und „Sensomotorischen Systemen" des Organismus. Das breite Spektrum der bearbeiteten Themenbereiche ergab sich aus der Arbeitsbereichsstruktur des Instituts; die jeweils aktuell produktivsten Mitarbeiter waren, ihre Namen sind im Buchtitel aufgeführt, die Autoren der Spezialkapitel. Damit dokumentiert die Monographie die damalige Institutsstruktur und die Forschungsinhalte in den einzelnen Abteilungen, soweit sie biokybernetischer Behandlung zugänglich waren.

Der Beitrag von P. Sch. „Biologische Entwicklung und Kybernetik" gehört noch zu den Einleitungskapiteln des Buches und befasst sich mit der Möglichkeit, ontogenetische Entwicklungsprozesse kybernetisch zu beschreiben und zu begreifen. Denn: „Zwei Voraussetzungen für eine kybernetische Behandlung der organischen Entwicklung erwiesen sich bis vor kurzem noch als unerfüllt: einerseits eine exakte Kenntnis des Mechanismus der frühesten Embryonalentwicklung und zum anderen die detaillierte Beschreibung der Ontogenese von Regulationen." [24, S. 83]. Zusammenfassend ergibt sich: „Die beschriebenen kybernetischen Modelle der Entwicklung sind so allgemein, dass sie die biologischen Gegebenheiten im Einzelnen kaum berücksichtigen. Modell und Wirklichkeit gehen noch weit auseinander, gehen doch die Modelle von Elementen mit streng determinierten Verhaltensweisen aus". „In biologischen Systemen sind Eingangs- und Ausgangszustände im Allgemeinen mehr oder weniger zufällig miteinander verknüpft, … so dass es eine Aufgabe weiterer Untersuchungen sein wird, von determinierten zu stochastischen Modellen zu kommen. Neben der Bearbeitung grundlegender entwicklungsphysiologischer Prozesse wäre auch die exakte Beschreibung der Ontogenese der Regulationen sehr wünschenswert" [24, S. 88].

Damit war ein Programm für weitere entwicklungsphysiologische Untersuchungen formuliert, dem P. Sch. zunächst bis zu seiner Habilitation 1969 in der neurophysiologischen Abteilung unter W. Haschke weiter nachging. Der Untersuchungsgegenstand hier waren „elektrophysiologische Aspekte der Lernprozesse" [25]. Haschke hatte einen Teil seines Studiums in Moskau durchlaufen und war mit dem Forschungskonzept des Pawlowschülers und Direktors des Sechenov-Instituts für Physiologie der Lomonossow-Universität, P. K. Anochin, bekannt geworden. Anders als Pawlow [68], der, genau so wie eine Generation später

Konrad Lorenz [26], seine Theorie der Lernprozesse bzw. Verhaltensanalysen, auf genau protokollierten Beobachtungsreihen gründete, war Anochin um deren Objektivierung mit inzwischen entwickelten elektrophysiologischen Methoden bemüht [26a]. Das waren zunächst makroelektrophysiologische Verfahren, bei denen die Aktivität von Neuronenkollektiven, nicht die von Einzelzellen, mit Makroelektroden von verschiedenen Arealen der Hirnrinde und aus subcorticalen Strukturen abgeleitet wurde. Er hatte die Ergebnisse seiner Untersuchungen in der Theorie vom „Funktionellen System" anschaulich zusammengefasst. Als ein solches bezeichnete Anochin die temporäre Beteiligung subcortikaler und cortikaler Hirnstrukturen an der Ausbildung bedingter Nahrungs- oder Fluchreflexe zu einem, die Ausbildung des bedingten Reflexes ermöglichenden, Funktionsgefüge. Emotional positiv begleitete bedingte Nahrungsreflexe kamen durch andere beteiligte Strukturen zustande als emotional negative Fluchtreflexe und beide Klassen von bedingten Reaktionen erlöschen, wenn sie nicht immer wieder bekräftigt werden. Als funktionelles System bezeichnete Anochin eine vorübergehende zeit- und bekräftigungsabhängige Einheit von mit- und nacheinander aktivierten Hirnstrukturen. Diese Strukturen näher zu charakterisieren war auch der Arbeitsinhalt im neurophysiologischen Labor des Leipziger Instituts. „Nach Anochin haben die synaptischen Mechanismen des an der bedingten Nahrungs- und Abwehrreaktion beteiligten funktionellen Systems chemische Spezifität und können somit durch einige zentral wirksame Pharmaka gezielt beeinflusst werden. Unter Urethan können bei Kaninchen bedingte Abwehrreflexe in Narkose ausgebildet werden, während diese durch Nembutal sowie Chlorpromazin gehemmt werden. Bedingte Nahrungsreflexe werden von letzterem nicht beeinflusst". Die Untersuchung galt nun dem makroelektrophysiologischen Korrelat, dem „EEG während der Ausbildung bedingter Abwehrreflexe in Urethannarkose" in der Hirnrinde, dem Hippocampus und der Formatio reticularis beim erwachsenen Kaninchen [27]. Die Befunde lieferten das elektrophysiologische Korrelat für die funktionelle Besonderheit der an der Ausbildung bedingter Abwehrreaktionen beteiligten Hirnstrukturen: „Dieser Befund, daß es möglich ist, beim Kaninchen unter den Bedingungen einer Urethannarkose bedingte Abwehrreflexe auszubilden, wurde … als Ausdruck einer überwiegenden Hirnstammwirkung des Präparats unter weitgehender Aussparung des adrenalinsensitiven Teils der mesencephalen retikulären Formation gedeutet" [28]. „To get further explanation about the function of these structures the effect of urethans was examined particullarly". An 50 Kaninchen im Alter von ½ – 14 Lebenstagen wurde unter Urethannarkose das EEG von der Hirnrinde abgeleitet und die Reaktion auf schmerzhafte elektrische Hautreizung mitregistriert, weil sie spezifisch über adrenerge retikulocortikale Verbindungen geleitet wird. [29]

Mit diesen Untersuchungen begannen zugleich die systematischen Untersuchungen der Elektrophysiologie des wachsenden Gehirns, die sich später im neurophysiologischen Arbeitsbereich des entwicklungsphysiologischen Labors der Abteilung Pathophysiologie und des Instituts gleichen Namens fortsetzten.

Die aktuellen Untersuchungen ergaben, dass die frühesten, beim erwachsenen Tier durch Urethanapplikation ausgelösten Deltawellen im Hirnrinden-EEG, beim heranwachsenden Kaninchen um den 6. Lebenstag auftreten und damit zeitgleich mit der EEG-Weckreaktion auf Schmerzreiz. Die funktionelle Heterogenität der Hirnstammstrukturen wurde somit bestätigt, sie entwickelte sich in den ersten 6 Lebenstagen [30].

Die weiteren entwicklungsneurophysiologischen Untersuchungen wurden nun zunehmend inhaltlich unabhängig vom weiterhin den Lernprozessen zugewandten Untersuchungsprogramm im neurophysiologischen Labor. So wurden, an die Untersuchungen an menschlichen Föten [31] und die Urethanbefunde anschließend, nun Charakteristika der elektrischen Hirnreifung „an Hand des Verhaltens des Elektroenzephalogramms des Kaninchens unter Hypoxie-Bedingungen" [32] untersucht. „An etwa 60 Kaninchen wurden von Geburt bis zum 28. Lebenstag von verschiedenen Hirndrindenarealen, dem unspezifischen Thalamus, dem Hippokampus und der mesencephalen retikulären Formation im Hirnstamm Elektrogramme registriert. Die Methode gestattete in der Regel die Ableitung an 10 aufeinander folgenden Tagen bei dem gleichen Versuchstier. Die Tiere wurden … zunehmender Hypoxie ausgesetzt. Es ergab sich *gleichzeitig* in allen untersuchten Strukturen mit zunehmendem Alter eine Verkürzung der Latenzzeit vom Durchströmungsbeginn bis zum Erlöschen des Elektrogramms von 9 auf 4 Minuten. Nach dem Erlöschen trat das Elektrogramm bei Frischluftzufuhr unabhängig vom Alter nach etwa 40 s. wieder auf. Drei altersabhängige Hypoxieformen ließen sich im EEG unterscheiden: während bis zum 6. Lebenstag die Amplituden der Elektrogrammwellen in allen untersuchten Strukturen synchron bis zum Erlöschen abnahmen, trat nach dem 6. Lebenstag ein Stadium niedriger höherfrequenter Wellen ein, das Arousalstadium. Vom 15. Lebenstage an wird dieses von einem Stadium langsamer Wellen abgelöst, welches zu elektrischer Ruhe überleitet. Nach Hirnstammdurchtrennung trat jenseits des 6. Lebenstages das Arousalstadium nicht mehr auf; vor diesem Tage blieb das Hypoxieelektrogramm durch den Eingriff unbeeinflusst". Die weiterführenden Untersuchungen galten nun diesem auffällig altersabhängigen Auftreten der bei erwachsenen Säugetieren und Menschen eingehend untersuchten Arousal- oder Weckreaktion. Zunächst wurde „Das hypoxiebedingte EEG-Arousalstadium unter dem Einfluss von Pentobarbital und Urethan" an 10 erwachsenen Ratten und 5 Kaninchen untersucht [33]. Nach Pentobarbitalgabe trat bei keinem Tier ein Arousalstadium auf; unter Aethylurethan kam es zur EEG-Arousal wie beim unbehandelten Tier, aber nach längerer Latenz (bei ersterem nach 39 s bei letztem 69 s nach Beginn der Hypoxie). Damit verläuft die Hypoxie-Reaktion unter Urethan genau so, wie beim Frischluft atmenden Tier nach peripherer sensorischer Reizung.

Um diese Zusammenhänge weiter aufzuklären, wendeten sich die Untersuchungen der Ontogenese der Weckreaktionen zu, die durch Reize verschiedener Modalität ausgelöst werden können. Beim wachen gesunden erwachsenen Menschen und Säugetier besteht sie unabhängig von der Modalität des sie auslösenden Reizes gleichförmig in einer Amplitudenabnahme und Frequenzzunahme des Hirnrinden-EEG. Wie sich diese Reaktion im Laufe der postnatalen Entwicklung ausbildet, war zu untersuchen.

Bereits 1959 [34] hatten systematische Untersuchungen der elektrischen Hirnrindenaktivität nach akustischem oder Haut-Reiz beim Schafföten übereinstimmende EEG-Veränderungen infolge beider Reizmodalitäten ergeben. Sobald vom 100. Gestationstag an ein kontinuierliches EEG auftrat, bewirkten die Reizungen die Ausbildung langsamer höheramplitudiger Wellen, die vom 144. Gestationstag an von einer Reaktion abgelöst wurde, die in der Amplitudenabnahme und Frequenzzunahme der EEG-Wellen bestand. Diese sog. Weckreaktion blieb in dieser Form lebenslang erhalten. Dieser Entwicklungsgang – zuerst die Entwicklung einer Phase langsamer Wellen höherer Amplitude und bei den älteren Tieren das Auftreten einer typischen Weck-(Arousal-, AR)-Reaktion nach dem Reiz – wurde bei allen bisher untersuchten Spezies und auch beim menschlichen Säugling gefunden. Beim postnatal wachsenden Kaninchen löste schmerzhafte Hautreizung vom 2. bis 6. Lebenstag langsame EEG-Wellen und danach erst die typische AR aus.

Die zeitliche Reihenfolge in der sensible, akustische, optische und olfaktorische Reize, im Laufe der postnatalen Entwicklung des Kaninchens eine AR auszulösen vermögen, war Gegenstand der weiteren Untersuchungen [35]. Bereits zusammen mit der ersten Auslösbarkeit einer AR um den zweiten Lebenstag durch schmerzhaften Hautreiz reagierten 75% aller Versuchstiere auch auf olfaktorische [Geruchs-]Reizung mit einer AR. Bei Hautreizung wurde dieser

Prozentsatz positiver Reaktionen erst um den 7. Lebenstag erreicht. Schall- und Lichtreizung lösten um den 6. Lebenstag (LT) erste AR aus. Die 100%ige Reaktionshäufigkeit des erwachsenen Tieres wurde für den Riechreiz am 3. LT, den schmerzhaften Hautreiz um den 6. LT, den Schallreiz um den 8. LT und den Lichtreiz um den 12. LT erreicht. Diese Reihenfolge wird auch beim postnatal wachsenden Hund gefunden, während bei der Ratte Hörreize an erster und Riechreize an letzter Stelle stehen. Die Weckreaktion erwies sich somit, für die sie auslösenden Reizqualitäten, als eine bei verschiedenen Spezies sich unterschiedlich herausbildende Funktion.

Damit erhob sich die Frage, ob sich hinter dem einheitlichen Reaktionsbild auf weckende Reize verschiedener Modalitäten [Reizqualitäten] beim erwachsenen Säugetier, der Amplitudenabnahme und Frequenzzunahme im EEG, nicht doch unterschiedliche Funktionsabläufe verbergen. Um dem nachzugehen, war zunächst die so auffällig früh bei Kaninchen und Hund eine AR auslösende Riechfunktion zu untersuchen.

Die Riechreize in eine Erregung transformierenden Rezeptoren der Wirbeltiere sind – am Dach der Nasenhöhle beiderseits in Rezeptorfeldern zusammen liegende – primäre Sinneszellen, deren rezeptive Cilien von einer Schleimschicht überzogen sind. Ihre Axone erreichen die in einer kolbenförmigen Ausstülpung des Vorderhirns, dem Bulbus olfactorius (BO), gelegenen ersten Neuronen der Riechbahn, die Mitralzellen. Deren Axone leiten ihre Erregung dem zweiten Neuron der Riechbahn im Vorderhirn zu. Durch den atemsynchronen Luftstrom durch die Nasenhöhle werden die Riechrezeptoren rythmisch stimuliert, was im Bereich des BO beim erwachsenen Tier zur Ausbildung atemsynchroner Gruppen regelmäßiger EEG-Wellen, den sog „induced waves", den Bulbus-olfactorius-Bursts (OB), führt. Diese OB bleiben unter Nembutalnarkose erhalten, verschwinden bei Unterbrechung der Nasenatmung und zeigen keine sicheren Veränderungen nach Riechreizen verschiedener Qualität. Dem Entstehen dieser rhythmischen Wellen geht jeweils eine gruppenförmige Entladung von Aktionspotentialen der Mitralzellen im BO voraus. Während der Mitralzellenentladungen kommt es zu regelmäßigen EEG-Wellen wachsender Amplitude, die von der Oberfläche des BO als die OB ableitbar sind. Die Mitralzellaktivität wies nach verschiedenen Riechreizqualitäten jeweils typische Entladungsmuster auf, während zwischen den Parametern der OB und bestimmten Riechreizqualitäten keine typischen Zusammenhänge bestanden. Die OB sind also ein von der intakten Funktion der Riechrezeptoren abhängiges aber von bestimmten olfaktorischen Reizqualitäten unbeeinflusstes elektrographisches Begleitphänomen der Riechfunktion. 1966/67 als die nachfolgend beschriebenen Befunde erhoben wurden, war die Ontogenese der OB noch ununtersucht. Mit der Untersuchung dieser Aktivität sollte der Entwicklungsgang der für den Geruchssinn wichtigsten Relaisstation qualitativ erfasst werden. Die Untersuchungen ergaben, dass die ontogenetische Entwicklung der OBs, als eines allgemeinen Indikators für die Entwicklung der Riechfunktion, bei Kaninchen, Ratte und Meerschweinchen einen sehr verschiedenen Zeitgang hat. Während das Kaninchen mit 8 Lebenstagen die Erwachsenen-OB-Parameter erreicht, kommt die OB-Ontogenese beim Meerschweinchen nach 24 Stunden, bei der Ratte nach 21 Tagen zum Abschluß. Da elektophysiologische Untersuchungen über die Entwicklung des Riechsinns bisher nicht unternommen worden waren, wurden die erhobenen Befunde mit hirnanatomischen Daten und den Ergebnissen über riechreizinduzierte motorische Reaktionen wachsender Säugetiere verglichen. Kaninchen und Meerschweinchen, ebenso wie Hunde, Katzen und Mensch beantworten kurze Zeit nach der Geburt Geruchsreize mit Bewegungen. Die OB-Entwicklung des Nestflüchters Meerschweinchen verlief zeitparallel mit der EEG-Entwicklung anderer Hirnrindenstrukturen und erwies sich am ersten Lebenstag als beendet. Unmittelbar nach der Geburt waren noch keine OB ableitbar; erst im Alter von 24 Stunden wurden sie in der für das erwachsene Tier typischen Form gefunden; offensichtlich ist eine längere Periode der Luftatmung durch die Nasenhöhle für das erste Auftreten der OB eine Vorraussetzung. Beim Nesthocker Kaninchen sind die OB als erste, vor der Aktivität aller anderen Hirnrindenstrukturen in ihrem Entwicklungsgang abgeschlossen. Offensichtlich kommt dem Riechsinn bei dieser geruchsempfindlichen Spezies während der postnatalen Lebensperiode bei der Zitzensuche eine besondere Funktion zu. Werden bei den noch blinden neugeborenen Kaninchen beide BO operativ entfernt, verhungern sie, weil sie die Zitzen des Muttertiers nicht mehr finden [35, S. 83]. Anders bei der Ratte, deren OB-Entwicklung, zeitparallel mit der Elektroontogenese der anderen Hirnrindenstrukturen, sich bis zum 21. Lebenstag hinzieht. Diese Parallelität der Entwicklungsgänge legt die Vermutung nahe, dass der Riechsinn bei der jungen Ratte keine überlebenswichtige Rolle spielt. Da um die jeweils gleichen Versuchstiere im Längsschnitt während der Wachstumsperiode untersuchen zu können, die Tiere spontan atmeten, sich aber die Atemtiefe und -frequenz unter den verschiedenen Stimulationsprogrammen veränderten, blieb es bei dieser Versuchsanordnung unentschieden, in welchem Ausmaß die gefundenen Veränderungen der OB dem Einfluss der Atemform und in wieweit sie dem Einfluss zentraler Efferenzen auf ihre Generatorzellen, die Mitralzellen im BO, zuzuordnen waren. Deshalb machte sich die Untersuchung einer Gruppe erwachsener Tiere im akuten Experiment erforderlich, in der diese beiden Steuerungsmöglichkeiten wechselseitig ausgeschlossen und getrennt untersucht werden konnten.

Dazu wurden am Versuchsvortage bei 20 erwachsenen Kaninchen epidurale Elektroden über dem BO und der Area praecentralis agranularis der Hirnrinde und bipolare Doppelelektroden in den Tiefenbereichen des medialen Thalamus (Nucleus parafascicularis) und der Formatio reticularis (RF) im Hirnstamm implantiert. Bei den so vorbereiteten Kaninchen wurden am Versuchstage die OB bei Spontanatmung abgeleitet, dann ebenso unter Urethannarkose. Anschließend wurden sie tracheotomiert, so dass die Spontanatmung nun nicht mehr durch die Nasenhöhle erfolgte. In beide Nasenlöcher wurden Katheter eingeführt und luftdicht befestigt, so dass das Riechepithel mit Luft veränderlicher Zusammensetzung und wechselndem Strom-Zeit Volumen mittels einer Pumpe überströmt werden konnte. Die mit Hilfe dieser Pumpe von der Spontanatmung völlig unabhängig induzierten OBs wurden zuerst in Abhängigkeit vom in die Nase geblasenen Luftstrom registriert, um anschließend die Wirkung von Ton-, Licht- und peripheren Hautreizen, sowie von – über ein System von Waschflaschen gereinigter und mit Xylol angereicherter – Luft, auf OBs mittlerer Amplitude zu testen. Ferner wurde die Wirkung von elektrischer Thalamus- und RF-Reizung über die implantierten Elektroden auf die OB-Aktivität untersucht. Durch Vorbeiblasen von reinem Stickstoff an der Öffnung der Trachealkanüle wurde eine Hypoxiereaktion ausgelöst, die beendet wurde, sobald die Spontanatmungsfrequenz anstieg.

Die gleichen Programme wurden nach Hirndurchtrennungen in verschiedenen Ebenen, bzw. -durchschneidungen im Vorderhirnbereich wiederholt.

Die Auswertung der in diesen verschiedenen Versuchssituationen registrierten OBs ergab, dass die OB-Amplituden linear vom Luftdurchströmungsvolumen durch die Nasenhöhle abhängen, und von unspezifisch thalamischen und mesencephal-reticulären Strukturen jeweils gegensinnig gesteuert werden. Die OBs der spontan atmenden Tiere sind demnach komplex von der Durchlüftung der Nase und steuernden subkortikalen Einflüssen abhängig. Damit ergab sich auch, dass durch die Untersuchung der Elektroontogenese des Riechsinnes in seiner Verflechtung mit einer speziellen Form zentralnervöser Verarbeitung der olfaktorischen Erregungen, die Einsicht in die physiologischen Besonderheiten des wachsenden Gehirns gefördert werden kann. Das ontogenetische Werden der OB ist damit vermutlich auch Ausdruck der wachsenden Kompliziertheit der synaptischen Verbindungen insbesondere der Mitralzellen im Bulbus olfactorius.

Sie sollten deshalb später noch zum Gegenstand einer elektronenmikroskopischen Untersuchung werden [36].

Aus den Befunden wurden Anregungen für die klinische Praxis abgeleitet. Denn durch Licht- und Tonreize im EEG der Hirnrinde „ausgelöste Potentiale" (AP) hatten sich bereits als diagnostische Kriterien in der Kinderneurologie bewährt. Während aber Licht- und Tonreize physikalisch eindeutig durch ihre Frequenz und Amplitude charakterisiert sind, ist das bei Riechreizen naturgemäß nicht der Fall, so dass sie sich nicht eignen, AP unter reproduzierbaren Bedingungen zu erhalten. Aber Riechreize verursachen schon in sehr frühen Entwicklungsstadien eine elektrographische Weckreaktion, die als das für die Diagnostik wichtige Kriterium einer positiven Antwort auf olfactorische Reize genutzt werden könnte. Damit würde die Funktion eines weiteren Sinnesorgans nebst nachfolgender zentralnervöser Verarbeitung der neurologischen Diagnostik nutzbar gemacht. Da die Zahl möglicher prae- und perinataler Schädigungen des Gehirns bedeutend ist und ihre sichere frühe Diagnostik immer noch schwierig, wäre es wünschenswert, jede Möglichkeit zu nutzen, um die Sicherheit der Früherkennung von kindlicher Hirnschädigung, auch durch die Einbeziehung der durch olfaktorische Reizung verursachten elektrographischen Weckreaktion in das neurologische Untersuchungsprogramm, zu vergrößern. Mit dieser Anregung endet die 1968 eingereichte Habilitationsschrift von P. Sch. [35].

Wie ersichtlich, war das Untersuchungsprogramm auf eine mögliche klinische Nutzung hin ausgerichtet und bereitete damit, wie die oben beschriebenen vektorcadiographischen Untersuchungen von H. Sch., ein Konzept vor, das in den 70ger Jahren, zum tragenden in dem inzwischen gebildeten Laborbereich ‚Entwicklungsphysiologie' und dann der selbstständigen ‚Abteilung Pathophysiologie' wurde.

Zunächst wurden die Befunde aus der Habilitationsschrift publiziert und durch die elektronenoptische Untersuchung der Synapsen an den Mitralzelldendriten im BO des wachsenden Kaninchens ergänzt. Diese Synapsen verbinden die Mitralzellen mit den Fortsätzen der Granulazellen, dem zweiten Neuron der Riechbahn. Sie sind beim erwachsenen Tier zu 80% ‚reziprok'. „Diese Besonderheit der Synapsen an den Mitralzelldendriten besteht in einer Anordnung synaptischer Vesikel in der Nähe benachbarter Abschnitte beiderseits der konduktilen Membranen der Kontaktzone. … Sie ermöglichen eine Erregungsleitung in beiden Richtungen durch die Mitralzellmembran und damit die Generierung oszillierender Potentiale" [36, S. 592]. 20% der Synapsen sind nicht reziprok, sie haben synaptische Vesikel nur auf einer Seite der Kontaktzone. Beide Synapsenformen sind bereits am 1. postnatalen Lebenstag ausgebildet und sind damit das morphologische Korrelat für die bereits unmittelbar postnatal von den Mitralzellen generierten oszillierenden Potentiale, die OB.

Leider konnten die Untersuchungen über die Ontogenese der Riechsinns nicht weitergeführt werden: sie hätten sich der Mikroelektrophysiologie der Mitralzellen bei Reizung des Riechepithels mit unterschiedlichen, chemisch definierbaren Geruchsstoffen von biologischer Bedeutung und kontrollierbarer Konzentration zuwenden müssen. Einen solchen Riechstimulator gab es aber nicht, und ihn zu bauen, fehlten am Institut die technischen Voraussetzungen. So wechselten wir zu einem definiert stimulierbaren Sinnessystem, dessen Untersuchung im Verlauf der Ontogenese auch einer klinischen Nutzung zugänglich zu werden versprach, dem Vestibularsystem.

Die neurobiologischen und die unter 1.3.1 beschriebenen Daten über das Vektorkadiogramm während der postnatalen Entwicklung des Herzens [18, 23] waren Ausdruck des Bemühens um eine klinisch nutzbare Entwicklungsphysiologie auf zwei verschiedenen Gebieten. Sie waren für H. Drischel der Anlass, H. Sch. und P. Sch. anzuregen, die in ihren Sachzusammenhängen bereits gesammelte entwicklungsphysiologische Literatur durch Daten aus den anderen Teilgebieten der Physiologie zu ergänzen und monographisch, auch zur Nutzung durch Kliniker, darzustellen. Sie folgten seiner Anregung, die sich als ein weit umfangreicheres Anliegen erwies, als ursprünglich gedacht war, teilten die Teilgebiete der Physiologie unter sich auf und begannen 1969/70 mit der Arbeit an dem Manuskript, das 1974 fertig wurde aber erst 1977 zeitgleich im Akademie-Verlag, Berlin und im Fischer Verlag Stuttgart/New York erschien, der „Physiologie des Foetal-, Neugeborenen- und Kindesalters“ [37], s. Kapitel 1.3.4.

1.3.3 Die Aus- und Weiterbildung im akademischen Unterricht und zum Physiologen

Die bisher beschriebenen Forschungsinhalte und ihre Resultate sind in einem Institut von übersichtlicher Organisations- und Leitungsstruktur erarbeitet worden. Das Physiologische Institut war in Laborbereiche gegliedert, in denen auf Teilgebieten der großen Arbeitsbereiche aktueller physiologischer Forschung, wie Kreislauf, Atmung, Herz, Muskel, Augen, Gehirn, spezielle Themen bearbeitetet wurden. Sie waren von erfahrenen Wissenschaftlern geleitet. Der Weg zum Laborleiter lief über ein feststehendes Ausbildungsprogramm der folgenden Abschnitte. Der nach dem Staatsexamen ins Institut eintretende Absolvent, Mediziner, Zahnmediziner oder Naturwissenschaftler, wurde einem Laborbereich zugeordnet, in dem Personalmangel bestand. Wollte der damit zum Assistenten gewordene Anfänger eine sog. theoretische Zwischenausbildung, von in aller Regel zweijähriger Dauer, durchlaufen, um seine sich anschließende klinische Facharztausbildung theoretisch zu fundieren, so wurde er dem seiner Fachrichtung inhaltlich nahe liegenden Laborbereich zugeordnet. H. Sch. und P. Sch. waren zunächst als solche Zwischenausbildungsassistenten ins Institut eingetreten, entschlossen sich dann aber, nicht in ihre Ausgangsdisziplin, die Pädiatrie, zurückzukehren aus Gründen, die oben beschrieben sind, sondern die Facharztausbildung zum Physiologen zu durchlaufen. Die begann mit dem Hören der Hauptvorlesung Physiologie, die damals (1963) noch für Studenten der Human- und Zahnmedizin gemeinsam gelesen wurde, und als Saalassistent im Physiologischen Praktikum.

Das Praktikum bestand aus ca. 20 Experimentalaufgaben aus allen Teilgebieten der Physiologie, die, in einer als Manuskript gedruckten „Anleitung zum Praktikum" beschrieben, die Studenten in selbst durchgeführten Experimenten, die in der Vorlesung besprochenen organismischen Zusammenhänge und Gesetzmäßigkeiten unmittelbar zu erfahren und zu erkennen, lehren sollten. Es umfasste Versuche, die an die Prinzipien klinischer Funktionsprüfungen heranführten und auch Tierexperimente, die zugleich die Grundlagen physiologischer Forschungspraxis anschaulich vermittelten. Die zweistündigen Praktika fanden wöchentlich für jeden Studenten statt. Sie wurden durch den Saalassistenten kurz eingeleitet, der dann die synchrone Durchführung der Experimente an allen Praktikumstischen anleitete und überwachte. Dazu waren ihm zwei medizinisch technische Assistentinnen und studentische Hilfsassistenten aus höheren Semestern zugeordnet. Die meldeten sich immer in ausreichender Zahl, teils aus speziellem Interesse, oder, um sich etwas Geld zu verdienen. Der Ausbildungsassistent hatte im Laufe der Jahre wechselnde Praktikumsaufgaben zu betreuen, die ihm von dem das Praktikum leitenden (in aller Regel) Oberarzt zugeteilt wurden. Zu allen Praktika fanden ab Ende der sechziger Jahre Seminare statt, die die inzwischen promovierten Saalassistenten für ihre immer gleiche ‚Seminargruppe' über alle Praktikumsaufgaben abhielten. Sie waren damit zum Seminarassistenten avanciert. Dieses Unterrichtsausbildungsprogramm war zugleich das allgemeinphysiologische Bildungsprogramm zum ‚Facharzt für Physiologie'. Dieser sog. theoretische Facharzt war in den 60ger Jahren in Ergänzung zum klassischen klinischen Facharzt eingeführt worden, um einer Vereinheitlichung der klinischen und theoretischen Ausbildungsstandards und -anforderungen mit dem gleichen Abschluss Ausdruck zu geben [42, S. 192–194). Er bestand in einer Facharztprüfung nach vier bis fünf Jahren Forschungsarbeit und Unterrichtsausbildung vor einer Fachkommission, die aus den Ordinarien verschiedner physiologischer Institute bestand. Sobald man die Facharztprüfung bestanden hatte, am Institut verbleiben wollte und sich in der wissenschaftlichen Arbeit als geeignet erwiesen hatte, d. h. auf eine Habilitationsschrift hinarbeitete oder sie berechtigt anstrebte, wurde man in ein Dauerarbeitsverhältnis, verbunden mit einer höheren Gehaltsgruppe, überführt. Nun, als Facharzt, konnte man Laborleiter werden oder ein eigenständiges Forschungsanliegen verfolgen. Die Arbeit der Laborleiter überwachte und beriet der Institutsdirektor H. Drischel in vierteljährlich angesetzten Arbeitsbesprechungen, den sog. Teamgesprächen, an denen alle wissenschaftlichen Mitglieder der Gruppe teilnahmen und zunächst über den Fortgang ihrer Versuchsprogramme und -resultate berichteten. Danach wurden die Vortragsinhalte detailliert besprochen, eventuell auch Vorschläge für die weitere Arbeit gemacht, beraten und festgelegt; eingeschlossen waren Personal- und Geräteanliegen. Diese Teambesprechungen lehrten zugleich die Laborleiter, die Forschungsarbeit in ihrer Arbeitsgruppe wirkungsvoll anzuleiten und orientierten die Richtungen der Forschung in den Arbeitsgruppen auf ein Gesamtforschungskonzept des Instituts. Was dabei insgesamt in den hier beschriebenen sechziger Jahren als Institutsprofil resultierte, wurde monographisch [24] dargestellt und ist so nachlesbar erhalten. Die kreative Atmosphäre in der Forschung führte zu neun Habilitationen in den sechziger Jahren und der Berufung von sieben dieser Habilitanden in den Jahren 1966 bis 1978 auf freiwerdende oder neu geschaffene Lehrstühle in Berlin, Jena, Halle, Erfurt, Dresden und Leipzig. Bis auf die Lehrstühle in Rostock und Greifswald, die nicht zur Neuberufung anstanden, wurden damit alle freigewordenen Lehrstühle mit Physiologen aus dem Leipziger Institut besetzt.

„Damit gelang es Hans Drischel in seiner Leipziger Zeit, eine Physiologenschule zu bilden. Seine Schüler sind keineswegs reine Kybernetiker geworden, aber sie wissen sich einig mit ihrem Lehrer in dem Bestreben nach Quantifizierung der von ihnen untersuchten physiologischen Prozesse, in der Suche nach Aufdeckung komplexer Zusammenhänge und deren Gesetzmäßigkeiten auch unter dem Einsatz regeltheoretischer, kybernetischer oder systemtheoretischer Verfahren“ [41, S. 85].

Diese Berufungen verliefen, wie die aus ihnen folgenden Laborbereichsveränderungen im Institut, konkurrenzfrei. Der Berufungskandidat wurde von der an ihm interessierten Akademie- bzw. Universitätsleitung, nach Rücksprache mit ihm und H. Drischel, auf die Berufungsliste gesetzt. Kam es zur Berufung, dann rückte in größeren Arbeitsgruppen der Erfahrenste zum Laborleiter auf, kleinere Arbeitgruppen oder in der Arbeitsgruppe verbliebene Einzelwissenschaftler wurden ihrem Forschungsinhalt nahe liegenden Laborbereichen zugeordnet oder direkt H. Drischel unterstellt. Zu einer Konkurrenz zwischen fachlich gleich ausgewiesenen Lehrstuhlanwärtern kam es also nicht. Und ebenso konkurrierten die Laborbereiche im Institut nicht miteinander, weil sie, ausgewiesen auf ihrem speziellen Forschungsgebiet, in jeweils spezifische internationale Kontakte eingebunden waren und sich in ihnen behaupten mussten, die die anderen Arbeitgruppen nicht berührten. Wechselseitige Kenntnisnahme der Forschungskonzeptionen und aktuellen Resultate wurde durch Vorträge in den allwöchentlichen Assistentenkolloquien erreicht, in denen jede Arbeitsgruppe ca. zweimal im Jahr berichtete.

Für die Vorgeschichte der Pathophysiologie und ihrer schließlichen Institutionalisierung wurde diese Ordnung der Institutsarbeit zur Grundlage, aus der heraus sich ihre Besonderheiten entwickeln konnten.

In zeitlichen Abständen von einigen Jahren kam es immer wieder zu ‚Studienreformen', durch die moderne Veränderungen in der klinischen Medizin, so vor allem der Entwicklung und Einführung neuer funktionsdiagnostischer und bildgebender Verfahren und den Fortschritten in der klinischen Medizin, Rechnung getragen werden sollte. Mit ihnen änderten sich und wuchsen die wissenschaftlichen Ansprüche auch an die Medizinstudentenausbildung. Bisher schloss das Medizinstudium mit dem Staatsexamen ab, an das sich, vor der Ausbildung zum Facharzt, eine einjährige Pflichtassistentenzeit anschloss. Der Arzt nach dem Staatsexamen konnte am Ende seiner Studienzeit zum Dr. med. promoviert sein oder nicht, sein weiterer Ausbildungsweg war davon unabhängig vorgeschrieben. Promoviert schlossen das Studium vor allem wissenschaftlich interessierte oder karrierebewußte, fleißige Studenten ab. Die anderen hatten während des Studiums keinen unmittelbaren eigenen Kontakt mit medizinisch wissenschaftlichem Arbeiten. Das sollte unter dem Eindruck der veränderten modernen biochemischen, bildgebenden und physiologischen Diagnostik- und Therapieverfahen nun anders werden: jeder Student sollte verpflichtet sein, eine eigene wissenschaftliche Arbeit im Studienverlauf anzufertigen und damit den

Zugang zum wissenschaftlichen Denken in der Medizin und zum Fachschrifttum aus unmittelbarer eigener Erfahrung gewinnen. Das Medizinstudium schloss ab 1976 [108a] neben dem Staatsexamen mit einer zu verteidigenden Diplomarbeit ab, so dass jeder Absolvent Diplom-Mediziner (Dipl.-Med.) war. Lies sich sein Diplomthema erweitern oder inhaltlich weiterführen, so konnte daraus die traditionelle Promotion nach dem Staatexamen hervorgehen. Dieser Verwissenschaftlichungsschub in der medizinischen Ausbildung führte ab 1976 in den Instituten und Kliniken zur Ausschreibung von Diplomarbeitsthemen in großer Zahl und damit zugleich zu einer intensiven Betreuungsarbeit der Experimente der Diplomanden in den einzelnen Laborbereichen. In den Instituten meldeten sich vor allem wissenschaftlich interessierte Studenten, so dass die Forschungskapazität durch die neue Regelung deutlich wuchs.

Schließlich wurde auch im Bereich der akademischen Graduierungen in der Medizin eine Vereinheitlichung mit anderen akademischen Disziplinen angestrebt: Die Habilitationsordnung wurde mit der Verordnung vom 6. November 1968 über die akademischen Grade [Gesetzblatt der DDR, II, Nr. 27] verändert. Die traditionelle Habilitationsschrift blieb in den Anforderungen an ihren Inhalt unverändert. Zur Erlangung des akademischen Rechtes, eigene Vorlesungen zu halten wurde, nach der Akzeptierung und öffentlichen Verteidigung der Habilitationsschrift, bisher eine öffentliche Probevorlesung über ein vom Habilitanden gewähltes Thema von den Mitgliedern der Fakultät abgenommen und damit die ‚Venia legendi' erteilt. Die Befähigung des Habilitierten zu wissenschaftlichem Vortrag war so unter Beweis gestellt und von der Fakultät bestätigt.

Um die Vorlesungsqualität zu verbessern, wurde es nun für erforderlich gehalten, erziehungswissenschaftliche Prinzipien aus der Erwachsenenqualifizierung in das Habilitationsverfahren einzuführen. Der Habilitand musste als Erwachsenenqualifizierung eine hochschulpädagogische Ausbildung durchlaufen, eine Prüfung ablegen und einen Probevortrag auch zu einem hochschulpädagogischen Thema halten. Dann erst konnte er die traditionelle Probevorlesung vor der Fakultät halten. Damit hatte er die Facultas docendi, die Lehrbefähigung, und den Titel Dr. scientiarum (Dr. sc.) erworben. P. Sch. hatte sich 1969 noch nach dem alten Verfahren habilitiert, H. Sch. hat mit dem neuen viel zusätzliche Zeit verbraucht. Während der Herausbildung des Labors in den 70ger Jahren zur selbstständigen ‚Abteilung Pathophysiologie' galten also bereits die Diplom- und die neue Promotionsordnung, die auch die bisherige Habilitationsordnung mit einschloss.

1.3.4 Hannelore Schwartze und Peter Schwartze, „Physiologie des Foetal-, Neugeborenen- und Kindesalters. Eine Einführung“

Das Anliegen des Buches wird im Vorwort beschrieben: „Die schnellen Fortschritte, die auf den verschiedensten Teilgebieten der Physiologie in den letzten Jahrzehnten erreicht wurden, haben auch zu einer Erweiterung der Kenntnisse über die physiologischen Besonderheiten wachsender Organismen geführt. Die weit verstreute Literatur über diesen Gegenstand ist dem spezialisierten Physiologen ebenso schwer zugänglich, wie dem an den wissenschaftlichen Grundlagen seines Faches interessierten Pädiater und Perinatologen. Das vorliegende Buch möchte in überschaubarer Weise den Zugang zum weiterführenden Schrifttum erschließen und damit zugleich anregen, aktiv an der Vertiefung der Einsichten in die Physiologie der Wachstumsperiode – sei es von physiologischer oder klinischer Seite – beizutragen“ [37].

„Die Physiologie der Wachstumsperiode hat eine bis ins vorgriechische Altertum zurückreichende Geschichte, deren neuester Abschnitt mit dem Anfang des 19. Jahrhunderts beginnt. Sie war damals ein von der Grundlagenforschung bearbeitetes Gebiet. Bichat (1803), Burdach, (1810), v. Baer (1810) v. Müller (1838) u. a. waren die großen Förderer neuer Einsichten. Die Mehrzahl dieser Forscher folgte naturphilosophischen Denkansätzen. So ist es nicht verwunderlich, dass zugleich mit der Überwindung der naturphilosophischen Schule in der Medizin auch eine ihrer wichtigsten wissenschaftlichen Leistungen, die Physiologie der Lebensalter, keine systematische Weiterbearbeitung erfuhr. Abgesehen von Preyer (1885 [39]) und einigen seiner Schüler widmeten sich nur noch wenige andere Naturwissenschaftler diesem Forschungsgebiet. Infolgedessen verschwanden aus den deutschen Lehrbüchern der Physiologie die entsprechenden Kapitel um die Wende vom 19. zum 20. Jahrhundert vollständig.

Zeitgleich mit diesem abnehmenden Interesse der Physiologen an den Besonderheiten der Wachstumsperiode entwickelte sich ein steigendes Bedürfnis der Pädiater nach einer wissenschaftlichen Durchdringung ihres Fachgebietes [38]. In monographischen Darstellungen der Kinderheilkunde wird etwa seit 1900 ein zunehmender Seitenumfang den Gesetzmäßigkeiten der normalen Entwicklung des jeweiligen Organsystems gewidmet. … Die geringe Zahl der den Beobachtungen am Menschen parallel ausgeführten Tierversuche verhinderte vielfach eine Aufklärung der den erhobenen Befunden zugrunde liegenden Mechanismen, bis unter Leitung von Barcroft (1946), Barron (1941), Carmichael (1934) und Windle (1937) die experimentelle Entwicklungsphysiologie seit etwa 1930 eine bis heute weiterwirkende Förderung erfuhr“

„Der Gegenstand des Buches wird aus der Sicht der Physiologie behandelt. Es werden also auch Befunde aufgeführt und besprochen, die z. Zt. noch keinen unmittelbaren Bezug zur kinderärztlichen Praxis erkennen lassen, künftig aber vielleicht einmal bedeutungsvoll sein werden, … um die noch immer bestehende Kluft wechselseitiger Kenntnisnahme der Ergebnisse von Physiologen, Perinatologen und Pädiatern über die alterabhängige Entwicklung von Funktionen in der Wachstumsperiode überwinden zu helfen“ [37, S. 1, 2, 4].

Nacheinander werden dann in einzelnen Kapiteln die Physiologie des Körperwachstums, des Energiewechsels, der Temperaturregulation, des Blutes, der Atmung, des Herz-Kreislaufsystems, der Niere und ableitenden Harnwege, der Verdauung, der Muskulatur, des animalischen peripheren Nervensystems, der Bewegungskoordination, der Retikulären Formation und Vigilanz, von Gehirn und Verhalten und der Sinnesorgane abgehandelt. Das Buch war „Unserem hochverehrten Lehrer Professor Dr. sc. med. Hans Drischel zum 60. Geburtstag gewidmet“. Das „hochverehrt“ in der Widmung begründet sich wie folgt: „Er tritt seinen Schülern, Freunden, Studenten, und Mitarbeitern als ein lebensfroher, gelegentlich cholerischer Mann entgegen, unverwüstlich anspruchsvoll, stets einsatzbereit und das ‚mangelnde Durchstehvermögen‘ mancher Mitarbeiter ironisch vermerkend. Ihm ist das Leben ‚ein Prozess fortlaufender Desillusionierung‘, da er jedem neuen Mitarbeiter, jedem neuen Amt, oder jedem Reformversuch mit Hoffnungen und Wünschen begegnet, die sich nicht erfüllen lassen. Tiefe Lebensweisheit und Güte haben alle jene erfahren, die sich in problematischen Situationen an ihn wandten. So verbindet seine Schüler mit dem Jubilar bleibende Dankbarkeit und Verehrung.“ [41, S. 85]

Der Inhalt des Buches (1768 ausgewertete Arbeiten sind zitiert), es stand über Jahrzehnte im Handapparat der „Deutschen Bücherei“, war zugleich Verpflichtung und Programm und sollte doch wenigstens auf Teilgebieten dazu anregen, bestehende Wissenslücken zu schließen.

1.3.5 Die Entwicklungskardiologie bis zur Habilitationsschrift von H. Sch. und der Gründung der selbstständigen Abteilung Pathophysiologie

Bereits während der Arbeit an der Monographie legte H. Drischel die entwicklungsphysiologischen Laboratorien Elektrokardiologie und Neurophysiologie zum neuen Laborbereich Entwicklungsphysiologie zusammen und bildete damit die Struktureinheit, aus der am 01.01.1979 die selbständige „Abteilung Pathophysiologie“ gebildet wurde. Anfang der 70ger Jahre war eine solche Entwicklung nicht zu erwarten, geschweige denn abzusehen. Vielmehr war ein Laborbereich gebildet worden, dessen Besonderheit in der Untersuchung der Entwicklung von Herz- und Gehirnfunktionsparametern bestand und dem weitere Mitarbeiter zugeführt werden konnten, wie es im Folgenden auch geschah.

Ende der sechziger Jahre trat, bereits promoviert, Jost Schönfelder ins Physiologische Institut ein und wurde dem noch neuen entwicklungsphysiologischen Laborbereich zugeordnet. Er war dessen erster Mitarbeiter und arbeitete zunächst in beiden Arbeitsgruppen, bis er sich später zunehmend der neurophysiologischen Arbeitsrichtung zuwandte, deren Leiter er von 1981 an wurde und bis zur Institutsschließung 1992 blieb.

Die Entwicklungskardiologie bildete H. Sch. unter der Doppelbelastung von Familie und Beruf zu einer eigenständigen Forschungsdisziplin aus.

Die ‚beruflichen Belange‘ umfassten (ab 1968) die allwöchentlichen Aufgaben des Facharztes für Physiologie in der Studentenausbildung, im Praktikum und Seminar, schließlich, drei Jahre lang, die der Leiterin des Großen Physiologischen Praktikums. Während dieser Zeit hat sie 5 neue Praktikumsaufgaben eingeführt, so dass die Studenten nun 24 Aufgaben zu erfüllen hatten. Ferner las sie das Kapitel ‚Verdauungsphysiologie‘ in der Hauptvorlesung für Humanmediziner und hielt, weil klinisch approbiert, für die Belegschaft des Hauses als Personalärztin Sprechstunden. Der damit verbundene Arbeitsaufwand in einem Arbeitsjahr ist dokumentiert: „Im Berichtszeitraum wurde das neue Sanitätszimmer im Sockelgeschoß eingerichtet und zu regelmäßigen, dreimal wöchentlich stattfindenden Personalarztsprechstunden genutzt. Dabei wurden für 157 Belegschaftsmitglieder des Physiologischen Instituts, des Instituts für maschinelle Rechentechnik und der Stomatologie 1512 Konsultationen durchgeführt und vier Krankenhauseinweisungen vorgenommen. Eine neue rationelle Dokumentation der Krankenstatistik wurde eingeführt.“ [40, S. 11]

Hinzu kam die zeitliche Belastung durch die Betreuung der wissenschaftlichen Laborarbeit der studentischen Diplom- und Doktorarbeiten, deren Themen sich aus der laufenden Forschung ergaben und damit zu einem kreativen Teil des Untersuchungsprogramms wurden, das bis zur Gewinnung neuer Mitarbeiter führte.

Das nun anstehende Forschungsprogramm hat H. Sch. in ihrer Habilitationsschrift wie folgt umrissen:

„Der elektrische Ursprung des EKGs ist die einzelne Myocardfaser, an deren Oberfläche die sich ausbreitende Erregungswelle eine noch unerregte von einer schon erregten Partie abteilt. Die zwischen beiden Teilen entstandene elektrische Doppelschicht ist der elementare Generator aller Potentiale des Herzens. ... Das Bestreben des kardiologisch tätigen Arztes und des Physiologen wird es sein, zu einer rückschließenden Interpretation der Körperoberflächenpotentiale zu kommen, die sich begründet auf die elektrischen Elementarprozesse im Herzen bezieht. Dieses Anliegen wird als ‚inverses' Problem der Elektrokardiologie bezeichnet. ... Im Folgenden wird ein Lösungsbeitrag zum ‚inversen' Problem des sich ontogenetisch entwickelnden elektrischen Feldes des Herzens angestrebt. Dabei soll versucht werden, extrakardiale Einflüsse auf das altersabhängig veränderte Feld von solchen Entwicklungen abzugrenzen, die sich ursächlich auf das Herzwachstum selber zurückführen lassen" [43, S. 189].

Wie am Ende von 1.3.1 beschrieben, konnten diese Untersuchungen über die Elektroontogenese des Herzens nur durch die Erweiterung des Methodenspektrums fortgeführt werden, was H. Sch. eingehend begründete: „Das Herz des etwa 6 Wochen alten menschlichen Embryos zeigt beide Kammern von gleicher Größe, Wandstärke und Trabekulation. Im Laufe der Foetalentwicklung bleibt dieses Wandstärkenverhältnis zwischen dem rechten und linken Ventrikel entweder erhalten, oder es ändert sich zugunsten eines die linke Kammer an Wandstärke übertreffenden rechten Ventrikels. Sämtliche an verschiedenen Säugetierspezies erhobenen Befunde sprechen für ein Gleichgewicht an Muskelmasse und die meisten auch für ein identisches Maß an Arbeit bei beiden Herzkammern entsprechend der an sie gestellten Anforderungen im foetalen Kreislauf. Nach wie vor erfuhr jedoch die Frage nach der Entwicklung der Kammerwände beim menschlichen Foeten und jungen Säugling keine abschließende Beantwortung. ... Das Raum-Zeitmuster der Erregungsausbreitung über beide Herzkammern von menschlichen Foeten unterscheidet sich nicht wesentlich von den an erwachsenen Herzen erhobenen Befunden. Der linke Ventrikel wird eher aktiviert als der rechte. Bei Foeten des 3.–5. Gestationsmonats wurde weder aus direkt abgeleiteten QRS-Vektorgrammen noch aus morphologischen Herzbefunden ein Anhalt für das Überwiegen des rechten Ventrikels erhalten.

Elektrokardiologische Registrierungen von gesunden Neugeborenen und jungen Säuglingen weisen Charakteristika auf, die, werden sie in Erwachsenen-Elektrokardiogrammen gefunden, als typisch für das Vorliegen einer pathologischen Rechtsherzhypertrophie angesehen werden. Dieser bekannte Sachverhalt hat 1950 zur Postulierung des Zustandes einer ‚physiologischen Rechtsherzhypertrophie‘ bei Säuglingen des 1. Lebenshalbjahres geführt, die sich bereits bei Foeten der letzten 3 Gestationsmonate entwickeln soll. Da sich bei neugeborenen und infantilen Säugetieren ganz entsprechende elektrokardiologische Befunde ergeben haben, ohne dass Strukturverhältnisse des Herzens vorliegen, die eine befriedigende Deutung der aus Aufzeichnungen der Erregungsausbreitung abgreifbaren Parameter erlauben würden, müssen die entsprechenden vom Menschen zur Verfügung befindlichen Daten einer erneuten Diskussion offen stehen“. Es ist „wenig zu gewinnen, wenn durch Methoden- und Interpretationskritik anfechtbare elektrokardiologische Befunde von widersprüchlichen morphologischen Daten gestützt werden sollen“. Um zu „direkten fundierten Aussagen über Relationen zwischen alterabhängigen Eigenschaften des heranwachsenden Organismus und ihrer Erkennbarkeit in kardioelektrischen Registrierungen zu kommen, bzw. zu prüfen, ob entwicklungsabhängige Änderungen von elektrokardiologischen Parametern der Erregungsausbreitung mit annehmbarer Wahrscheinlichkeit eine Zuordnung zu solchen mit dem Wachstum veränderten Herz-Kreislaufgrößen erlauben, die sie verursachen können. Aus sieben unterschiedlich angelegten Versuchsserien, die die Ableitung der kardioelektrischen Summenpotentiale von Meerscheinchenföten, postnatal wachsenden Meerschweinchen und von isolierten Herzen dieser Tiere unter verschiedenen, jeweils andere extrakardiale Faktoren in ihrer Einflussnahme ausschließenden oder einschränkenden Bedingungen ermöglichte, wurden Ergebnisse erwartet, die zu anderen altersabhängigen funktionellen und morphologischen Größen des gleichen Entwicklungsabschnitts bei dieser Spezies in einer fassbaren Beziehung stehen sollten“ [43, S. 43–46].

Zunächst galt es nun, die experimentellen Verfahren aus der perinatalphysiologischen Grundlagenforschung zu erlernen, die der Gewinnung isolierter überlebender Meerschweinchenföten dienen. Dazu konsultierten H. Sch., P. Sch. und J. Schönfelder bei verschiedenen Aufenthalten im fötalphysiologischen Labor des Sechenow-Instituts der Lomonossow-Universität in Moskau (Direktor: P. K. Anochin) bei N. A. Nadirashwili und begannen dann in Leipzig 1971 mit den komplizierten und aufwendigen Versuchen [44]. „Das erwachsene trächtige Meerschweinchen erhält zunächst eine Lokalanästhesie mit Procain zur Vorbereitung der Tracheotomie. Nach Fixation des Trachealkatheters wird 1 mg/kg Suxamethonium intravenös injiziert. Das Medikament immobilisiert das Tier sofort. Die Beatmung wird über eine Kleintieratempumpe mit Frischluft durchgeführt bei einer Frequenz von 80 Atemzügen pro Minute. Am unbeweglichen Tier gelingt es rasch und sicher, 0,1 bis 0,2 ml absoluten Alkohol in Höhe des

1. Lumbalwirbels intradural zu spritzen, der die Anästhesie der unteren Körperhilfe des Meerschweinchens bewirkt. Die Atemdepression des spinalen Schocks wird durch die künstliche Beatmung verhindert, so dass die Föten keinen Sauerstoffmangel erleiden. Da das Suxamethonium von körpereigenen Enzymen abgebaut wird, macht es sich nötig, nach erfolgter Spinalanaesthesie eine Dauertropfinfusion anzulegen. … Nach einer solchen Vorbereitung erweisen sich Herzfrequenz und EKG des Muttertieres nach vierstündiger Versuchsdauer unverändert normal und die foetalen Herzfrequenzen werden ebenfalls im Bereich der Norm gefunden.

Zur Gewinnung wird das trächtige Meerschweinchen in ein 38° warmes thermostasiertes Bad aus Säugetiertyrodelösung so eingebracht, dass die untere Körperhälfte bis zu den Schultern eintaucht. Das Muttertier befindet sich in Rückenlage auf einem Halterungsbrett, das aus dem Becken herausgenommen werden kann. Nach erfolgtem Bauchmittelschnitt wird der Uterus in das Bad luxiert und über dem Rücken nur eines Föten jeweils unter Schonung der größeren Uterusgefäße an der plazentafernen Seite eröffnet. Ein in die Badflüssigkeit ausgetretener Foet wird auf Zellstoff so gelagert, dass er die im Uterus eingenommene Körperstellung beibehält und sich vollständig in Tyrodelösung befindet. Während des Versuchs wird die Nabelschnur weder gezerrt noch anderweitig mechanisch irritiert. Die ausreichende Sauerstoffversorgung jedes einzelnen Foeten wird durch Prüfung der sehr hypoxieempfindlichen Lidreflexe kontrolliert. Nach erfolgter Vektorkardiogrammableitung wird das Tier abgenabelt und jeder noch im Uterus befindliche Foet auf dieselbe Weise behandelt.

Zur VKG-Ableitung wurden 6 Elektroden anatomisch orthogonal, topographisch exakt subkutan implantiert. Der Zeitbedarf für das Anbringen der Elektroden betrug etwa 5 min, die Gesamtversuchsdauer für einen Foeten 15–20 min". [43, S. 63–65].

„Im foetalen VKG zeigten die Mittelwerte der R-Vektoren aller Fälle in der Horizontalebene in den rechten hinteren Quadranten, in der Sagittalebene nach unten. Eine altersabhängige Richtungsänderung der R-Vektoren innerhalb des untersuchten Lebensabschnitts, lies sich nicht feststellen. Die Mittelwerte der Vektorlängen Rr und Sr wuchsen mit steigendem Foetalalter im letzten Drittel der Tragzeit an. Der Polarvektor der foetalen QRS-Vektorgramme zeigt extrem nach rechts. Die Hauptebene der foetalen VKGe wird dadurch beschrieben als eine nur wenig aus der Horizontalen abweichende schräge Ebene, die um etwa 20° von vorn links oben nach hinten rechts unten geneigt ist. Diese Position änderte sich während des letzten Gestationsdrittels nicht."

„Die perinatale Entwicklung des kardioelektrischen Feldes wurde an VKGen der verschiedenen foetalen Altersgruppen von Tieren des 1.–3. Lebenstages untersucht. … Während der foetale räumliche Maximalvektor sowie der Schwerpunktvektor nach hinten gerichtet war, zeigten beide Neugeborenenvektoren nach vorn und nach rechts. Auch der Spannungszuwachs aller drei Kenngrößenvektoren ist statistisch sicher ausgewiesen. Die Hauptebene der Neugeborenen-VKGe war stärker geneigt, als bei foetalen QRS-Schleifen und mit ihrem nach rechts gerichteten Anteil nach aufwärts gekippt. Die Bewegung, die zur Verwandlung einer foetalen in eine früh-postnatale Hauptebene nötig wäre, könnte als Aufwärtskippung und Drehung nach links beschrieben werden" [43, S. 132].

Als Einflüsse des Beginns der äußeren Atmung auf das QRS-Vektorgramm ergaben sich, dass unmittelbar nach dem Einsetzten der äußeren Atmung der mittlere Abstand von der QRS-Hauptebene größer wurde, der Grad der Angleichung der QRS-Kurve an eine räumliche Ebene, ihre Planarität, abnahm, während sich die Richtung dieser Ebene in den ersten 2 postnatalen Minuten nicht veränderte. Die Vektorlängen nahmen zu, während sich die Kenngrößenvektorgeschwindigkeiten nach Einsetzen der Atmung nicht veränderten.

Ob diese altersabhängigen Änderungen des kardioelektrischen Bildes von der postnatalen Entwicklung der Herzlage im Thorax abhängt, die sich beim Neugeborenen nicht unwesentlich von der beim Erwachsenen gefundenen topographischen Situation unterscheidet, und möglicherweise auch von mit zunehmendem Alter veränderten Impedanzen der das Herz umgebenden Thoraxgewebe beeinflusst ist, war in einem experimentellen Verfahren zu prüfen, „mit dem ausschließlich die Strukturentwicklung des Herzens in kardioelektrischen Registrierungen erfasst werden könnte. Zu diesem Zweck wurden die vom Herzen generierten Potentiale vom isolierten Präparat aus einem homogenen Volumenleiter mit streng orthogonaler Anordnung der Elektroden abgegriffen. Es ergab sich eine altersabhängige Verschiebung der räumlichen Vektorschleife von rechts vorn nach links vorn oder links hinten mit steigendem Lebensalter vom 1. bis 28. Lebenstag" [45]. Plötzliche Veränderungen des Durchströmungsdruckes übten bei isolierten Herzen sowohl des transitorischen wie des adulten Kreislaufs keinen sicher nachweisbaren Einfluss auf die, durch das QRS-Vektorgramm abgebildeten Erregungsausbreitungsmuster dieser Herzen aus [43].

Der altersabhängigen Verschiebung der räumlichen Vektorschleife geht eine zunehmende Beschleunigung des Kammerwachstums des linken Herzens im Verhältnis zu der Wachstumsrate der rechten Ventrikelmuskelmasse parallel. Die linke Kammer wuchs bei 1–4 Tage alten Meerschweinchen doppelt so schnell wie die rechte, bei 24 und 25 Tage alten und erwachsenen Tieren war die Kammerrelation von 3,1 : 1 erreicht. „Schon im letzten Drittel der pränatalen Entwicklung wächst der Körper des Meerschweinchens, wie auch während der postnatalen Wachstumsperiode, schneller als das Herz. Die tägliche prozentuale Körperwachstumsrate verkleinert sich angenähert linear zwischen dem 38. und 64. Gestationstag von 15% auf 10% und führt in der gleichen Entwicklungszeit zu einem durchschnittlichen täglichen Gewichtszuwachs von 3,9 g. Nach der Geburt erfährt das tägliche Körperwachstum eine deutliche Beschleunigung; es beträgt nun im Durchschnitt 4,6 g. Das Herzwachstum verhält sich umgekehrt: einem pränatalen Herzgewichtszuwachs im letzten Drittel der Gestation[szeit]: von 18 mg täglich steht der um fast die Hälfte kleinere Gewichtsgewinn von 10 mg täglich postnatal gegenüber. … Die Körperwachstumsrate wird postnatal größer, die Herzwachtumsrate hingegen kleiner als sie während der vorgeburtlichen Entwicklung sind. Mit großer Wahrscheinlichkeit liegt eine echte kritische Unstetigkeit innerhalb der gesamten untersuchten Wachstumsperiode für das Herzgewichts-Körpergewichtsverhältnis des Meerscheinchens vor, verursacht von dem Wechsel von der prae- zur postnatalen Herzfunktion. … Eine für die Untersuchung des kardioelektrischen Feldes an der Körperoberfläche zu beachtende Folge kann sich daraus ergeben: Wenn der Körper schneller wächst als das Herz, was beim Meerschweinchen postnatal in höherem Maße zutrifft, als praenatal, wird der Abstand zwischen Herz- und Körperoberfläche allmählich größer. Damit werden die Potentiale trotz des Anwachsens des Dipolmoments, dessen Größe mit dem Herzgewicht, dem Körpergewicht und dem Lebensalter korreliert ist, in elektrisch unkorrigierten Ableitungen zu klein gemessen“ [43, S. 174–75]. „Die Entwicklung von rechter zu linker Kammemuskelmasse wird nicht plötzlich von der durch die Geburt veranlassten Kreislaufumstellung beschleunigt. Eine zusätzliche Wachstumsbeschleunigung könnte der *linke* Ventrikel nach der Geburt mit dem Ansteigen des peripheren Gefäßwiderstandes und dem Anwachsen des Systemblutdrucks von 28 mm Hg beim neugeborenen auf 70–80 mm Hg beim erwachsenen Tier, erfahren“ [46].

„Während des allmählichen Übergangs vom foetalen zum adulten Kreislauf sorgen die Ausgewogenheit der Drucke zwischen linkem und rechtem Herzen auf dem funktionellen Hintergrund der Gefäßweitenänderungen in der Lunge und im Körperkreislauf für die kontinuierliche Umverteilung der Blutvolumina im Thoraxraum. … Beim Meerschweinchen wird innerhalb der ersten fünf Minuten nach der Geburt die Lungendurchblutung, bezogen auf das Lungengewicht, auf 25% des Erwachsenenwertes gesteigert. Erst nach 7 Stunden fließen 85%, nach

16 Lebensstunden durchschnittlich 100% des Erwachsenenblutvolumens pro Lungengewichtseinheit durch den Pulmonalkreislauf. … Das Volumen des linken Ventrikels beträgt beim 4 Tage alten Tier 0,077 ml, beim erwachsenen 0,412 ml, woraus sich unter Berücksichtigung der infantilen und erwachsenen Herzfrequenz des Meerschweinchens ein fünffacher Herzminutenvolumenzuwachs während der postnatalen Wachtumsperiode ergibt, dem ein ebenfalls 5facher Zuwachs an Gesamtgewicht des linken Ventrikels entspricht. Damit bleibt die Leistung des linken Ventrikels als Volumenförderung, bezogen auf das Ventrikelgewicht, über die gesamte postnatale Wachstumsperiode konstant, wie es auch für die menschliche Entwicklung gezeigt werden kann" [43, S. 185].

Zusammenfassend leisteten die zitierten Befunde einen Beitrag zum „inversen" Problem der Elektrokardiologie unter dem besonderen Aspekt der ontogenetischen Entwicklung: „Die rückschließende Interpretation der Körperoberflächenpotentiale bei Foeten, Neugeborenen und Kindern, die sich begründet auf die elektrischen Elementarprozesse im Herzen beziehen kann, stößt noch immer auf Hindernisse, welche, durch die prozesshaft veränderlichen Verhältnisse während der prae- und postnatalen Wachstumsperiode, das ‚inverse' Problem über die beim Erwachsenen möglichen partiellen Lösungen hinaus kompliziert. …

Das kardioelektrische Feld des Foetenkörpers verändert sich im letzten Drittel der Gestation nur bezüglich der Größe der auftretenden Potentialdifferenzen, die dem Herzwachstum im gleichen Entwicklungsabschnitt entsprechend zunehmen. Die Körpergewicht-Herzgewichtkonstante ist bei Meerschweinchenfoeten groß genug, um, trotz der Abstandsvergrößerung zwischen Herz und Elektroden, mit steigendem Gestationsalter das Anwachsen des Dipolmoments, auch bei seiner indirekten Messung in Gestalt von Spannungsdifferenzen an der Körperoberfläche, eindeutig anzeigen zu lassen. Entsprechend den morphometrischen Befunden, das Verhältnis der foetalen Ventrikelmuskelmassen zueinander betreffend, wäre eine geringgradige Linksorientierung des räumlichen VKGs zu erwarten. Der elektrisch unkorrigierte Abgriff der Potentiale veranlasst stattdessen im statistischen Mittel die Ablenkung der Hauptanteile der Kurven nach rechts hinten unten. Für diese Diskrepanz können im Einzelnen extrakardiale Faktoren verantwortlich gemacht werden. …

Während der transitorischen Kreislaufperiode vollzieht sich eine rapide Entwicklung des kardioelektrischen Feldes, als deren Ursache extrakardiale Faktoren eine überragende Rolle spielen. In der kurzen Zeit der Herausbildung der adulten Kreislaufverhältnisse aus dem foetalen Kreislauf, die speziesabhängig verschieden lang ist, legen der R-Vektor und der S-Vektor, beide zugleich beträchtlich anwachsend, in der Horizontalebene einen Weg von mehr als 200° auf ihrer Wanderung aus dem hinteren rechten in den vorderen linken Quadranten zurück. Mit Hilfe elektrisch unkorrigierter und nach FRANK korrigierter sowie perinatal vor und nach Beginn der Lungenbelüftung vom selben Versuchsobjekt aufgenommener VKGe konnte der dominierende Einfluss der Durchblutungszunahme der neonatalen Lunge auf die elektrischen Feldveränderungen an der Körperoberfläche wahrscheinlich gemacht werden, während der Entwicklung der Drucke im rechten und linken Herzen in der transitorischen Kreislaufperiode keine Einwirkung auf die elektrischen Äußerungen des Neugeborenenherzens zugesprochen wird.

Weitere extrakardiale transitorische Prozesse verfälschen das im Herzmuskel entstehende QRS-Summenpotential: die postnatale Abnahme des Hämatokrits und die des Blutvolumens in Abhängigkeit vom Ausmaß der plazentaren Transfusion. Werden im Experiment mit isolierten Herzen im homogenen Volumenleiter die extrakardialen Einwirkungen auf das Summenpotential ausgeschlossen, so lässt sich die Widerspiegelung der bestehenden Muskelmassenverhältnisse der Ventrikel aller Altersstufen im VKG sehr gut zeigen. Der rasche dynamische Wandel der Gewebswiderstände ist somit vorläufig ein Hindernis auf dem Wege der Lösung des ‚inversen' Problems beim Neonaten.

Die Messung der OHMschen Widerstände aller die Inhomogenität des Körpers verursachender Gewebe, einschließlich der foetalen Lungenflüssigkeit in ihrer Abhängigkeit von den raschen Entwicklungen im transitorischen Kreislauf, müsste Klarheit darüber schaffen können, ob es möglich ist, die variablen Gewebswiderstände in der transitorischen Kreislaufperiode durch ein nicht variables Netz elektrischer Widerstände zu kompensieren.

Auch für die VKGe aus der Zeit der postnatalen Wachstumsperiode nach der Ausbildung der adulten Kreislaufverhältnisse lässt sich der Einfluss extrakardialer Faktoren auf das elektrische Körperoberflächenfeld erweisen. Das kardioelektrische Summenpotential dieser Altersgruppe zeigt sich verändert durch den mit dem stärker negativen Wachstum des Herzens vergrößerten Abstand zwischen Herz und Elektroden, die veränderliche Topographie der Topographie bzw. Dipollokalisation des Herzens, die Entwicklung der Thoraxgestalt in der postnatalen Wachstumsperiode und dem weiter verkleinerten Hämatokrit. …

Mit dem Erreichen eines gewissen steady state der Kreislaufverhältnisse im heranwachsenden Organismus nach Absolvierung der transitorischen Periode kann die Erkennung des elektrischen Geschehens am Herzen bei Säuglingen und Kindern mit größerer Genauigkeit dann erwartet werden, wenn ein zweckmäßig korrigiertes Ableitungssystem für den Abgriff der Körperoberflächenpotentiale verwendet wird, das neben der Dipollokalisation die Gewebsimpedanzen sowie die Form und Größe des Thorax in die Korrektur mit einbezieht. ... Es müsste sich zeigen, dass aus unkorrigierten QRS-Komplexen ablesbare Zeichen der Rechtshypertrophie bei jungen Säuglingen im wesentlichen Ausdruck der veränderten Ausbreitungs- und Abgriffsbedingungen des vom Herzen generierten Feldes im kindlichen Körper sind.

Der erste Schritt zur Lösung der aus diesen Vorstellungen herzuleitenden Aufgaben, müsste die bereits erwähnte Messung der in Frage kommenden OHMschen Gewebswiderstände sein" [43, S. 224 ff.].

Damit war die Richtung des weiteren Forschungsprogramms begründet, dem sich in den Folgejahren eine zunehmende Zahl von Mitarbeitern zuwendete und ist zugleich auch der Inhalt der Promotion B (Habilitationsschrift) von H. Sch. umrissen. Deren Verteidigung war mit einem wissenschaftlichen Kolloquium verbunden, zu dem H. Sch. ihren früheren Laborleiter am 26.3.1977 einlud:

„Sehr geehrter Herr Professor Schubert!

Am 5.4.1977 veranstaltet das Carl-Ludwig-Institut um 10 Uhr 30 ein kleines elektrokardiologisches Kolloquium zu dem Prof. Drischel und ich Sie herzlich einladen möchten. Veranlassung dazu gibt der Besuch von Doz. Ruttkay-Nedecký, der als Gutachter zu meiner Promotion B am Nachmittag desselben Tages meiner Verteidigung beiwohnt. Auch zu diesem ‚Ereignis' lade ich Sie ein. ... Dafür, dass beide Einladungen so spät kommen, möchte ich mich recht herzlich entschuldigen: erst gestern erhielten wir die endgültige Zusage von Doz. Ruttkay, nach Leipzig zu kommen, von dessen Anwesenheit aber das Institutskolloquium abhängt, auf dem er über neue Arbeiten in seinem Institut berichten wird. Ich nehme an, er stellt neue Befunde zum Einfluss der Atmung auf das kardioelektrische Körperoberflächenfeld vor. Wir würden es nun sehr begrüßen, wenn sie aus Ihrer Sicht zu einer anliegenden Thematik, über Berliner Arbeiten referieren wollten und wir damit eine breitere Grundlage zu einer interessanten Diskussion haben. Ich werde auch Prof. Trenckmann [Medizinische Klinik] und Prof. Bock [Kinderklinik] einladen; außerdem haben wir einen holländischen Gast aus dem Groninger Institut [A. Gramsbergen], das sich mit Entwicklungsfragen beschäftigt. Wenn es also ihre Zeit erlaubt und Ihnen die so kurzfristige Einladung und die mit der Reise verbundene Mühe für die Sache nicht inäquat erscheint, würden wir uns über ihre Teilnahme freuen. Eine Einladung ausschließlich zu meiner Verteidigung erschien mir an Sie deshalb nicht gerechtfertigt, weil Sie meine eigenen Befunde ja doch weitgehend kennen und kein sachlicher Gewinn für Sie entstanden wäre.

Mit freundlichen Grüßen Ihre H. Sch". [LUA, ZM 6272]

1.3.6 Die Arbeitsrichtung Entwicklungsneurophysiologie bis zur Gründung der selbstständigen Abteilung Pathophysiologie

Weil mit dem verfügbaren Methodenspektrum die Untersuchungen der Ontogenese des Riechsystems leider nicht fortzusetzen waren, wandten sich P. Sch. und seine Mitarbeiter der Entwicklung des Vestibularsystems zu. Es hatte gegenüber dem Riechsystem den methodischen Vorteil, besser ins Forschungsprofil des Physiologischen Instituts zu passen, war es doch kybernetischer Beschreibung zugänglich. Die konnte im Vergleich zwischen den Reizparametern, z. B. Amplitude und Frequenz von Drehstuhlbewegungen, mit den durch sie ausgelösten Parametern der Reizantwort, wie den durch sie ausgelösten Augenbewegungen, bestehen, so dass der Frequenzgang des vestibulo-okulären Systems beschrieben werden konnte. Würden solche Untersuchungen an postnatal wachsenden Tieren ausgeführt, war damit auch das allgemeine Problem an einem Sinnessystem zu lösen, ob dessen biologische Entwicklung als ein Optimierungsprozess verstanden werden könnte.

Die Untersuchungen begannen mit vestibulär ausgelösten Verhaltensreaktionen, wie dem ‚Labyrinthreflex auf den Kopf' und dem ‚Fallumkehrreflex', wendeten sich dann den Frequenzganguntersuchungen am vestibulookulären Reflex zu und den sich aus den Resultaten in diesen Versuchsreihen ergebenden Problemen. Sie wurden zusammen mit J. Schönfelder und zunehmend mit Diplomanden und Doktoranden ausgeführt, die bei der Veröffentlichung ihrer Befunde grundsätzlich die Erstverfasser waren.

„Eigene zusammen mit Nadirashwili [im Sechenov-Institut in Moskau] ausgeführte Versuche über den Labyrinthreflex auf den Kopf vor und nach der Geburt reifer Meerschweinchenfoeten führten zu folgenden Resultaten: Der Labyrinthreflex auf den Kopf verursacht beim wachen neugeborenen Tier eine Horizontalstellung der Mundspalte. Die Sensoren liegen im Vestibularorgan, was durch den Ausfall des Reflexes nach Entfernung dieses Sinnesorganes gezeigt werden konnte. Praenatal ist dieser Reflex nicht auslösbar; die Sauerstoffbeladung des Blutes im linken Ventrikel beträgt zu diesem Zeitpunkt ca. 65% Sättigung.

Unmittelbar nach der Geburt findet sich der Reflex ebenfalls nicht; er wird ca. 20 min post partum auslösbar, sobald die Sauerstoffsättigung des arteriellen Blutes 95% erreicht. Diese Befunde legen die Annahme nahe, dass sich das anatomisch entwickelte Labyrinth sowie die nachgeordneten Relaiskerne im Hirnstamm praenatal weitgehend in funktioneller Ruhe befinden. Erst mit der postpartalen Veränderung des Blutchemismus sind die Voraussetzungen für das Einsetzten der Funktion dieses Systems gegeben.

Bereits 0,5 Stunden nach der Geburt kommt ein Meerschweinchen, das mit den Füßen nach oben gehalten wird, nach freiem Fall über 1 ½ m mit den vier Pfoten auf dem Boden auf. Dieser Fallumkehrreflex ist beim Nestflüchter Meerschweinchen am 1. Tag vollständig funktionstüchtig" [37, S. 390].

Der Fallumkehrreflex (FUR) ist die vom Gleichgewichtsorgan im Innenohr ausgelöste Reaktion fallender Säugetiere, sich bei ausreichend langem Fallweg in der Luft zu drehen, so dass sie mit den vier Füßen auf der Unterlage aufkommen. Prüft man den Reflex bei blind geborenen, nesthockenden Kaninchen bei verschiedenen Fallhöhen, so ergibt sich, dass sie bis zum 6. Lebenstag (LT) bei 100 cm Fallhöhe auf dem Rücken landen, bis zum 9. LT auf der Seite, bis zum 11. LT kommen sie mit den Vorderpfoten auf und mit 13 Tagen mit allen vier Pfoten. Diese Reaktionen vollziehen sich zeitparallel mit der Ontogenese des cortikalen Elektrogramms des Kaninchens. Auch die Weckreaktion ist um den 6. LT zuerst auslösbar, was auf eine in diesem Zeitabschnitt auch für den FUR notwendige Reifung der Integration im Bereich der Formatio reticularis im Mesencephalon schließen lässt [47].

Der nächste Arbeitsschritt war die Untersuchung der nachgeburtlichen Entwicklung von Teilfunktionen, die solche komplexen vestibulomotorischen Reaktionen in den verschiedenen Lebensaltern ermöglichen und da zunächst die durch Reizung des Gleichgewichtsorgans ausgelösten Augenbewegungen. Sie entstehen beim erwachsenen Säugetier während einer Körperdrehung in beliebigen Raumkoordinaten als eine Gegenbewegung zur Drehbewegung und führen dadurch zu einer Blickfeldstabilisierung bei Kopfbewegungen: Drehung des Kopfes in der Horizontalebene nach rechts bewirkt eine horizontale Bewegung beider Augen nach links. Dreht sich der Kopf langsam, so auch die Augen in Gegenrichtung, dreht sich der Kopf schnell, dann wird die glatte Augenfolgebewegung von ruckartigen Rückstellbewegungen in der Drehrichtung unterbrochen. Diese ‚Nystagmen' bewirken eine Blickfeldstabilisierung auch bei schnellen Kopfbewegungen. Auslösend beteiligt sind an diesem Reflex als Rezeptor das Vestibularorgan im Innenohr und als Effektor die äußeren Augenmuskeln. Beide sind über vestibulookuläre Kerngebiete im Hirnstamm und die Verbindungen zwischen ihnen erregungsleitend miteinander verbunden.

Um dieses Funktionsgefüge zu untersuchen, mussten zunächst die Parameter des Drehreizes und der Augenbewegungen gemessen werden. Der Drehreiz wurde einem, im Zentrum des Drehreizgeräts an Körper und in der Ruhekopfstellung fixierten, wachen Versuchstier appliziert: Die Drehreizamplitude und -frequenz waren variabel wählbar, alle Untersuchungen fanden in der normalen wachen Kopf- und Körperhaltung statt, stimulierten also den horizontalen Bogengang des Vestibularapparates. Die durch die Drehreizung auslösbaren Augenbewegungen wurden elektro-okulographisch (EOG) registriert. Dazu wurden chronische EOG-Elektroden subkutan an beiden Augenwinkeln implantiert. Zwischen ihnen ist ein Potential ableitbar, das durch die Potentialdifferenz zwischen Retina und Hornhaut, das corneo-retinale Potential, entsteht und zwischen den Ableitelektroden an den Augenwinkeln immer dann als Abweichung von der Nulllinie bemerkbar wird, wenn sich die Augen aus ihrer Mittelstellung fortbewegen [48].

„Für die Registrierung von Augenbewegungen mit Hilfe der Elektrookulographie (EOG) ist ein corneo-retinales Potential (CRP) ausreichender Größe erforderlich. … In unseren Untersuchungen zur postnatalen Entwicklung von vestibulär ausgelösten Augenbewegungen wurde die EOG als Registriermethode benutzt. … Die Größe des CRP bei Versuchstieren verschiedenen Alters zu kennen ist für die Beschreibung des Bulbusdrehwinkels unerlässlich, da die mit dem Alter zunehmenden Amplituden der registrierten EOG-Kurven nur teilweise auf eine Zunahme der Augenbewegungsamplitude zurückzuführen sind“ [49, S. 337]. Das CRP nahm mit dem Lebensalter, elektrookulographisch gemessen bei 10° Augendeviation von der Ruhestellung, von 35μV (1.–4. Lebenstag) auf 49 μV (5.–7. LT), 90μV (8.–10. LT), 121 μV (11.–15. LT), 200 μV (16.–20 LT), 320 μV (31.–40. LT), und damit nicht mehr signifikant vom Erwachsenenwert verschieden, zu. „Die Ontogenese des CRP erfolgt damit parallel zur retinalen Reifung, d. h. zögernd in der 1. Lebenswoche und rasch in den anschließenden 14 Tagen“ [49, S. 339]. Die Kaninchen öffnen um den 12. Lebenstag die Augen.

Das Methodenrepertoir musste auch das Rezeptororgan mit einbeziehen, könnte doch dessen altersabhängige Veränderung von Einfluss auf die Umwandlung vom Drehreiz auf die Erregungsbedingungen für die Rezeptorzellen, also auf die Reiz-Erregungstransformation, sein. Ein erster Schritt war die Untersuchung „der Dimensionen des Vestibularapparates des wachsenden Kaninchens“ … „Damit sollten Einsichten über mögliche Zusammenhänge zwischen den aus den Labyrinthdimensionen einerseits und aus den Veränderungen des Frequenzgangsverhaltens vestibulär ausgelöster Augenbewegungen andererseits errechenbaren Funktionsparametern gewonnen werden" [50, S. 201]. Die Untersuchung ergab zwischen dem 27. Gestationstag und dem Erwachsenenalter eine Zunahme der Länge des horizontalen Bogengangs und eine Abnahme und Verstetigung des Durchmessers seines dünnen Segments. Aus den Messwerten wurde der Druck auf die Cupulaoberfläche – die Cupula ist die gallertige Haube über den Sinneszellen in der Ampulle des Bogengangs, in die deren Cilien hineinragen – und die kurze Zeitkonstante der Cupuladeformierung während verschiedener physiologischer Drehreizintensitäten errechnet. Beide Drehreizfolge-Parameter sind der adaequate Reiz für die Rezeptorzellen. Sie änderten sich nicht in der untersuchten Wachstumsperiode des Kaninchens und konnten deshalb als verursachender Einfluss auf die Entwicklung der Vestibulookulogramms ausgeschlossen werden.

„Zusammenfassen lassen sich die erhobenen Daten wie folgt: Bei Mensch, Kaninchen und Meerschweinchen lassen sich vom 1. postnatalen Lebenstag an während und nach Rotation des Gesamtkörpers Augenbewegungen nachweisen, deren langsame Phase während der Drehung der Rotationsrichtung entgegengerichtet ist. Bei einem Drehwinkel von über 20° kommt es bereits bei den Neugeborenen zu raschen, den langsamen Augendeviationen jeweils entgegengerichteten Augenbewegungen, Rückstellbewegungen, so dass ein Bewegungsmuster vorliegt, das beim Erwachsenen als Nystagmus bezeichnet wird. Bei identischer Rotationsreizintensität nimmt die Zahl der nystagmiformen Augenbewegungen mit steigendem Lebensalter in der Zeiteinheit zu, die Dauer und Latenz der einzelnen Nystagmen ab. Durch sinusförmige Reizung des Vestibularapparates werden sinusoidale Augenbewegungen ausgelöst, die, solange eine Amplitude von 10° nicht überschritten wird, von keinen Rückstellbewegungen überlagert sind. Mit Hilfe dieser Reizung lassen sich durch den Vergleich der Amplituden von Stimulations- und Augenbewegungen sowie der Phasenverschiebung zwischen der sinusförmigen Reizung und sinosoidalen Antwortbewegung, Frequenzganguntersuchungen ausführen. Bei verschieden alten Objekten untersucht, führen sie auf das Systemverhalten des vestibulo-okulären Reflexes im Laufe der Ontogenese. Diese Untersuchungen ergaben einen identischen Frequenzgang bei Tieren aller untersuchten Altersstufen, sobald die Schwellengeschwindigkeiten überschritten waren. Der einzige Unterschied im Frequenzgangverhalten der jüngeren zu dem der älteren Kaninchen bestand darin, dass die Tiere in den ersten Lebenstagen auf geringere Geschwindigkeiten noch nicht mit Augenbewegungen antworteten. Sobald die Reizfrequenz der Hin- und Herbewegung des Kopfes erhöht und damit der überschwellige Bereich erreicht wurde, verhielten sie sich in diesem so wie die älteren Tiere. Man wird in der Annahme nicht fehlgehen, … dass der Entwicklungsgrad des medialen Vestribulariskerns, wie er im Laufe der ersten Lebenswoche zur Beobachtung gelangt, … ursächlich an der Schwellenerhöhung für die Auslösbarkeit des vestibulo-okulären Reflexes beteiligt ist. Bis auf die äußeren Augenmuskeln scheinen die übrigen, am Zustandekommen des vestibulo-okulären Reflexes beteiligten Strukturen bereits bei Geburt ihre Funktionstüchtigkeit erreicht zu haben" [51, 52, 53].

„Erstmalig wurden kürzlich Angaben über die Entwicklung des Statolithenorgans erhalten. Drehung des Körpers eines erwachsenen Kaninchens führt bei fixiertem Kopf zu das Sehfeld stabilisierenden Raddrehungen und Deviationen des Augapfels, deren Winkel vom Ausmaß der erzwungenen Abweichung von der normalen Körperstellung im Schwerefeld abhängt. Beim neugeborenen Kaninchen ist diese Reaktion nicht und am 2. Lebenstag erstmalig mit sehr kleinen Augendrehwinkeln zu erhalten. Sie komplettiert sich im Laufe der ersten zwei Lebenswochen, besitzt aber auch dann noch nicht die vom erwachsenen Tier bekannten Parameter" [37, S. 391, 394].

„Die den beschriebenen postnatalen Veränderungen der durch Vestibularisrezeptorreizung auslösbaren Reaktionen zugrunde liegenden Teilmechanismen konnten bisher nur zu einem kleinen Teil im Tierversuch – vorwiegend an Kaninchen und Katzen – aufgeklärt werden. So wurden die für die Parameter der mechanischen Reizung der Sinnesendzellen so wesentlichen Dimensionen des Vestibularapparates, ebenso wie die Zellzahl auf den Rezeptorfeldern bei Neugeborenen und Erwachsenen, etwa gleich gefunden. Die Myelinisierung der Vestibularisnerven ist bei Geburt noch nicht zum Abschluss gelangt; auch die Durchmesser der Neuriten dieses ersten Neurons der Vestibularisbahn nimmt postnatal noch zu und damit auch vermutlich die Nervenleitungsgeschwindigkeit. Die Verstibularisneurone im Hirnstamm – die sensiblen Eingangszellen der Vestibularisbahn – rücken postnatal, infolge der Zunahme der Zahl und Länge ihrer Fortsätze, zunehmend auseinander. Die Myelinisierung der die Vestibulariskerne mit den Motoneuronen der Augenmuskelkerne verbindenden Neuriten, wird bei Geburt beim Kaninchen spärlich gefunden und nimmt postnatal rasch zu, ein Befund, der nicht ohne Einfluss auf die Nervenleitungsgeschwindigkeit zwischen den Kerngebieten sein kann. Die Augenmuskelkerne erfahren postnatal eine ähnliche Umgestaltung wie die Verstibulariskerne, allerdings verlaufen die Differenzierungsprozesse hier schneller, so dass sich ein Entwicklungsvorsprung der motorischen Kerne gegenüber den sensiblen Kernen, der bereits bei Geburt besteht, im Laufe des nachgeburtlichen Lebens zunehmend deutlicher darstellt. Schließlich ändern sich Faserspektrum und Durchmesser der äußeren Augenmuskeln: morphologisch werden rasch und langsam kontrahierende Fasern, die sog. phasischen und tonischen, erst am Ende der ersten Lebenswoche unterscheidbar, während der Durchmesser der einzelnen Fasertypen im unterschiedlichen Zeitgang bis zum 50. Lebenstag zunimmt. Diese Veränderungen können, ebenso wie die Dimensions- und Massenzunahme des Augapfels, nicht ohne Einfluss auf die Leistungsparameter der äußeren Augenmuskeln und die Mechanik der Augenbewegungen sein.

Zusammenfassend ergibt sich eine heterochrone Entwicklung der am vestibulomotorischen Geschehen beteiligten Strukturen, die gemeinsam zu jedem Entwicklungszeitpunkt die aktuelle Gesamtleistung ermöglichen, mit dem Resultat einer mit dem Lebensalter zunehmenden Empfindlichkeit des vestibulo-motorischen Systems auf adäquate Reizung. Entwicklungsstörungen, die als veränderte Parameter der Gesamtfunktion im Laufe des postnatalen Lebens auffällig werden, können in dem Maße, in dem die Grundlagenforschung adäquate Daten bereitstellt, veränderten Teilfunktionen zugeordnet und damit einem kausalen Krankheitsverständnis nutzbar gemacht werden". [54].

Damit war zugleich das Programm künftiger *patho*physiologischer Forschung der neurophysiologischen Arbeitsgruppe in der sich herausbildenden Abteilung Pathophysiologie begründet.

2 Die organisatorische und personelle Vorbereitung und die Gründung der selbstständigen „Abteilung Pathophysiologie“

Am 11. August 1978 wurde eine erweiterte Facharzt/Fachzahnarztordnung vom Ministerium für Gesundheitswesen der DDR erlassen, die wegen der zunehmenden Subspezialisierungen in den klinischen, aber auch den experimentellen Disziplinen erforderlich geworden war. Sie war vor allem durch die weitere Verwissenschaftlichung von Diagnostik und Therapie verursacht und musste sowohl in der studentischen Ausbildung als auch in der Ausbildung zu Fachärzten berücksichtigt werden. Während sich die pathologische Anatomie von ihrer Mutterdisziplin, der normalen Anatomie, als ein eigenständiges Fachgebiet, das der Pathologie, schon im 19. Jahrhundert getrennt hatte, wurden pathophysiologische und pathobiochemische Zusammenhänge noch von verschiedenen Disziplinen gelehrt. Pathophysiologische Probleme wurden in der Pathologie, als eine Art funktioneller pathologischer Anatomie, in der Propädeutik der Inneren Medizin, als Einführung in die Grundmechanismen krankhafter Funktionseinschränkungen in den verschiedenen Organsystemen, aber auch in der vorklinischen Physiologievorlesung, als Anhängsel an die Beschreibung normaler Organfunktionen, so die der Lunge, des Herzens usw. unterrichtet, um damit die künftige Nutzung der physiologischen organismischen Zusammenhänge in der Klinik vorzubereiten. Die heute aktuellen Lehrbücher der normalen Physiologie enthalten in aller Regel noch immer solche pathophysiologischen Aspekte am Ende der den einzelnen Organen gewidmeten Kapitel.

Diese unabgestimmte Verteilung des pathophysiologischen Lehrinhaltes auf, in aller Regel, verschiedene Disziplinen ließ inhaltliche Lücken und Doppelbesprechungen entstehen, so dass sich für die Unterrichtung eines durchgehend physiologischen Krankheitsverständnisses, die Notwendigkeit einer eigenständigen pathophysiologischen Vorlesung ergab.

Deshalb erhielt P. Sch. im Juli 1975 vom Prorektor für Medizin, nach dessen Konsultation mit H. Drischel, den Auftrag, mit Beginn des Studienjahres 1975/76 im 3. Studienjahr für die Medizinstudenten die Vorlesung Pathophysiologie zu lesen, die bis dahin von verschiedenen Vortragenden u. a. im Rahmen der Inneren Medizin gehalten worden war. Die studentische Unterrichtung sollte in 2 Wochenstunden Vorlesung und insgesamt 8 Seminaren, diese jeweils für das halbe Semester, bestehen; die Seminare sollten also bei insgesamt 320 Studenten für jeweils 160 Studenten gemeinsam gehalten werden.

Mit diesem Lehrauftrag wurde zugleich die Entwicklung zur Institutionalisierung des Faches Pathophysiologie an der Leipziger Medizinischen Fakultät eingeleitet. Sie vorzubereiten ordnete H. Drischel 1976 den Umzug der Entwicklungsphysiologieabteilung aus der 2. Etage des Instituts in einen größeren zusammenhängenden Labortrakt im Erdgeschoss an. Personell bestand die Abteilung aus H. Sch., P. Sch., J. Schönfelder und den medizinisch-technischen Assistentinnen J. Schreiner, Rheinländer und, als leitender medizinisch-technischer Assistentin (MTA), J. Voigt.

Zeitgleich reichte H. Sch. ihre Habilitationsschrift ein [43] und wurde nach deren Verteidigung 1977 zur Oberärztin ernannt.

Weshalb H. Drischel gerade die entwicklungsphysiologische Abteilung für geeignet hielt, die Ausgangsstruktur einer künftigen pathophysiologischen Einrichtung zu sein, ergab sich einmal aus der Tatsache, das H. Sch. und P. Sch. die einzigen seiner Mitarbeiter waren, die über eine eigene, mehrjährige klinische Erfahrung verfügten, wie H. Drischel im übrigen auch, und deshalb für eine Disziplin zwischen Vorklinik und Klinik, einem ‚Brückenfach', wie die Pathophysiologie auch genannt wurde, speziell vorbereitet waren. Darüber hinaus hatten beide ihr Bemühen, die physiologische Grundlagenforschung der Klinik nutzbar zu machen durch ihr Buch über „Die Physiologie des Foetal-, Neugeborenen- und Kindesalters" öffentlich vertreten [37].

1978 sind Arbeitsinhalt und Aufgabe der Pathophysiologie vom Ministerium für Gesundheitswesen, zugleich als Bildungsprogramm des Facharztes für Pathophysiologie, wie folgt neu formuliert worden: „Als experimentelle Fachrichtung ist es die Aufgabe der Pathologischen Physiologie, die Ätiologie und Pathogenese von Krankheiten sowie einzelner Funktionsstörungen und die Bedingungen ihrer Überwindung mit physiologischen Methoden zu erforschen. Als klinisch-diagnostisches Fach betreibt sie eine hoch entwickelte, weitgehend spezialisierte klinisch-physiologische Diagnostik als Teilgebiet der Funktionsdiagnostik.

Die Pathologische Physiologie ist damit eine Fachrichtung, die wesentlich dazu beiträgt, eine sichere wissenschaftliche Grundlage für das ärztliche Handeln zu schaffen und in der Diagnostik die moderne Technik der medizinischen Versorgung der Bevölkerung nutzbar zu machen" [55, S. 186].

Diese programmatische Konzeption auch an der Leipziger Medizinischen Fakultät durchzusetzen, wurde P. Sch. am 1.9.78 zum ordentlichen Professor mit Lehrauftrag für Pathologische Physiologie berufen. Zugleich erweiterte sich das Unterrichtsprogramm. Neben der laufenden Vorlesung für Humanmediziner. las nun H. Sch. die neu zu konzipierende Vorlesung ‚Pathophysiologie für Zahnmediziner', 2 Wochenstunden im jeweils 5. Semester und J. Schönfelder übernahm die Hälfte der Seminare für die Humanmediziner. Auch nahm die Zahl der Mitarbeiter zu: am 1.9.78 trat der Diplomstomatologe U. Lück ein, um eine Zwischenausbildung zu durchlaufen. Mit. Th. Eifrig begann am 1.11.78 ein promovierter theoretischer Physiker seine Arbeit, der in der Entwicklungskardiologieabteilung von H. Sch. sehr kreativ an physikalisch-mathematischen Problemen arbeitete, später habilitierte (s. u.) und bis zur Schließung des Instituts 1993 dessen theoretisches Gewissen wurde und blieb. Am 1.12.78 kam H. Tegetmeyer, ebenfalls promoviert, dazu, der sich ebenfalls später habilitierte und dem Institut bis zu dessen Schließung angehörte. Er arbeitete in der neuropathophysiologischen Arbeitsgruppe, die P. Sch. und ab 1981 J. Schönfelder leitete.

Einer Aufforderung des ‚Wissenschaftlichen Rates der Fakultät für Medizin der Karl-Marx-Universität, Leipzig' folgend, legte P. Sch. am 12.9.1978 die „Konzeption für die Entwicklung der Forschung auf dem Gebiet der Pathophysiologie" vor. Diese Konzeption sollte mit als Entscheidungsgrundlage für die Fakultät dienen, einen Antrag für die Gründung der selbstständigen Abteilung Pathophysiologie beim Rektor der Universität zu stellen. Auszugsweise lautet sie:

„An die Stelle beschreibender Symptomatologie setzt die Pathophysiologie die Aufdeckung der Mechanismen der krankhaften Funktionsstörungen. Sie analysiert die allgemeinen Gesetzmäßigkeiten der Entstehung und des Verlaufs pathologischer Prozesse und bedient sich tierexperimenteller, physikalischer und mathematischer Analyseverfahren. Damit ist die Pathologische Physiologie eine selbstständige medizinische Disziplin mit eigenem wissenschaftlichem Profil.

Ausgehend von den, in der bisherigen Abteilung Entwicklungsphysiologie des Carl-Ludwig-Institutes entwickelten Methoden (diese Abteilung ist die Vorläufereinrichtung der Pathophysiologie) wird sich das Profil der pathophysiologischen Forschung in zwei Richtungen entwickeln.

1. Experimentelle Perinatologie
An Föten, Neonaten und heranwachsenden Versuchstieren werden Untersuchungen über die Entwicklung der normalen und pathologischen Hirn- und

Kreislauffunktion und ihrer Regulation ausgeführt. Ziel der Untersuchungen ist die Aufdeckung der Mechanismen der Entwicklung von Funktionsstörungen. … Dabei kommt es vor allem darauf an, möglichst sichere physiologische Indikatoren für eine beginnende oder bereits manifeste Dysfunktion in jenen Altersstufen zu finden, in denen sich die Schädigungen zuerst entwickeln. Dem Herz-Kreislaufsystem, das die wesentlichen Stofftransporte zum und vom Gewebe bewerkstelligt … werden spezielle Untersuchungen gewidmet sein. Es wird angestrebt, gerade durch die Kombination der Beobachtung von neurophysiologischen und kreislaufphysiologischen Parametern am gleichen Objekt komplexere Einsichten in die, dem jeweiligen Funktionsgefüge zu Grunde liegenden Gesetzmäßigkeiten zu erhalten …. Die am praenatalen Objekt erhobenen Entwicklungsparameter werden postnatal über einen Lebensabschnitt weiter verfolgt, der der menschlichen Wachstumsperiode bis zur Pubertät entspricht. …

Das Untersuchungsprogramm bleibt bis 1980 dem Forschungsschwerpunkt Biokybernetik zugeordnet und schließt sich danach der Perinatologie an.

2. Untersuchungen am wachsenden Menschen … sollen insbesondere Verfahren erproben, die im Routinebetrieb praktikabel sind und keine unzumutbare Belastung für die Kinder darstellen. Die Untersuchungen am wachsenden Menschen sollen zugleich die experimentellen Untersuchungen der klinischen Praxis nutzbar machen".

Am 4.12.78 wurde diese Forschungskonzeption durch das von P. Sch. verfasste „Gründungsdokument der Abteilung Pathophysiologie" ergänzt, „nachdem die Einzelheiten der materiellen Grundlagen mit dem Direktor für Planung und Ökonomie des Bereiches Medizin und dem Direktor des Carl-Ludwig-Instituts für Physiologie abgestimmt wurden". Auszüge aus dem Text:

„Um die Aufgaben der Wissenschaftsdisziplin PATHOPHYSIOLOGIE in Lehre, Ausbildung, Erziehung, postgradualer Weiterbildung und in der Forschung … verwirklichen zu können, wird die Abteilung Pathophysiologie als selbstständige Struktureinheit am Bereich Medizin … gegründet. Die Abteilung nimmt ihre Arbeit am 1.1.79 auf, ihre Umwandlung in ein Institut wird angestrebt.

Ausgehend von dem im Grundstudium erworbenen Wissen vermittelt die Pathophysiologie in getrennten Lehrveranstaltungen für die Studenten der Humanmedizin und Stomatologie unterschiedliche Lehrinhalte. In der

Humanmedizin tritt neben die Hauptvorlesung (45 Stunden) ein Volumen von 21 Stunden Seminare und Übungen. Der Stoff ist ca. 350 Studenten zu vermitteln und in Form eines schriftlichen Belegs zu prüfen. In der Stomatologie werden in 34 Stunden Vorlesung, Seminar und Übungen pathophysiologische Grundlagen ca. 120 Studenten vermittelt und ebenfalls in Form eines schriftlichen Belegs geprüft. Studenten werden im Rahmen der Anfertigung ihrer Diplomarbeiten in Prinzipien experimentell wissenschaftlichen Arbeitens eingeführt.

In der postgradualen Weiterbildung sind rechtzeitig geworbene und geeignete Studenten nach Abschluß ihres Studiums in 4–5 Jahren zur Promotion A [Dr. med.] zu führen und zu Fachärzten für Pathophysiologie auszubilden. Darüber hinaus werden Kliniker verschiedener Disziplinen eine Zwischenausbildung oder zweite Facharztausbildung im Interesse der Intensivierung der klinischen Forschung erhalten. Eine zweite Fachartzausbildung ist in 3 Jahren in Form des erfolgreich absolvierten Facharztkolloquiums zum Abschluß zu bringen.

Eingepasst in die perinatologische Forschung am Bereich Medizin wird sich das Potential der Abteilung Pathophysiologie der experimentellen Perinatologie widmen mit dem Ziel der Aufdeckung von Mechanismen der Entwicklung von Funktionsstörungen im Gehirn und Herzkreislaufsystem bei Neugeborenen und Kindern.

Der Abt. Pathophysiologie werden auf Grund einer Vereinbarung zwischen dem Direktor des CLI und dem Leiter der Abt. Pathophysiologie folgende Räume zur Verfügung gestellt: Zimmer des Abteilungsleiters (E 14), Zimmer der Oberärztin (E 02), Laboratorium für makroelektrophysiologische Untersuchungen (E 15), Laboratorium für mikrophysiologische Untersuchungen (E 18), Dunkelkammer zur Entwicklung von Registrierfilmen; das Chefsekretariat bleibt vorerst gemeinsam mit dem des Carl-Ludwig-Instituts im Raum 102 (I. Etage) untergebracht.

Mit dem CLI werden gemeinsam genutzt: Großgeräte, Laborcomputeranlage, Werkstätten, Chemie- und Histologielabor, Tierstall, Bibliothek, zentrales Photolabor, Technischer Zeichner, wirtschaftliche Versorgung und Verwaltung.

Der Gerätegrundbestand wurde durch Übernahme aus dem CLI und Neuanschaffung wichtiger Grundausrüstung 1978 geschaffen.

Haushalt: Ab 1979 wird für die Abt. Pathophysiologie eine eigenständige Haushaltssumme bereitgestellt. Die Ausgaben für die gemeinsam mit dem CLI genutzten Kapazitäten werden weiterhin über die proportional erhöhten Konten des CLI abgerechnet, aber als Darunterpositionen ausgewiesen.

Personalbestand bei Gründung: 1 Professor, 1 Oberärztin, 4 wissenschaftliche Mitarbeiter, 3 Medizinisch-wissenschaftliche Assistentinnen, darunter 1 leitende, 1 Biologielaborantin, 1 Chefsekretärin. 1979 wird eine dem Lehrstuhl Pathophysiologie zugeordnete Dozentur beantragt. 1980 ist der zum 31. 12 vorgesehene Personalbestand: 1 Professor, 1 Dozentin, 1 Oberarzt, 8 wissenschaftliche Mitarbeiter: davon 3 Absolventen, die 1980 ihre Facharztausbildung Pathophysiologie beginnen, 2 Mediziner in Ausbildung aus den Vorjahren, 1 Naturwissenschaftler, 2 Ärzte in Zwischenausbildung."

Am 01.01.79 gründete der Rektor der Universität, Magnifizens L. Rathmann, damit die Daten dieses Gründungsdokumentes in Kraft setzend, die ‚Abteilung Pathophysiologie'.

Die ‚Gründungsurkunde' lautet:

„Hiermit wird mit Wirkung vom 1. Januar 1979 die Abteilung Pathophysiologie des Bereiches Medizin gegründet.

Die Gründung erfolgt im Rahmen der finanziellen und materiellen Fonds des Bereiches Medizin.

Über die Unterbringung der Abteilung, ihre personelle und technische Ausstattung sowie die Zurverfügungstellung der Fonds entscheidet die Leitung des Bereiches Medizin.

Die Aufgaben der Abteilung Pathophysiologie betreffen vor allem die Erfüllung der bestätigten Lehrprogramme und der Jahrespläne sowie der längerfristigen Forschungspläne auf der Grundlage der gültigen gesetzlichen Bestimmungen.

Die Abteilung ist der Leitung des Bereiches Medizin als selbständige Einrichtung unterstellt.

Mit der Gründung dieser Abteilung verbindet die Leitung der Karl-Marx-Universität die Hoffnung, daß alle Mitarbeiter ihrer Verantwortung bei der Erfüllung der ihnen übertragenen Aufgaben voll gerecht werden".

Zum Zeitpunkt der Gründung hatte die Abteilung folgende Mitarbeiter:

- Prof. Dr. sc. med. Peter Schwartze (Leiter der Abteilung)
- OÄ Dr. sc. med. Hannelore Schwartze (stellvertretende Abteilungsleiterin)
- Dr. med. Jost Schönfelder

- Dr. rer. nat. Thomas Eifrig
- Dr. med. Helmut Tegetmeyer
- Dipl. stom. Ulrich Lück (wissenschaftliche Mitarbeiter)
- Frau Jutta Voigt (Leitende Medizinisch-technische Fachassistentin, MTFA)
- Frau Johanna Schreiner
- Frau Johanna Sauer
- Frau Rheinländer (medizinisch-technische Assistentinnen)
- Frau Ilse Schwarzer (Chefsekretärin)

Sie alle schieden nun aus dem Personalbestand des (1959 zum Carl-Ludwig-Institut umbenannten) Physiologischen Instituts aus. Dessen Direktor, H. Drischel, hat die Tochtergründung der Pathophysiologie aus der Physiologie heraus als eine zeitgemäße Subspezialisierung der Mutterdisziplin mit allen ihm verfügbaren Mitteln gefördert. Die ihm nun nicht mehr unterstellten Laboratorien der zuvor Entwicklungsphysiologieabteilung blieben in ihren, 1976 ihnen zugeteilten Räumen. Die Institutsabteilungen chemisches Labor, histologisches Labor, Tierstall, Bibliothek, Zeichner, Photoabteilung blieben weiterhin gemeinsam nutzbar und der ganze bisher genutzte Mobiliar- und Forschungsgerätschafts-Bestand der Abteilung Entwicklungsphysiologie wurde der Pathophysiologie überschrieben. Darüber hinaus war die Facharztausbildung zum Pathophysiologen durch die Teilnahme der Kandidaten im ersten Ausbildungsjahr am Ausbildungsprogramm der Physiologie, im Praktikum, in den Seminaren und in der Hauptvorlesung, vereinbart. Diese diskussionslose Förderung der neuen Abteilung hatte zur Folge, dass sich am kollegialen Verhältnis zu den Mitarbeitern im Carl-Ludwig-Institut nichts änderte und sich auch das Weiterlaufen der Forschungsprogramme ohne jede Einschränkung vollzog.

Die damit erreichte Funktionsstruktur stellte alle Beteiligten zufrieden. Die neue kleine Einrichtung blieb, in das große Mutterinstitut eingebettet, funktionsfähig, und das Carl-Ludwig-Institut gewann mit den zu erwartenden Neueinstellungen von Mitarbeitern in der Pathophysiologie zusätzliche Praktikums- und Seminarassistenten. Diese schöne Situation wurde etwas überschattet vom 1980 anstehenden Wechsel im Direktorat des Carl-Ludwig-Instituts, denn H. Drischel, am 8. Juni 1915 geboren, beendete seine Amtszeit zum ersten Juli 1980.

Für P. Sch. völlig unerwartet benutzten Magnifizenz L. Rathmann, und H. Drischel ein geselliges Beisammensein im Zusammenhang mit einer Hochschullehrervollversammlung im Oktober 1979 zu einem Gespräch über die Nachfolge im Direktorat des CLI, das mit der Bitte und Aufforderung endete, P. Sch. möchte sich doch als 3. auf die Berufungsliste für das Direktorat des CLI setzen lassen, an 1. Stelle stehe Prof. Küchler, Berlin, an 2. Stelle Prof. Zett, Halle. P. Sch. hatte keinen Grund die Leitung des großen Instituts anzustreben, denn alle ihm wünschenswerten Arbeitsmöglichkeiten bestanden bereits in der Abteilung Pathophysiologie. Und dann erinnerte sich P. Sch. an ein früheres Gespräch mit H. Drischel, in dem er von seiner Berufung aus Greifswald 1959 in das Direktorat des Leipziger Physiologischen Instituts sagte, von Pflichten aller Art überhäuft komme er sich in Leipzig vor, „wie lebendig begraben". Das wollte P. Sch. nun aber keinesfalls sein. Schließlich stimmte er aber doch zu, war doch unter den gegebenen Bedingungen die weitere Funktionstüchtigkeit der Abteilung Pathophysiologie auch vom Wohlwollen des künftigen Direktors des Carl-Ludwig-Instituts abhängig.

Gänzlich unerwartet starb H. Drischel im Mai 1980. Deshalb übertrug Magnifizenz L. Rathmann aktuell P. Sch. das kommissarische Direktorat des Carl-Ludwig-Instituts. Die zum 01.09.1980, dem Studienjahresbeginn, notwendige Neuberufung des Institutsdirektors fiel dann auf P. Sch., der zugleich zum Ordinarius auch für Physiologie berufen wurde und deshalb die Abteilung Pathophysiologie bis 1981 nur noch kommissarisch leitete. Damit war der Fall „lebendig begraben" eingetreten.

Die Abteilung Pathophysiologie leitete H. Sch. ab 01.01.81 kommissarisch und ab 01.09.1981 als verantwortliche Leiterin, nachdem sie am 01.02.81 zur Dozentin berufen wurde.

Wie im „Gründungsdokument" der Abteilung in Aussicht genommen (s. o.) vergrößerte sich nun der Personalbestand. Am 01.09.80 nahmen Angela Joel und Angelika Schaefer ihre Arbeit auf, um zu promovieren und sich zu Fachärztinnen für Pathophysiologie auszubilden. U. Lück und. R. Drescher beenden ihre Zwischenausbildungen und setzten ihre Fachzahnarztausbildung in der Zahnklinik bzw. Facharztausbildung in der HNO-Klinik fort.

J. Schönfelder verteidigte im Frühjahr 1980 seine Promotion B-[Habilitations-]Arbeit. Er unterrichtete dann während des Studienjahres 1980/81 an der Medizinischen Hochschule in Gondar/Äthiopien Physiologie und berichtete darüber am 09.02., 27.02. und 03.06. ausführlich an H. Sch.:

„Gondar, den 9. 2. 82

Liebe Frau Schwartze,

… Doch zunächst erst einmal wieder einen kurzen dienstlichen Bericht. Nach den Kapiteln Erregbarkeit, Muskel, Blut werde ich in dieser Woche das Herzkapitel abschließen und mit dem Kreislauf beginnen. Dann ist für mich erst einmal 1 ½ Wochen Pause, … in dieser Zeit betreut Dr. Peters das Lehrprogramm. … Ab 23.3. läuft wieder das normale Programm. Es lief bisher wie geplant. Ich habe jeden Versuch mit den technicians vorher trainiert, so dass sie zumindest bei der Präparation keine Schwierigkeiten mehr hatten. Die Bedienung der Reizgeräte will ihnen aber einfach nicht in den Schädel. Die Froschversuche werde ich in dieser Woche abschließen, denn die Trockenheit hat ihren Höhepunkt erreicht und es ist kein Tiermaterial mehr zu bekommen. Ich konnte gerade noch das gleiche Programm wie im vergangenen Jahr durchziehen, d. h. je zwei Versuche zur Erregbarkeit, zur Muskel- und Herzphysiologie. Den Hinweis, die Pathophysiologie nicht zu vergessen, habe ich bisher schon versucht zu berücksichtigen. Dieses Problem bringt mich aber in zweierlei Hinsicht immer wieder in Schwierigkeiten. Erstens ist das Stundenvolumen sehr knapp und zweitens ist es ein didaktisches Problem. Die Studenten sind geradezu begierig, etwas über die klinische Anwendung der physiologischen Tatsachen zu hören, sie haben aber keine Bücher zum Nachlesen. Und so bestürmen sie mich häufig bis zu einer halben Stunde nach der Vorlesung mit Fragen und Details. Häufig muss ich dabei zu Erklärungen greifen, die über den in der Vorlesung gebotenen Stoff hinausgehen. Ich habe dann immer wieder den Eindruck, dass die Studenten mit ihrem halbverdauten physiologischen Grundwissen eher verwirrt als zufrieden davon marschieren. Trotzdem werde ich so fortfahren müssen, denn bei der sehr stark praktisch orientierten Ausbildung (es gibt keinerlei postgraduale Weiterbildung) werden die Kliniker nicht einmal Zeit zu pathophysiologischen Überlegungen haben.“ [UAL ZM 6481].

Das Institut in Gondar war eine Partnereinrichtung des Carl-Ludwig-Instituts, an der zuvor und auch danach weitere Mitarbeiter aus dem Leipziger Institut die Physiologieausbildung trugen.

Alle Veränderungen in der Organisationsstruktur der „Abteilung Pathophysiologie“ vollzogen sich bei laufendem Forschungs- und Unterrichtsbetrieb, dessen

Kontinuität gewahrt blieb. Allerdings veränderten sich manche Verantwortungsbereiche. Am 1. September, zum Studienjahresbeginn 1981/82, schied P. Sch. aus der Abteilung aus, deren Leitung nun H. Sch. übertragen wurde. J. Schönfelder übernahm nach seiner Rückkehr aus Äthiopien die Leitung der neurophysiologischen Arbeitsgruppe und von H. Sch. die Vorlesung und Seminare Pathophysiologie für Stomatologen nebst Abschlusstestaten. H. Sch. las nun die Pathophysiologie für Humanmediziner, hielt die Seminare und benotete die Abschlusstestate. In der Forschung entwickelte sich der von ihr geleitete Arbeitsbereich der vegetativen Pathophysiologie zur dominanten Arbeitsrichtung des künftigen Instituts. Diese Verteilung der tragenden Arbeitsaufgaben der Abteilung änderten sich auch ab 1984, im nun gegründeten Institut, nicht mehr, allerdings verteilten sie sich später mit auf die fachlich nachgewachsenen Mitarbeiter, so Vorlesungsabschnitte und Seminare im Rahmen ihrer Fachausbildung und Graduierungsstufen und nach der Habilitation auch ein Teil der Korrekturen der studentischen Abschlusstestate, bzw. der mündlichen Prüfungen der ausländischen Studenten und solcher, die sich melden konnten, weil sie lieber mündlich geprüft werden wollten (s. u.). Notwendig werdende Wiederholungsprüfungen nach durchgefallenem Testat wurden von H. Sch. für die Humanmediziner, von J. Schönfelder für die Stomatologen mit jeweils einem Mitarbeiter als Beisitzer abgenommen.

3 Die Gründung des ‚Instituts für Pathologische Physiologie'

Am 08.06.1983 reichte H. Sch. als die Leiterin der Abteilung Pathophysiologie das, für die Entscheidung über eine Institutsgründung geforderte, „Einreichungsblatt für Organisationsstruktur gem. § 20 d. Anweisung 11/82" über den Prorektor des Bereichs Medizin der Karl-Marx-Universität, F. Müller, an den Bereich Medizin des Ministeriums für Hoch- und Fachschulwesen ein. Dessen Text lautete:

„1. Gesamtcharakteristik der Struktureinheit

1.1 Bezeichnung: Institut für Pathophysiologie

1.2 Direktor: Dozent Dr. sc. med. Hannelore Schwartze. Stellvertreter: OA Dr. sc. med. J. Schönfelder

1.3 Anzahl der Mitarbeiter: 15 Personen darunter: Dozent 1, medizinische Hochschulkader 8, Naturwissenschaftler 1, mittleres medizinisches Personal 3, medizinisches Hilfspersonal 2.

2. Wissenschaftliches Profil

2.1 Arbeitsrichtungen in der Forschung

- Vegetative Entwicklungspathophysiologie
  - Elektrokardiologie der Perinatalperiode und der Postnatalentwicklung im Tierversuch
  - Kreislaufuntersuchungen der Perinatalperiode
  - Untersuchungen der postnatalen Atemadaptation
- Animalische Pathophysiologie
  - Tierexperimentelle Untersuchungen zum Entstehungsmechanismus normaler und pathologischer Bewegungsmuster im Laufe der Peri- und Postnatalentwicklung.

Alle Tierexperimente beider Forschungsrichtungen stehen im Dienste der nichtinvasiven Diagnostik prä-, peri- und postnataler Schädigungen.

Das Methodenarsenal umfasst durch die Ausrichtung der Forschung auf Kreislauf- und Atmungsfunktionen sowie auf neurobiologische Untersuchungen ein ausreichendes Spektrum, um eine gründliche Ausbildung von Nachwuchskadern und fachlich-methodische Anregungen für klinische Fächer (Pädiatrie, Perinatologie, Innere Medizin) anbieten zu können. Die Konzentration der Vorhaben auf entwicklungsphysiologische Fragestellungen steht im Dienste der Grundlagenforschung des Wachstumsalters als eines auch international zunehmend bedeutsamen Wissenschaftstrends der physiologischen und pädiatrischen Disziplinen.

2.2 Forschungskapazität in Vollbeschäftigteneinheiten (VbE):
Hochschulkader 5,2, sonstiges Personal 2,9, Studenten 1,0

3. Aufgaben in Erziehung, Aus- und Weiterbildung.
Stundenvolumen je Studienjahr

3.1 Vorlesung:

Pathophysiologie für Humanmediziner (350 Studenten)	45 Std.
Seminare dazu (8 Parallelveranstaltungen)	15 Std.
Pathophysiologie für Stomatologen (100 Studenten)	33 Std.
Seminare dazu 2 Std.	
Tierexperimentelles Demonstrationsseminar	20 Std.
(Bestenförderungsmaßnahme – 20 Studenten)	
Für das Carl-Ludwig-Institut für Physiologie:	
Seminare (2 Parallelveranstaltungen 40 Studenten)	45 Std.
Praktikum (40 Studenten)	320 Std.

Anzahl der an der Lehre beteiligten Hochschullehrer
u. wiss. Mitarbeiter: 10

3.2. Weiterbildung
Regelmäßig im Rahmen der Weiterbildung durchzuführende Veranstaltungen:

- 14tägig Referiernachmittag für Facharztkandidaten Pathophysiologie

- einmal jährlich Demonstration und Seminar zu einer laufenden Forschungsthematik für Facharztkandidaten Pathophysiologie und Physiologie

4. Aufgaben in der medizinischen Betreuung: keine

5. Gliederung der Struktureinheit:

   5.1. Strukturschema: s. Anlage

   5.2. Charakterisierung der Arbeitbereiche und Laboratorien.
   Das Institut untergliedert sich in zwei Arbeitsbereiche mit jeweils zugeordneten Laboratorien.

   1. Arbeitsbereich. Vegetative Entwicklungsphysiologie, unterteilt in drei Laboratorien.
   Die Laboratorien enthalten Messplätze für unterschiedlich elektrisch korrigierte EKG-Ableitungen einschließlich elektronischer Datenspeicherung, zur blutigen Blutdruck-, Temperatur- und Atemfrequenzmessung und zur Messung elektrischer Gewebswiderstände; für die Bestimmung des pO2 in nativem Blut-Ferricyanidgemisch, für die Messung atemmechanischer und atemvolumetrischer Größen.

   2. Arbeitsbereich: Animalische Entwicklungsphysiologie mit zwei zugeordneten Laboratorien mit folgenden Meßplätzen:
      - eine Mikroelektroden-Versuchseinrichtung mit Speicheroscillographen;
      - ein Messplatz zur EMG-Registrierung mit elektronischer Datenspeicherung;
      - ein Messplatz zur Messung von Bewegungsabläufen im Magnetfeld;
      - automatische Analog-Digitalwandlung aller anfallenden Analogdaten, die zur rechnerischen Weiterverarbeitung bestimmt sind, wird über einen gemeinsam mit dem CLI genutzten Multianalysator ungarischer Produktion (Großgerät) realisiert.

5.2.1. Charakterisierung der Arbeitsaufgaben der Arbeitsbereiche

a) Bezeichnung: Vegetative Entwicklungsphysiologie
Dienststellung und akademische Graduierung des Leiters: Institutsdirektor, Doz. Dr. sc. med. Hannelore Schwartze
Anzahl der Mitarbeiter: 8,5 davon 6 Hochschulkader
Gliederung des Arbeitsbereiches in Laboratorien
(1) Elektrokardiographie/Kreislaufforschung
(2) Respirographie/ künstliche Beatmung
(3) Oxymetrie

b) Bezeichnung : Animalische Entwicklungsphysiologie
Dienststellung: Oberarzt, Dr. sc. med. Jost Schönfelder
Anzahl der Mitarbeiter: 5, davon 4 Hochschulkader
Gliederung der Laboratorien
(5) Mikroelektrodentechnik
(6) EMG/Bewegungsmusterregistrierung

Der Direktorin direkt unterstellt:
das im Tierstall genutzte Labor, im Wesentlichen für Diplomanden-Experimente, die thematisch zur Elektrokadiologie gehören
(7) Fotolabor: 0,5 med. Hilfspersonal
(8) Sekretariat: 1 med. Hilfspersonal

5.3. Bereich Verwaltung/Wirtschaft/Technik:
Das Institut für Pathophysiologie untersteht der zentralen Verwaltung des Gebäudekomplexes ‚Medizinische Institute', Liebigstr. 27. Kooperative Nutzung von wirtschaftlich-technischen und wirtschaftlichen Arbeitsbereichen mit dem Carl-Ludwig-Institut wird praktiziert für – Bibliothek – Werkstätten – Tierstall – Materiallager – Histologielabor – Chemielabor – Fotolabor und technischer Zeichner – Wäscheverwaltung und Imbisseinrichtung.
Über direkt verwalteten Unterrichtsbereich verfügt die Einrichtung nicht. Die Unterrichtsräume werden durch die Studienabteilung des Bereiches Medizin bzw. das Carl-Ludwig-Institut zur Verfügung gestellt".

Dieses ‚Einreichungsblatt' wurde im Laufe eines Jahres positiv beschieden, so dass H. Sch. am 26.06.84 den ‚Antrag auf Gründung der Institutes für Pathophysiologie' über den Rektor der Universität stellen konnte. Er wurde vom Minister für Hoch- und Fachschulwesen am 20. August 1984 mit der Übersendung der Gründungsurkunde beantwortet:

MINISTERRAT
DER DEUTSCHEN DEMOKRATISCHEN REPUBLIK
MINISTERIUM FÜR HOCH- UND FACHSCHULWESEN
DER MINISTER

URKUNDE

MIT WIRKUNG VOM 01. SEPTEMBER 1984 WIRD
AN DER KARL-MARX-UNIVERSITÄT LEIPZIG,
BEREICH MEDIZIN, EIN

INSTITUT
FÜR PATHOLOGISCHE PHYSIOLOGIE

GEGRÜNDET.

Berlin, den 20. August 1984

Zeitparallel wurde der neue Lehrstuhl für Pathologische Physiologie zur Berufung ausgeschrieben. Auf der Berufungsliste standen als Bewerber Dozenten für Pathophysiologie aus Greifswald und Berlin und die Dozentin Hannelore Schwartze aus Leipzig. Zu ihren Gunsten wurde entschieden, so daß sie zum 01.09.84 zum ordentlichen Professor für Pathologische Physiologie berufen wurde. Damit war Hannelore Schwartze die erste Frau in der 600jährigen Geschichte der Medizinischen Fakultät der Universität Leipzig, die ein medizinisches Institut leitete [115].

Das Institut arbeitete (am 11.07.1988) im Erdgeschoss (E) des Gebäudekomplexes Liebigstr. 27 in 10 Räumen: E 01: 2 Wissenschaftler, Experimentalraum, E 02: 1 Wissenschaftler, E 06: 3 Medizinische Fachassistentinnen einschließlich der leitenden MTFA, E 07: 1 Wissenschaftler, Experimentalraum, E 10: Oberarzt, E 14: Institutsdirektorin, E 15: 3 Wissenschaftler, Experimentalraum, E 16: 1 Sekretärin, E 18: 3 Wissenschaftler, Experimentalraum, E 12: 1 kleine Dunkelkammer.

Zusätzlich wurden 4 Diplomanden und 4 Doktoranden beschäftigt.

Die kreative Atmosphäre und Arbeit am Institut machte es anziehend für den wissenschaftlichen Nachwuchs, so dass es nicht an Diplomanden und Doktoranden und auch nicht an Nachwuchswissenschaftlern fehlte. Bereits am 01.09.80 nahmen die Diplommedizinerinnen A. Joel und A. Schaefer ihre Arbeit auf, S. Dellas, R. Kluge und E. Maneck kamen hinzu. Während Frau A. Dellas nach ihrer Promotion 1984 aus persönlichen Gründen, A. Joel nach Abschluss der Promotionsarbeit, das Institut verließen, wurde den anderen die forschende Pathophysiologie zum Lebensarbeitsinhalt. Wie die Wissenschaftler Th. Eifrig und H. Tegetmeyer arbeiteten sie auf die Habilitation zu, leiteten die Arbeit von Diplomanden und später Doktoranden an, trugen zunehmend Teile des Studentenunterrichts und verließen auf ihrem halbem Wege das Institut erst, als es 1992 geschlossen wurde. Ihre wissenschaftliche Entwicklung spiegelt sich in den Titeln ihrer Veröffentlichungen und Vorträge, wie sie in den Verzeichnissen im Anhang 2 ausgewiesen sind.

4 Die wissenschaftliche Arbeit am Institut und die Jahresberichte darüber

Die Entwicklung der Forschung in den zwei Arbeitsbereichen unterstand bei der Gründung der Abteilung Pathophysiologie 1979 H. Sch. und P. Sch. Im Verlauf ihrer Entwicklung zum Institut änderte sich das. Vom Ausscheiden von P. Sch. aus der Abteilung an war H. Sch. deren Leitung übertragen und J. Schönfelder die des Arbeitsbereiches 2, Animalische Entwicklungspathophysiologie. Der Arbeitbereich 1, Vegetative Entwicklungspathophysiologie, blieb zunächst weiterhin von H. Sch. geleitet, wurde aber mit der Gründung des Instituts Th. Eifrig übertragen. Mit der weiteren Entwicklung des wissenschaftlichen Profils, der verschiedenen Formen des akademischen Unterrichts und der fachärztlichen Weiterbildungsaufgaben des Instituts, sowie der Vertretung des neuen Fachgebiets in medizinischen Gesellschaften und auf nationalen und internationalen Kongressen, fielen der Direktorin eine Fülle an Aufgaben zu, s. u. Kap. 5. und 6. Dessen ungeachtet experimentierte sie bis 1985 weiter im Labor, musste dann aber wegen einer zunehmend gesundheitsgefährdenden Berufserkrankung, sehr zu ihrem Leidwesen, die eigenen Meerschweinchenversuche beenden. Während diese Versuche in der ersten Hälfte der 1980ger Jahre liefen, war bereits ein Programm, deren Resultate klinischer Nutzung fruchtbar zu machen, angelaufen. In Zusammenarbeit mit den Kinderkliniken der Leipziger Universität (Prof. Schneider) und in Bad Sarow (Chefarzt Mücke) bestimmte es die weitere Ausrichtung des Arbeitsbereiches 1, die von nun an dominierende Zuwendung zur *klinischen* Entwicklungspathophysiologie.

Davon unberührt lief im Arbeitbereich 2 das tierexperimentelle Programm weiter.

4.1 Vegetative Entwicklungspathophysiologie

Anschließend an die im Kap.1.3.5 zum Schluß dargestellten Überlegungen war nun zu untersuchen, ob, und wenn wie, die Lungenbelüftung nach der Geburt die von der Körperoberfläche ableitbaren Potentiale des kardioelektrischen Feldes beeinflusst.

„Very early in postnatal period, already between the first and second day of live, azimuths and elevations of the maximal special vector R and the center of gravity vector S – also the azimuth of the polar vector – are markedly changed, indicating thus a shift of the newborn spatial vectorcardiograms, (VCGs; Frank lead system) from right to left and from a nearly horizontal position to a more inclined plane. …

The aim of the present study has been to find out the immediate influence of lung aeration within the first 2 min of the postnatal respiration in newly born guinea pigs on magnitude, direction and planarity of the spatial QRS vectorcardiogram and on the special velocity electrocardiogram of the depolarization phase. …

The first VCG recording was made from the foetus while completely under saline and with its umbilical chord pulsating in a normal frequency and without any effort to breath. Than the foetus was taken out of the bath and its umbilical cord tied. Within a few seconds the newborn animal began to breathe and VCG records were repeadly taken. … During the process of birth the electrodes implanted subcutaneously in the fetus remained in their original places. …

No significant differences could be calculated in QRS vectorcardiograms recorded from non breathing and breathing animals. … We may conclude from these results that the main changes which the VCG undergoes after birth do not yet start with the aeration of the lungs“ [56].

Damit blieb zu fragen, ob und wenn welche weiteren, den elektrischen Widerstand des Thorax beeinflussenden Faktoren die Ausbreitung des kardioelektrischen Feldes postnatal beeinflussen könnten, liegen doch zwischen der Spannungsquelle und den Ableitpunkten auf der Körperoberfläche Gewebe mit unterschiedlichen und sich postnatal ändernden elektrischen Widerständen. Um den möglichen Einfluss der Belüftung der Lunge zu bestimmen, wurde der elektrische Gewebswiderstand der fetalen und neonatalen isolierten Meerschweinchenlunge untersucht. Die Gewebswiderstände wurden direkt an einem isolierten Flügel der spätfoetalen noch unbeatmeten Lunge, dann an einem passiv vollständig aufgeblasenen Foetal-Lungenflügel und schließlich am postnatal normal beatmeten und durchbluteten Lungenflügel, vergleichend gemessen. Der Gewebswiderstand des foetalen, noch luftleeren Lungengewebes war am geringsten, der des aufgeblasenen foetalen Lungengewebes am größten und der des neonatalen beatmeten und postnatal durchbluteten nur wenig größer, als der des unbelüfteten foetalen. „Die Messergebnisse lassen erkennen, dass die größte Zunahme des elektrischen Widerstandes durch Luftzufuhr ohne Veränderung des Flüssigkeitsgehalts im Lungengewebe entsteht. … Durch die normale postnatale Lungendurchblutung wird trotz des endinsipratorischen Luftvolumens in den infantilen Lungen eine Widerstandsreduktion gegenüber dem isolierenden Einfluss der Luft allein erreicht. … Man kann davon ausgehen, daß die durch Luftfüllung erzeugte Steigerung des elektrischen Widerstands der Lungen durch synchrone Durchblutungssteigerung mindestens um 50% reduziert wird. Dieses Ergebnis steht in guter Übereinstimmung mit früher erhobenen EKG-Befunden am Meerschweinchen vor und unmittelbar nach Beginn der postnatalen Atmung“ [57].

Das gab Veranlassung den Lungengefäßwiderstand und damit die Lungendurchblutungsrate unmittelbar postnatal zu verändern. Das kann durch Infusion von Prostaglandin E2 über die Vena jugularis bewirkt werden, während gleichzeitig das Frank-VKG abgeleitet wird. Die Prostaglandininfusion bewirkt eine sofortige Senkung des Lungengefäßwiderstandes und damit Steigerung der Lungendurchblutungsrate und damit das gleiche Ereignis, dass sich mit dem postnatalen Einsetzen der Luftatmung vollzieht. Es führt zu einer zunehmenden Volumenbelastung des linken Ventrikels. Die dadurch ausgelösten Veränderungen in der Ausbreitung des kardioelektrischen Feldes führen auf das gleiche Veränderungsmuster im Frank-VKG, wie es während der ersten Lebenstage beim normal wachsenden Meerschweinchen entsteht [58].

Das für die Begründung der Konzipierung dieser Versuche verwendete Literaturmaterial enthielt eine solche Fülle dem Kliniker unbekannter aber wissenswerter Befunde, dass H. Sch. sie zu Übersichten zusammenfasste. So schrieb sie über die ‚Fetalentwicklung der Lungenfunktion‘ und ‚Die fetalen Atembewegungen‘ für die Gynäkologen in deren Zentralblatt [59, 60] und eingehend in zwei Teilen ‚Zur Physiologie und Pathophysiologie der postnatalen pulmonalen Adaptation‘ in ‚Pädiatrie und Grenzgebiete‘ [61].

Eine weitere Untersuchungsnotwendigkeit ergab sich, weil es „sich bei Durchsicht der Literatur gezeigt hatte, dass Blutbild- und Knochenmarksbefunde vom wachsenden Meerschweinchen zwar sporadisch vorliegen, es an systematischen Untersuchungen zur fetalen und frühen postnatalen Entwicklung der Erythropoese aber fehlt. Gerade die perinatalen Verhältnisse lassen sich nur dann beurteilen, wenn das große Entwicklungstempo des Meerschweins berücksichtigt wird, das sich u. a. im raschen Fortgang der Kreislaufumschaltung ausdrückt: funktioneller Verschluss des Ductus arteriosus innerhalb der ersten 5 Minuten post natum; Lungengefäßwiderstandsabnahme auf den Erwachsenenwert bereits nach 16 Stunden. Untersuchungen im täglichen Abstand während der Perinatalentwicklung und in mehreren Altersgruppen im letzten Gestationsdrittel erschienen daher unerlässlich". Die Knochenmarks- und Blutuntersuchungen wurden an 200 Feten und an 175 Meerschweinchen vom 1.–27. Lebenstag ausgeführt.

Zusammengefasst ergaben diese Untersuchungen: … „Die Entwicklung des roten Blutbildes im Laufe der Gestation ist gekennzeichnet durch Zunahme der Erythrozytenzahl und des Hämatokrit sowie Abnahme der Zellgröße und der Retikulozyten und setzt sich bis ins Neugeborenenalter fort. Die perinatal erhobenen Knochenmarkbefunde unterstützen die Annahme einer echten Erythrozytenvermehrung früh postnatal. Die fetalen Verhältnisse spiegeln Wachstums- und Reifungsprozesse des Fetenorganismus wieder, während die unmittelbare nachgeburtliche Entwicklung Ausdruck der Vergrößerung der O2-Tansportkapazität der nestflüchtenden Spezies im Dienst von Motorik und Thermoregulation ist" [62].

Postnatal „findet sich im Knochenmark die signifikante Zunahme der Erythroblasten zwischen dem 1. und 2. Lebenstag und der reifen Normoblasten vom 4.–5. Tag an. Zusammen mit der Normoblastenvermehrung ergibt sich ein gesicherter Abfall der Erythroblastenanzahl. … Das rote Blutbild ist jenseits der Perinatalperiode charakterisiert durch folgende altersabhängige Veränderungen: Abfall der Erythrozytenzahl, des Hämatokrits, des Hämoglobins, des mittleren korpuskulären Volumens und des mittleren Hämoglobingehalts des einzelnen Erythrozyten, Konstanz der mittleren korpuskulären Hämoglobinkonzentration, Anstieg der Retikulozytenzahl. Zusätzlich wird ein linearer Zuwachs an Leukozyten gefunden. Die Abnahme der roten Blutzellen wird durch Veränderung ihrer O2-Affinität … kompensiert. Trotzdem bleibt postnatal ein Anreiz zur gesteigerten Blutbildung erhalten, wie an dem Zuwachs an erythroidem Mark ersichtlich ist. Damit unterscheidet sich die nestflüchtende Spezies in charakteristischer Weise vom menschlichen Säugling" [63]. Die beschriebenen Blutbildveränderungen sind nicht ohne Einfluss auf die elektrische Leitfähigkeit des Blutes und sind deshalb, mit dessen Umverteilung während der perinatalen Kreislaufumstellung, in ihren Folgen für die Ausbreitung des kardioelektrischen Feldes zu beachten.

Die oben beschriebenen Vektorkardiogramme wurden mit dem „korrigierten Ableitungssystem nach Frank" abgeleitet. Es „besteht aus sieben Ableitelektroden, von denen 5 auf einem Kreis um den Thorax in Höhe des 5. Intercostalraums, eine im Nacken etwas rechts von der Halswirbelsäule und eine am linken Hinterbein [des Meerscheinchens] angebracht werden. 7 Eingänge eines Widerstandsnetzes werden über die 7 Elektroden am Tierkörper abgegriffener Spannungen gespeist. Die Ausgänge des Widerstandsnetzes liefern 3 Potentialdifferenzen Vx, Vy und

Vz gleich großer Ableitvektoren, die den Dipolkomponenten … proportional sind" [43, S. 80]. Die Dipolkomponenten sind die durch das Widerstandsnetz normierten Spannungsvektoren, wie sie sich in den Raumkoordinaten ableiten lassen. Sie entstehen als Projektion des Spannungsintegrals über alle Elementarspannungen der nacheinander erregten Herzmuskelzellen auf die horizontale, vertikale und sagittale Raumebene. Der im erregten Herzen zu jedem Zeitpunkt in Länge und Richtung verschiedene räumliche Integralvektor ist das Resultat von Summation und Auslöschung der elementaren Spannungsvektoren. Seine Größe und räumliche Lage lässt sich zu jedem Erregungszeitpunkt aus seinen Projektionen auf die Raumebenen immer und nur dann richtig berechnen, wenn die elektrischen Widerstände im Herzgenerator und zwischen ihm und den Ableitelektoden auf der Körperoberfläche normiert werden, d. h. durch zwischen Spannungsquelle (dem Herzen) und dem Ableitungsort (der Körperoberfläche) gelegene Widerstände ausgeglichen werden. Die Größe dieser Korrekturwiderstände lässt sich am Thoraxmodell experimentell bestimmen. Ableitungen über ein Netz so gefundener Widerstände gleichen die durch ungleiche Gewebsinhomogenitäten verursachten Widerstandunterschiede zwischen Spannungsquelle und Ableitungsort aus, so dass die so korrigierten Ableitungen den Erregungsverlauf im Herzen, soweit er sich als Integralspannungsvektor abbildet, undeformiert von der Körperoberfläche abzuleiten ermöglichen. Frank hatte 1954 [64, 65] als Modell den Thorax des männlichen jugendlichen Erwachsenen gewählt. Sein Widerstandsnetz war zur Korrektur von Versuchstiervektorkardiogrammen nur dann verwendbar, wenn die für den Menschen bestimmten Korrekturwiderstände auch z. B. beim Meerschweinchen von gleicher Größe wären. Eingehende Untersuchungen der Thoraxmaße, der Spannung von spiegelbildlich abgegriffenen Potentialen von den oben beschriebenen Elektrodenlokalisationen an der Thoraxoberfläche und von Modellrechnungen [66], ergaben die Verwendbarkeit des Frankschen Widerstandsnetzes auch für Ratte und Meerschweinchen [69].

Es konnten aber, bei der Ableitung von VKG vom kleinen, postnatal schnell wachsenden Thorax von Ratte und Meerschweinchen über die unveränderlichen, die Ableitvektorengröße beim Menschen normierenden elektrischen Widerstände im Frank-System, nur näherungsweise Widerstandskorrekturen erwartet werden, die die extrakardialen Gewebs- und Blutwiderstände während der elektrischen Herzaktion kompensierten. Dass eine solche Annahme nicht unbegründet war, zeigte sich in Versuchen an neonatalen und juvenilen Ratten, bei denen die im Frankschen Ableitungssystem in Höhe des 5. Intercostalraumes (ICR) angeordneten 5 Elektroden (in der rechten und linken Axillarlinie, in der ventralen und dorsalen Medianlinie und genau in der Mitte zwischen ventraler Medianelektrode und linker Axillarelektrode gelegen, und ferner je eine Elektrode, die im Nacken rechts der Medianlinie und am linken Unterschenkel), in ihren Lokalisationen verändert wurden. Während Nacken- und Fußelektrode in ihrer Position belassen wurden, wurde der Ring der 5 Elektroden nach VKG-Registrierung in der Ausgangsposition um 1 ICR nach oben in den 4. ICR und dann nach unten in den 6. verschoben. Ferner wurden die Elektroden innerhalb des 5. ICR verschoben. „Bei Elektrodenfehlplazierung in den 4. ICR kommt es zu einer Verkleinerung der räumlichen QRS-Vektorschleife, besonders in der Projektion auf die Horizontalebene, und zu einer signifikanten Abnahme der Beträge der Kenngrößenvektoren und der Magnitudenkurve. Im Gegensatz dazu werden diese Parameter in der Mehrzahl der Fälle bei Elektrodenverschiebung in den 6. ICR größer. Dabei scheint ein enger Zusammenhang zwischen Dipolebene des Herzens und Ableitebene zu bestehen, der die Befunde hinreichend erklärt. Eine Entfernung der Elektroden von der Dipolebene, wie bei Dislozierung in den 4. ICR führt zu einer Verkleinerung, … und entsprechend eine Elektrodenlage im 6. ICR, die Annäherung von Dipolebene und Ableitpunkten, zu einer Zunahme der Potentiale. Durch Elektrodenverschiebung innerhalb des 5 ICR können sehr unterschiedliche Veränderungen ausgelöst werden. … Ursache hierfür kann die nach horizontaler Elektrodenfehlplatzierung aufgehobene Orthogonalität des Systems sein. … Die durch Elektrodenfehlplatzierung bewirkten Veränderungen sind in der Mehrzahl größer als die Abweichungen, die durch Unterschiede im Lebensalter und der Körperkonstitution bedingt sind. … Eine exakte Elektrodenplazierung besonders bei Ableitungen im Säuglings- und frühen Kindesalter ist damit eine unabdingbare Voraussetzung für den diagnostischen Einsatz des Frank-EKGs.“ [71, S. 107 ff.]

Da die durch die exzentrische Lage des Herzens und die individuelle Größe und Gestalt des Thorax verursachten Folgen für die Erregungsausbreitung durch die Frankschen Korrekturwiderstände weitgehend ausgeglichen werden, waren die elektrischen Inhomogenitäten von Lunge und intrakardialem Blut der Untersuchung zugänglich geworden: „The experiments were done on Guinea pigs: … ECGs were derived with the Frank lead system before and after the onset of spontaneous respiration following an artificial delivery by caesarean section, while the electrodes remaines in the original position. In a total of 35 infant animals both, great vessel hematocrit (Hct) was determined and ECGs were recorded by chronically implanted electrodes during the first five days (d) of life. For comparison, Hct was measured also for 20 guinea pig fetuses at term.

No statistically significant differences could be calculated between QRS vector loops and the proper magnitude curves of fetuses – remaining in the non breathing state – and these animals after birth spontaneously breathing. Even after 5 min regular respiration the body surface potentials remained unchanged. During the first 5 d, there is a statistically significant alteration of the VCGs: an increase of rightward directed electrical forces occurred between the 1st an 3rd d which vanished gradually during the next few days. Also the magnitude curves changed regularly, but not uniformly during the same postnatal age. … In contrast, Hct developed uniformly from a maximum value of 0.62 to a minimum value of 0.38 between the 1st and 5th day. … No differences were found between Hct values of fetuses at term and newborns 1 d of age.

Using an electrically corrected lead system which allows for the shape and the size of the thorax but doesn't take care of tissue inhomogeneities the question remains open whether the sudden aerisation of the lungs and the rapidly decreasing red cell count might create the above mentioned alterations, since lungs and intracardiac blood are those tissues, situated in the nearest neighbourhood of the spreading excitation wave. … Precise quantitative evaluation of our ECGs, recorded before and after the onset of spontaneous respiration as well as the period of Hct decrease even of 25% in some animals didn't prove any influence of the changes of the conductivities on the QRS complexes of the newborn's ECGs. An explanation could be that the resistivity of the insulating lungs is more than tenfold of the resistivity of the intracardial blood and of about sevenfold of that of the heart muscles so that under physiological conditions the Brody effect may not be detectable. Additionally, the postnatal increase of blood conductivity could be abolished by the increase of lung resistivity. Early postnatal alterations of the QRS complex must be caused by other functional processes. Because of the short duration and the degeneration of the phenomenon growth can be excluded. Influences by the postnatal transition of the circulation are more likely" [67].

„Für uns stellte sich die Frage, ob eine Korrektur des EKG durch Körpermaße im Anschluss an die Spannungsmessung die Genauigkeit des EKG-Ableitungssystems nach Frank erhöhen kann. Wir untersuchten deshalb bei einer Gruppe gesunder junger Männer … das Nelson- und Frank-EKG im Liegen in Expirationsstellung des Thorax. Der prinzipielle Unterschied bei der Spannungsmessung zwischen den beiden Systemen besteht darin, dass die somatische, also aus den aktuellen Körpermaßen des Patienten errechnete, Korrektur bei Nelson-Ableitungen bereits in die physikalisch korrigierte Messung der Körperoberflächenpotentiale eingeht, während mit dem Frank-System nur pauschalphysikalisch korrigierte Spannungsmessungen ohne Berücksichtigung der individuellen Körpermaße erfolgen. Dementsprechend enthält das Frank-Netz feste OHMsche Widerstände, das Nelson-Netzwerk variable, an den Patientenkörper anpassungsfähige. … Da die exakte Wiedergabe der funktionsfähigen Ventrikelmasse durch das EKG eine wesentliche Vorrausetzung für eine elektrokardiographische Hypertrophie- und Infarktdiagnostik ist, empfehlen wir die Anwendung des Nelson-Ableitungssystems besonders auch für Verlaufs- und Therapiekontrollen" [72].

Um den Einfluss des raschen postnatalen Körperwachstums von dem des Herzwachstums auf die von der Körperoberfläche ableitbaren, vom Herzen gebildeten Potentiale zu trennen, erwies sich das korrigierte Ableitungssystem nach Frank (s. o.) als nicht empfindlich genug. Im Frank-System waren die Korrekturwiderstände zum Ausgleich der extrakardialen Widerstandsinhomogenitäten, ausgehend vom Thoraxmodell des erwachsenen Menschen, gemessen und berechnet worden. Dessen unveränderliche Thoraxmaße waren in die Größe der Korrekturwiderstände eingegangen. „However, in ECG studies of a growth series it is important to use a lead system which separates the influences of the body growth from those of the heart growth. In 1954 Gabor and Nelson derived a system of exact equations which allows the determination of the resultant dipole moment M of the heart from an integration of the electrical potential V over the whole body surface. … In order to perform this integration properly the potential value of each point of the body surface is needed. Nelson proposed a lead system which uses the values of the cardioelectric potentials of only a small number of defined points at the body surface to perform this integration approximately. These points are arranged around the body in several horizontal planes. The number of planes and of equidistant points per level, determine the accuracy of the iteration. In our experiments with the infant guinea pig we use 3 planes with each 6 elektrodes. … The summation of the derived potentials is performed by a suitable resistor network containing potentiometers adjustable corresponding to the actual thorax index. The output of the network provides 3 voltages, Vx, Vy and Vz which are propotional to the components of the dipole moment of the heart. Apparently, this lead system has the property of an ‚electrically corrected orthogonal lead system'. … A typical result of our experiments shows the development of the maximal vector R between the 2nd the 21st day of life. During this time the guinea pig undergoes a period of quick growths. Both the body weight and the heart weight nearly double. On the other hand, the voltages measured with Frank lead system increase only in the range of 20%.

… However … the electrical dipole moment of the heart show a nearly twofold increase in the period under investigation. That means, we find proportionality between the maximal dipole moment of the heart of the one side and the body weight and therewith heart weight on the other side.“ [70, S. 461–463].

Dem tierexperimentellen Programm parallel wandten sich die Untersuchungen der „Theorie des kardioelektrischen Feldes in der postnatalen Wachstumsperiode“ zu [66] und im Weiteren der Anwendung der aus beiden Bereichen gewonnenen Befunde in der „Elektrokardiographie in der Pädiatrie“ [73, 74] und in der Erwachsenenmedizin [75].

Die theoretische Untersuchung des kardioelektrischen Feldes führte Th. Eifrig [66, S. 70 ff.] zu einer „Modifikation des NELSON-Ableitungssystems zur Bestimmung des Vektorkardiogramms“: „Das Verfahren zur Bestimmung des Dipolmomentes setzt die vollständige Beschreibung der Körperform an allen Punkten der Oberfläche voraus. Jedes praktische Verfahren muß an dieser Stelle Näherungen vornehmen. NELSON et al. (1971) haben eine Methode entwickelt, die sich auf eine Gruppe ausgewählter Körpergeometrien anwenden lässt. Voraussetzung ist, dass sich die Körperform in Herznähe durch einen ‚engen‘ Zylinder … beschreiben lässt. Diese Forderung ist bei vielen Spezies ausreichend gut erfüllt. … unterschiedlich gestreckte elliptische Zylinder sind auch für die Körperform des menschlichen Thorax und des postnatal wachsenden Meerschweinchens eine gute Näherung [86]. … Bei geeigneter Dimensionierung des Zylinders lassen sich in einer bestimmten Entfernung vom Herzen auf der Oberfläche Grenzen bestimmen, jenseits derer sich das Potential längs des Zylinderumfangs nur noch unbedeutend ändert. Die Lage der Grenzen ist speziesabhängig etwas unterschiedlich. Eigene Untersuchungen der Potentialverteilung an der Körperoberfläche des Meerschweinchens (H. Schwartze und Th. Eifrig, 1980, unveröffentlicht) dienten dazu, für dieses Tier als obere Grenze die untere Halsregion und als untere Grenze die Nabelregion festzulegen. … Die Integration über die verbleibende Fläche wird mit einem Näherungsverfahren ausgeführt, bei dem der tatsächliche Potentialverlauf durch einen stückweise linearen Verlauf ersetzt wird. Dazu wird der Zylindermantel mit einem Punktgitter überdeckt, dem die später zu benutzenden Ableitpunkte entsprechen. … ein Gitter aus drei Ringen mit jeweils 8 gleichmäßig über den Umfang verteilten Ableitpunkten, sowie 2 Ableitpunkten in den Grenzebenen.

Für unsere Anwendungen wurde ein modifiziertes NELSON-System mit einer auf 6 Punkte pro Ring reduzierten Zahl der Ableitpunkte neu berechnet Diese Reduzierung der Unterteilung in Richtung des Körperumfanges führt zu keiner merklichen Vergrößerung des Integrationsfehlers. Durch die Einsparung von 6 Ableitpunkten wird der Aufwand bei der Messung erheblich reduziert. … Um das Ableitungssystem an unterschiedliche Körperformen anpassen zu können müssen … Widerstände im Netzwerk regelbar ausgeführt sein.“

Das modellierte und damit begründet modifizierte NELSON-System wurde zur Messung des kardialen Dipolmoments bei hundert gesunden Kindern im Alter zwischen 2 Wochen und 59 Monaten verwendet [76]: „The cardiac growth during infancy and childhood is associated with an increasing dipole moment and also with a change of its direction, caused by the developing dominance of the left ventricle. … An exact reflection of cardiac growth can only be obtained by calculating the electrical dipole moment of the heart from measured surface body potentials. The procedure will be successful by applying the orthogonal lead system developed by NELSON, modified by EIFRIG, taking into account the thorax dimensions of the individual child. … A continuous enlargement of the size of the vector loops is observed, predominantly in left lower posterior direction with growing age. First results from children with aortic and pulmonic stenosis indicate the suitability of this method for accurate diagnosis of left or right heart hypertrophies in children“.

Diese Untersuchungen wurden von R. Kluge in ihrer Habilitationsschrift dann erweitert: [77] „Nach Ermittlung von Normwerten für das gesamte Wachstumsalter durch Untersuchung 569 herzgesunder Kinder wurde bei 79 Kindern mit pathologischer Druckbelastung des rechten Ventrikels, die überwiegend durch Pulmonalstenosen verursacht war, und 133 Kindern mit linksventrikulärer und 69 mit rechtsventrikulärer Druckbelastung das kardioelektrische Dipolmoment mit einem [nach Th. Eifrig] modifizierten NELSON-Ableitungssystem bestimmt. Die Befundauswertung erfolgte in den drei orthogonalen Flächenprojektionen … jeweils in unmittelbarer Gegenüberstellung zum entsprechenden Normbereich.

Die altersabhängige Veränderung der Dipolschleifen herzgesunder Kinder spiegelte die physiologische myocardiale Muskelmasseentwicklung wider. In 99% der Fälle mit rechtsventrikulärer und in 90% der Fälle mit linksventrikulärer Druckbelastung wurden charakteristische pathologische Befunde als Ausdruck einer rechts- bzw. linksventrikulären Hypertrophie erhoben, die Nachweisrate lag damit deutlich höher als im konventionellen EKG. Das Ausmaß verktorkardiographischer Veränderungen bei Kindern mit Aortenstenosen korrelierte mit der kardiosonographisch bestimmten linksventrikulären Muskelmasse (r = 0,85). In Verlaufsuntersuchungen konnte sowohl die Progredienz der Hypertrophie bei

Zunahme der Druckbelastung als auch die Rückbildung der Hypertrophie nach therapeutischen Eingriffen anschaulich verfolgt werden.“

Als weiterer Einfluss auf die Herzentwicklung wurde die Auswirkung von belastendem Schwimmtraining untersucht [82]. „Auf welche Weise und in welchem Umfang körperliches Training vor der Pubertät auf Wachstum und Entwicklung fördernd oder retardierend wirkt, ist bisher nicht sicher bekannt. Umstritten blieb auch die Frage, ob Ausdauertraining bei sehr jungen Kindern bereits zu einer Steigerung des kardiopulmonalen Leistungsvermögens führen kann. ... Das erste Ziel dieser Arbeit bestand darin, durch das Tierexperiment zu klären, ob ein belastend intensives Schwimmtraining vor der Pubertät zur Herzhypertrophie führt und eine Steigerung der Schwimmausdauer bewirken kann. Als nichtinvasives, bei kleinen Versuchtieren wiederholt anwendbares Verfahren zum Nachweis einer während der Trainingsperiode zunehmenden Herzvergrößerung diente die Elektrokardiographie. Das zweite Anliegen war zu ermitteln, ob Training eine beschleunigte infantile Entwicklung der motorischen Koordination mit sich bringt. ... Dazu wurde die Ontogenese des motorischen Schwimmmusters von trainierten Tieren mit der von untrainierten verglichen. Weiterhin wurde gefragt, ob ein solches körperliches Training Veränderungen der zentralnervalen Entwicklung bewirken kann. Die Untersuchung des Schlaf-Wach-Verhaltens, die durch Beobachtung und Quantifizierung der Verhaltenszustände erfolgte, lässt Schlüsse zu auf die funktionelle Entwicklung des vigilanzregulierenden Apparates, d. h. auf diejenigen zentralen Hirnstrukturen, die steuernd auf die Gesamtfunktion von Hirn und Rückenmark wirken. Abweichungen vom normalen Schlaf-Wach-Muster gelten als Indikator für Hirnfunktionsstörungen“ [78, S. 137].

Dem Zusammenführen dieser verschiedenen Methoden war deren Erarbeitung vorausgegangen. Als Versuchstier eignete sich die Ratte, die als blinder Nesthocker geboren wird und alle kardialen und cerebralen Entwicklungsstufen durchläuft, die sich auch beim heranwachsenden menschlichen Säugling und Kleinkind zeigen. Diese waren zunächst an der Ratte zu untersuchen. Zuerst wurde das „Motorische Schwimmmuster, Schwimmverhalten, Dauerleistung und körperliches Wachstum in der postnatalen Entwicklung“ von Albinoratten untersucht. „Schwimmen stellt eine effektive Adaptationsantwort auf eine lebensbedrohliche Situation dar, die eine gute Koordination einer Serie von Reflexantworten, wie zum Beispiel des Fallumkehrreflexes und der Flexor-Extensorreflexe voraussetzt. ... Über die altersabhängige Entwicklung der Schwimmdauerleistung trainierter und untrainierter Ratten sowie der Entwicklung der Schwimmmuster trainierter Tiere finden sich keine Angaben in der Literatur“ [79, S. 2].

„In der postnatalen Ontogenese realisiert sich die Genexpression in Abhängigkeit von Art, Intensität und auch vom Zeitpunkt des Auftretens von äußeren Reizen. Die Fähigkeit des Organismus, sich Umwelteinflüssen optimal anzupassen, nimmt mit wachsendem Lebensalter ab. Deshalb ist es von Bedeutung, diese flexible Anpassungsfähigkeit in sehr jungen Altersstufen zu untersuchen. Kinder, die im Alter von 1–3 Jahren durch Säuglingsschwimmen und ein zusätzliches Gymnastikprogramm stimuliert wurden, zeigten zum Zeitpunkt der Nachuntersuchung von 4–6 Jahren eine beschleunigte psychische und motorische Entwicklung. … Die Wirkungen eines belastenden Trainings auf die Ontogenese der Regulation der Vigilanz sind noch wenig bekannt.

In dieser Arbeit wird im Längsschnitt untersucht, ob ein belastendes Training in der postnatalen Wachstumsperiode im Tierversuch zur beschleunigten Entwicklung motorischer Muster führt, und ob das belastende Training Veränderungen des Schlaf-Wachverhaltens bewirkt. … Die Tiere, die täglich trainiert werden, bilden zeitiger, als untrainierte das Erwachsenenschwimmmuster aus. Trainierte Ratten sind in der dritten Trainingswoche motorisch aktiver und länger wach als solche, die täglich nur einem kurzen Stress ausgesetzt werden. Erschöpfendes Training in der Wachstumsperiode wirkt komplex: einerseits fördert es die Entwicklung motorischer Muster, andererseits erhöht es die zentrale Vigilanz, was bisher ununtersuchte Folgen für die zentralnervöse Integration im späteren Erwachsenenalter haben kann“ [80, S. 257].

Dann waren die lückenhaften Daten über die elektrokardiographische Entwicklung der postnatal wachsenden Ratte zu komplettieren. „The aim of this study was to provide quantitative descriptions of developmental changes of the cardiac electrical activity of rats as background information useful for assessing abnormal development. … The data are based on findings of serial examinations of 11 animals, slightly anesthetized by ether, on which Frank-ECGs were recorded on days 6, 14, 21, 30, 38, and 53 of life. Typical features on the electrocardiograms during the physiologic development are P waves consisting of one positive deflection in all three leads (x, y, and z) and PQ intervals decreasing between day 6 and 14, whereas the heart rate increases during this period. QRS vector loops and the maximal spatial vector R shift to the left whereas the amplitude of R vector first increase but decrease with later age. The shape of the QRS magnitude curves is described, the peaks of which occur later during QRS in relation to increasing age. QRS intervals are considerably shorter than in the adult even at day 53. At this age rats have attained the adult configuration of the QRS loop. From day 30 onward, QRS frequency merges with the T wave. It is concluded that the ontogenetic development of the major electrical forces of the rat heart shows peculiarities compared to those seen with the development of other mammalian species“ [81, p. 53].

Zusammenfassend ergaben die Untersuchungen an „430 Albinoratten des 6.–30. Tages, bei denen in 5 verschiedenen Gruppen die Schwimmausdauer und die Entwicklung der motorischen Koordination, das EKG, die Körpermasse und das Schlaf-Wach-Verhalten mit und ohne tägliches Training untersucht wurden: eine dem dynamischen Training entsprechende exzentrische Herzhypertrophie, die Beschleunigung der physiologischen Reflexentwicklung sowie eine allgemeine Erhöhung des zentralen Vigilanzniveaus bei unbeeinflusster Körpermassenzunahme“ [78, S. 137].

Als weitere klinisch wichtige Einflüsse auf die Herzentwicklung wurde deren Beeinflussung durch Medikamente und Hypoxie untersucht.

Die Anthrazyklintherapie maligner Tumoren im Kindesalter kann eine Herzmuskelerkrankung, Kardiomyopathie, im Gefolge haben [83]: „Von besonderer Bedeutung sind Langzeitschädigungen und die erst nach z. T. jahrelanger Latenz auftretenden Kardiomyopathien nach vollständiger Remission des Tumors. … Kinder unter 4 Jahren sind am empfindlichsten für die Entwicklung einer anthracyklin-induzierten Kardiomyopathie unter oder bis 15 Jahre nach Beendigung der Behandlung. … Die Inzidenz für das Auftreten der toxisch bedingten Kardiomyopathie während der Behandlung wird für Erwachsene mit 0,4–9% angegeben. Sehr junge Kinder sind empfindlicher gegenüber der kardiotoxischen Wirkung. … Ein Behandlungsalter unter 4 Jahren prädisponiert per se zur Entwicklung eines gesteigerten Afterload und ist ein zuverlässiger prognostischer Faktor für eine Herzschädigung. … Reduzierte Herzmuskelmasse relativ zur Körpermasse wurde in jüngster Zeit an Kindern … erneut bestätigt. Es fanden sich dünnwandige linke Ventrikel mit hoher Compliance, die eine herabgesetzte Wandspannung mit … erniedrigter Kontraktilität bieten, was als Endzustand der Herzschädigung für alle Patienten erwartet wird. Die Herz-Kreislaufsituation am Beginn der Entwicklung der Kardiomyopathie besteht in vielen Fällen aus einer Volumenüberlastung des rechten Ventrikels mit paradoxen Septum- und Wandbewegungen sowie Rhythmusstörungen. … Der rechte Ventrikel kann in fortgeschrittenem Erkrankungsstadium extreme Dilatation zeigen und die kleine linke Kammer mit dem linken Vorhof gegen die Wirbelsäule pressen."

„Erkennt man die gerade beginnende Herzschädigung zuverlässig, so kann durch die Veränderung des Therapieprotokolls … die Progression der Kardiomyopathie höchstwahrscheinlich aufgehalten werden. Eine wirklich zuverlässige Frühdiagnostik ist auch deshalb dringend geboten, weil der Grad der individuellen Empfindlichkeit und die Pharmakokinetik der Antitumorsubstanzen sehr verschieden sein können, so dass das Therapieregime des einzelnen Patienten danach eingerichtet werden sollte. Ferner sind Langzeit- und Belastungsuntersuchungen bei symptomlosen Kindern nach Therapiebeendigung über Jahre hin angezeigt" [83, S. 38 und 46].

Ob zur Frühdiagnostik einer entstehenden Kardiomyographie, ihrer Verlaufskontrolle und eventuell Spätdiagnostik die Vectorkardiographie geeignet und ausreichend empfindlich ist, wurde im weiteren untersucht und bestätigt. Das nach Eifrig [66] modifizierte und physikalisch korrigierte Nelson-Ableitungssystem kam zum Einsatz. Die Untersuchung ergab: „As a rule, the vectorcadiographic results take two different courses: Firstly drastically enlarged loops and magnitude curves were frequently the immediate answer to acute administrations of the cardiotoxic anthracyclines. These changes could, but must not, fade with time and return with the next administrations. Secondly, the vectorcardiographic picture of the long-term course, months and years after the end of the treatment, consisted mainly in changes of the shape and the size, the loops and the magnitude curves then being deformed and smaller, inadequate to the grown body and heart of the child".

„Anthracycline-cardiomyopathy damage is proportional to the degree of cytotoxic insult while myocardial function is preserved until critical degree of damage is reached, after which myocardial performance deteriorates rapidly. This may explain that frequently echocardiographic examinations are normal in early stages. On the other hand membrane disturbances can be the basis of an early and high sensitivity of vectorcardiographic findings. In children, the left ventricles seems to be more frequent involved in cell damages than the right one. However, both the ventricles can finally be overloaded and dilated, as do the atria. Seeming hypertrophy of the left ventricle and septum diagnosed sometimes by echocardiography in patient of later stages, are most probably effects of lost myocardium replaces by thickened fibroid tissue. … The administration of anthracyclines to children leads to a live-long reduction of cardiac mass that, with the further growth of the child, may result in decreased cardiac reserve or even congestive heart failure. Since the clinical importance of these observations can not be overestimated, individual heart growth and its deficits should be controlled by long-term examinations with the Nelson-lead vectorcardiography over many years in order to prevent the development of heart failure“ [84, pp. 248 and 254].

Ferner wurde „Die Pathophysiologie der Kreislaufregulation unter Hypoxie und Asphyxie in der Perinatalperiode“ untersucht [85]. Sie bewirkt „die Umverteilung des Herzzeitvolumens zugunsten von Herz und Gehirn des Feten unter asphyktischer (Anstieg des CO2 Partialdrucks und Abfall des O2 Partialdrucks) bzw. hypoxischer (acidotischer) Stoffwechsellage und deren gravierende Folgen für Organsysteme mit Mangeldurchblutung, wie Leber, Magen-Darm-Trakt, Niere und Lunge, besonders für das Neugeborene“.

Die diesem Geschehen zugrunde liegenden Funktionsabläufe lassen sich systematisch nur im Tierversuch aufklären. Es wurde deshalb der Einfluss chronischen Sauerstoffmangels auf die Struktur- und Funktionsentwicklung des Herzens am Meerschweinchen untersucht [85], nachdem zuvor dessen EKG-Ontogenese beschrieben worden war [86]. „CO intoxicated (30% COHb saturation) newborn guinea pig as well as this species at the age of 25 days don't develop body mass reduction or heart mass hypertrophy. ECGs of newborns are normal. However, different ECG results compared to untreated controls are obtained during the early postnatal period, which are supposed to be of functional nature: whereas O2 supply to the intoxicated fetus seems to be sufficient for normal growth and heart development, O2 deficiency becomes remarkable in the newborn breathing CO in air. The lack of O2 seems to decelerate the postnatal decrease of pulmonary vascular resistance (PVR) which – as the most time consuming process during the transitional circulation period – is finished in guinea pigs under normal conditions at the age of two days. This decrease of PVR under the influence of the rise of pO2 following the physiological aeration of the lungs causes sudden volume loading of the left ventricle. Presumably, the increase of the left ventricular and diastolic pressure or volume is responsible for the early postnatal rightward shift of the QRS vector loop, which should be retarded and more pronounced under a pathophysiological delay of PVR decrease.

During the second half of the 1st week of life, the animals show an accelerated leftward shift of QRS loops. This development should depend on the pathological increasing volume load of both the ventricles due to the peripheral vasodilation with decreasing blood pressure and augmented cardiac output.

The obviously better tolerance to hypoxia of guinea pigs compared to other mammals (e. g. rats) could depend on the genetic adaptation to the lower atmospheric pO2 in the highlands of Peru, the natural homeland of this species" [87, p. 121].

Alle diese Daten waren Anlass zu einer zusammenfassenden Betrachtung:

„Zwei widersprüchliche Tendenzen der modernen diagnostischen Medizin sind auf dem Gebiet der Elektrokardiographie zu beobachten. Einerseits hat die Bedeutung des Elektrokardiogramms (EKG) im Ansehen zumindest der klinischen Disziplinen verloren. Häufig trifft man auf die Überzeugung, dass ein EKG im wesentlichen für die Diagnose von Rhythmusstörungen und als Triggerimpuls zur Auslösung von Kontrastmittelinjektionspumpen oder zur Zeitmarkierung der Herzaktionsphase auf echo- oder angiographischen Bildern noch nützlich ist, alle übrigen diagnostischen Felder, das Herz-Kreislauf- und Atemsystem betreffend, jedoch vorwiegend und besser durch verschiedene bildgebende Verfahren abgedeckt sind. Andererseits aber werden von der elektronischen Industrie auf breiter Palette EKG-Geräte angeboten, die dem Arzt das Arbeiten mit diesem als im ärztlichen Verständnis unentbehrlich akzeptierten diagnostischen Hilfsmittel erleichtern sollen. Ein Beispiel: ... Alle Zeit- und Amplitudenwerte aus sämtlichen 12 Standartableitungen werden automatisch gemessen und ca. 100 (!) Diagnoseaussagen angeboten und in vorzüglicher Schriftqualität ausgedruckt.

Was hat es mit der Diskrepanz zwischen dem gesunkenen Zutrauen zur Brauchbarkeit der EKG-Diagnose und der ausgefeilten elektronischen Technik zu ihrer Erlangung auf sich? Besteht die richtige Antwort auf diese Frage nur darin, zu sagen, dass, wer nicht über Echokardiographie, Subtraktionsangiographie, Computertomographie und/oder Kernspintomographie verfügt, sich mit dem vor mehr als 100 Jahren eingeführten EKG begnügen muß? Oder ist es nicht vielmehr so, dass das EKG als Ausdruck der elektrischen Aktion des Herzens gleichberechtigt und sinnvoll ergänzend neben den bildgebenden Techniken stehen sollte, die ihrerseits Aussagen über die Morphologie und die Bewegungsabläufe des Herzens ermöglichen?" [73 S. 28]. Die Antwort auf diese Frage war und ist unbedingt: JA, wie H. Sch. und Mitarbeiter in „Die Elektrokardiographie in der Pädiatrie", 1992 die am Institut erhobenen Befunde zusammenfassend, begründeten [73, 74].

2013 schrieb H. Sch [40]: „Als ich die schönen Versuche 1986 wegen meines Meerschweinchenasthmas aufgeben musste, hatte ich im eigenen Institut schon genügend Möglichkeiten, an Kindern und Jugendlichen arbeiten zu lassen. Das für den klinischen Gebrauch angepasste Nelson-System lieferte sehr gute Ergebnisse in jeder Altersstufe und bei angeborenen Rechtsherzfehlern vor und nach der Operation. Eine der fünf aus dem Institut verteidigten Promotionsarbeiten B [die Habilitationsschrift von R. Kluge] fußte auf solchen Ergebnissen, eine andere behandelte ein mathematisches Modell des wachsenden Herzens und wurde an der Physikalischen Fakultät verteidigt [Th. Eifrig]. Am Ende meiner naturwissenschaftlichen Arbeiten war eine Frage offen geblieben, die nach dem Grund für die frühe Rechtswanderung des VKG bei Neugeborenen, welche auch bei Meerschweinchen auftritt. Jetzt denke ich, dass es sich um eine vorübergehende funktionelle Schädigung des linken Ventrikels durch seine Überlastung im Zuge der Kreislaufumstellung handeln kann. Ich wüsste nicht, wie dieses Problem chronisch experimentell anzugehen wäre."

4.2 Animalische Entwicklungspathophysiologie

J. Schönfelder hatte seine bis dahin erhobenen Befunde, ergänzt durch weitere Untersuchungen, 1980 in seiner Habilitationsschrift, der Promotion B, über die „Ontogenese vestibulo-motorischer Reaktionen unter besonderer Berücksichtigung der postnatalen Entwicklung des vestibulo-okulären Reflexes" [88] dargestellt. Er fasste darin zusammen, was nach Beendigung der Untersuchungen über die Ontogenese der Riechfunktion in den 70ger Jahren über die Entwicklung der Funktion des Gleichgewichtsorgans in seinem Labor erarbeitet worden war, ergänzt durch neue eigene Untersuchungen. Einleitend wird hervorgehoben, „dass in den vergangenen Jahrzehnten sehr intensive Untersuchungen zur Aufklärung des Zusammenwirkens verschiedener Afferenzen beim Zustandekommen motorischer Bewegungsabläufe im Dienste der Körpergleichgewichtsregulation durchgeführt wurden." Ontogenetischen Beobachtungen wurden jedoch nur geringe Beachtung geschenkt. Schon Haeckel machte (1866) der Physiologie „die allgemeine Vernachlässigung der Entstehungsverhältnisse der Funktionen … zum Vorwurf". „Die vorliegende Arbeit hat deshalb die Aufgabe, eine Darstellung der postnatalen Ontogenese vestibulomotorischer Reaktionen anhand von Versuchen an einer geeigneten Tierspezies zu geben. Dabei werden der vestibuläre Rezeptor, die vestibulo-okulären Hirnstammneurone und der Augenbewegungsapparat in gleichen Altersabschnitten zu untersuchen sein, um ihren jeweiligen Anteil an der Entwicklung der vestibulär ausgelösten Reaktionen beschreiben zu können. … Bei der Darstellung der Ergebnisse wird zuerst die postnatale Funktionsentwicklung des Gesamtsystems besprochen, wobei als Beispiel für eine vestibulospinale Reaktion der Fallumkehrreflex (FUR) untersucht wurde. Es schließt sich die Beschreibung der vestibulär ausgelösten Augenbewegung in verschiedenen Altersabschnitten an. … In den folgenden Abschnitten wird eine Analyse der altersabhängigen Veränderungen einzelner Teilstrukturen des vestibulo-okulären Reflexbogens angestrebt. Sowohl der Bogengangs-Mechanik als auch den morphologischen und funktionellen Eigenschaften des Bulbusbewegungsapparates wurde besondere Aufmerksamkeit geschenkt. Die Darstellung von Ergebnissen der Nervus ampullaris-Stimulation gibt erste Auskünfte über funktionelle Veränderungen der beteiligten Hirnstrukturen“ [88, S. 15 ff]. Damit erfüllte die Arbeit auch die Aufgabe, den erreichten Untersuchungsstand für Diplomanden, Doktoranden und künftige Mitarbeiter zusammenzufassen und damit die Ausgangskenntnisse für deren weiterführende Arbeiten bereitzustellen, wie sich im Folgenden ergibt.

Zunächst übernahm J. Schönfelder nach erfolgreicher Verteidigung der Arbeit die Leitung des animalischen Laborbereichs. Durch den Eintritt von H. Tegetmeyer ins Institut und kurz darauf von A. Schaefer, ergänzt durch in Zwischenausbildung befindliche Doktoranden und studentische Diplomanden und Doktoranden, erweiterte sich die nun gemeinsame Arbeitkapazität.

In Fortsetzung des laufenden Programms entwickelte sich die Forschung zunächst in zwei Richtungen. Zum einen wurden die Untersuchungen über die Ontogenese vestibulo-motorischer Reaktionen mit der Beschreibung von ihnen zugrunde liegenden Teilmechanismen fortgesetzt, um deren Anteil an der Gesamtreaktion genauer zu erfassen. Und zum anderen wurden die bis dahin hauptsächlich vom phasisch stimulierten Bogengangsystem im Innenohr ausgelösten Augen- und Körperbewegungen nun durch die Untersuchung der vom tonisch stimulierten Maculasystem ausgelösten Bewegungen, ergänzt. Hinzu kamen Untersuchungen der wechselseitigen Beeinflussbarkeit dieser Bewegungskomponenten aufeinander. Die Befunde wurden von der Mitte der 80ger Jahre an, systematisch durch die Untersuchung der Wirkung der verschiedenen Formen von Sauerstoffmangel auf die postnatale Entwicklung der Motorik ergänzt. Die oben beschriebenen analogen Hypoxie-Untersuchungen über die Herzfunktionsentwicklung in der Abteilung vegetative Pathophysiologie erfuhren dadurch eine Ergänzung.

Sauerstoffmangel ist eine häufige Ursache frühkindlicher Organschädigungen, so dass deren Frühdiagnose und Verlaufskontrolle eine zwingende Notwendigkeit ist. Leistungsfähige Methoden, sie zu erkennen und quantitativ zu beschreiben, ist deshalb ein dringendes ärztliches Anliegen, dem auch diese Untersuchungen dienten.

Ein Haupterfolgsorgan vestibulomotorischer Reaktionen ist der Augapfel, dessen gesteuerte Bewegung die Blickfeldstabilisierung bei Kopf- und Körperbewegungen ermöglicht. Postnatal wachsen der Augapfel und mit ihm die äußeren Augenmuskeln. Es wurden deshalb von A. Schaefer die passiv mechanischen Eigenschaften des Bulbus-Gelenksystems in der postnatalen Ontogenese untersucht [89, 89a, 89b]. Die Augenbewegungen lassen sich direkt durch die Bestimmung des Augendrehwinkels messend verfolgen, oder indirekt über die Veränderungen des Elektromyogramms von äußeren Augenmuskeln. Bei fixiertem Kopf kann der Augendrehwinkel direkt gemessen werden: „On the cornea vertex of one (before the 11th day carefully opened) eye a mark was burned after cocainisation. A camera mounted at the frame and adjusted to the eye mark allows to take photograms of the eye position after each 15° rotation stepwise over 360° around and transversely to the animal's body axis, respectively“ [90]. Bei passiv oder aktiv bewegten Tieren lassen sie sich indirekt messen, entweder elektrookulographisch (EOG) oder mittels auf die Cornea aufgebrachter Sensorspulen, in denen, durch ein um das Versuchstier rotierendes Magnetfeld, eine Spannung induziert wird, deren Verlauf und Größe der Bewegung des Auges entspricht. „Für die Registrierung von Augenbewegungen mit Hilfe der Elektrookulographie ist ein korneo-retinales Potential (CRP) ausreichender Größe erforderlich. Das CRP ist ein … durch die Sinneszellen und nachgeschalteten neuronalen Strukturen produziertes … Bestandspotential, dessen Maximalwert zwischen Fundus und Cornea des Augapfels messbar ist. … Die Größe einer bei definierter Bulbusdeviation gemessenen Potentialdifferenz zwischen zwei im Lidwinkel angebrachten Ableitelektroden ist dem CRP proportional“. Dessen postnatale Entwicklung beim Kaninchen war unbekannt und zu untersuchen. „Zusammenfassend … [ergab sich, dass] die Ontogenese des CRP parallel zur retinalen Reifung erfolgt, d. h. zögernd in der ersten Lebenswoche und rasch in den anschließenden 14 Lebenstagen“ [91]. Die Eichung des Augenbewegungswinkels bei frei bewegten Kaninchen hatte diesen Altersgang des CRP zu berücksichtigen. „Die Sensorspulen zur Registrierung der Augenbewegungen wurden von Hand aus 10 Windungen lackisolierten Kupferrunddrahtes von 0,03 mm Durchmesser gefertigt und hatten Windungsdurchmesser von 4 , 5, 6, 8 mm“. [4.–28. postnatalen Lebenstag]. „Sie wurden unmittelbar vor der Bewegungsregistrierung mit kleinen Tröpfchen Gewebekleber auf dem Rand der anästhesierten Cornea befestigt. Die verdrillten freien Enden der Augenspulen wurden aus dem hinteren Lidwinkel geleitet und … an die Kontakte eines Miniaturröhrensockels angelötet, … der in Lokalanästhesie auf der frei präparierten Schädelkalotte chronisch fixiert worden war“ [93, S. 30].

Die „Methode zur Ableitung des Elektromyogramms von den äußeren Augenmuskeln bei wachen Labortieren in der Wachstumsperiode“ [92] hatte den Forderungen zu genügen: „ 1. sie müssen bei ein und demselben Tier wiederholt anwendbar sein, damit Längsschnittuntersuchungen über einen bestimmten Lebens- und Entwicklungsabschnitt möglich werden und das Versuchstier soweit unverletzt bleibt, wie es eine ungestörte Pflege und Aufzucht durch das Muttertier erfordert; … und den mit steigendem Alter sich ändernden Schädelmaßen der Tiere Rechnung tragen; 2. müssen die Ableitelektroden möglichst klein und leicht sein“. Die zunächst entwickelten Elektromyogramm-Nadelelektroden mussten vor jedem Versuch neu eingestochen werden, sie eigneten sich deshalb nur für Längsschnittuntersuchungen der äußeren Augenmuskeln, weil die Muskeln, zwischen Bulbus oculi und Orbitalwand ausgespannt, während ihrer Kontraktion die Lage nicht verändern. Anders als die Skelettmuskeln, deren Kontraktion ist immer auch mit eigenem Ortswechsel verbunden. Es war deshalb eine Ableitmethode zu entwickeln, bei der über die gesamte postnatale Untersuchungs- und Wachstums-Zeitspanne die während der Kontraktion mitbewegten Elektroden an der Implantationslokalisation verblieben, und das Elektromyogramm aus dem jeweiligen Muskel bei dessen Bewegungen, artefaktfrei abzuleiten ermöglichten.

„Die Entwicklung motorischer Reaktionen ist zum Zeitpunkt der Geburt des Kaninchens nicht abgeschlossen. So bildet sich der Fallumkehrreflex … im Verlaufe der ersten 14 Lebenstage aus. Die motorische Innervation der Muskulatur der vorderen und hinteren Extremitäten ist vom Stand der Entwicklung des Gehirns und der zerebro-spinalen Verbindungen abhängig. Die Ausbildung des spinalen motorischen Apparates und seiner Koordination erfolgt in kranio-kaudaler Richtung. Durch die Registrierung der Muskelaktivität der vorderen und hinteren Extremität des Kaninchens können Rückschlüsse auf den Verlauf der Entwicklung der motorischen Koordination vorgenommen werden. … Die abgeleiteten Muskelpotentiale geben Auskunft über die Aktivitätsstärke und den Zeitverlauf der Muskelkontraktion. Eine Voraussetzung besteht darin, dass Elektromyogramme (EMGe) mehrerer Muskeln synchron abgeleitet werden können. … [Sie] müssen unter gleichen Bedingungen wiederholbar sein, um Entwicklungsaussagen mit Hilfe von Längsschnittuntersuchungen treffen … zu können“ [94, S. 1]. Die bipolaren EMG-Ableitelektroden „bestanden aus zwei

Teilen, der eigentlichen Elektrode (0.1 mm Durchmesser) und dem Ableitkabel. (0,5 mm Durchmesser)" [95, S. 14] „Der Elektrodendraht wurde in seinem mittleren Bereich in einer Strecke von 0,5 mm abisoliert und schlaufenförmig so durch den Muskel gezogen, dass dieser Bereich in die Mitte des Muskelbauchs zu liegen kam. Das distale Elektrodendrahtende wurde isoliert und mit dem proximalen so verbunden, dass es eine Schlaufe bildete, deren Scheitel abisoliert als die eigentliche Elektrode im Muskel lag. Das proximale Ende dieser Schlaufe wurde mit einer hochflexiblen Ableitlitze verlötet, die Lötstelle isoliert und distal mit einem der Kontakte eines auf der Schädelkalotte dauerimplantierten Miniaturröhrensockels verlötet. Bis zu acht solcher Kontakte konnten mit Muskelelektroden verlötet werden. Mit einem Stecker wurden die EMG-Potentiale von den Röhrensockelkontakten über ein hochflexibles Kabel den Eingangskontakten des Elektromyographen zugeleitet. Die so abgeleiteten EMGe waren bei aktiven freien und auch bei passiven Bewegungen, wie sie u. a. während des freien Falls auftreten, über die ganze postnatale Entwicklungsperiode artefaktfrei ableitbar" [95].

Mit diesem Repertoire gemeinsam entwickelter verschiedener Bewegungsregistriermethoden untersuchten J. Schönfelder, H. Tegetmeyer, A. Schaefer, A. Pudell, Th Schwartze u. a. die postnatale Entwicklung der normalen motorischen Koordination von Augen-, Kopf- und Körperbewegungen und deren Veränderungen infolge einer peri- bzw. postnatalen Hypoxie. Sollten motorische Bewegungsabnormitäten infolge der Hypoxie auftreten, so war zu prüfen, ob deren ableitbare Parameter geeignet seien könnten, als diagnostische Kriterien und zur Verlaufskontrolle auch früh*kindlicher* Hypoxieschädigungen verwendet zu werden.

Um mögliche pathologische Entwicklungen der Motorik nach postnataler Hypoxie erkennen zu können, war immer die Kenntnis ihrer unbeeinflussten Entwicklung Vorraussetzung. Deren Daten machten die Befunde von den ‚Kontrolltieren' aus, mit denen die der hypoxiebelasteten Versuchstiere zu vergleichen waren.

Die Untersuchung der ontogenetischen Entwicklung statischer, durch die Stimulation der Maculaorgane im Innenohr auslösbarer, Kopf- und Körperhaltungs-Reaktionen, führte zunächst zu folgenden Befunden: „The head holding reflex does not function in fetal guinea pigs. 15–20 min after cord clamping and the onset of spontaneous respiration the animals develop the head holding reflex and vestibular nystagmus. 30–35 min after birth the fall-turn-down reflex becomes functioning. From this age onwards the vestibular induced behaviour patterns of the guinea pig are perfect. Therefore the postnatal development of a statoreceptor induced reaction was studied in prematurely born rabbits whose body position in space could be changed stepwise. The eye rotation angles of the stimulated rabbits were recorded photographically. Already from the 2nd postnatal day onwards, an eye rotatory movement was observed after each 10 degrees rotation step around the transversal body axis. A maximal statoreceptor stimulus, the 90 degrees, or upside-down position, induced an eye rotation angle of 20 degrees in animals ages 2 days and 45 degrees in those aged 20 days. The functional development of the receptor cells, the relay nuclei and/or the extraocular muscle cells may be responsible for this behaviour“ [96].

Als mögliche Ursache für diesen Entwicklungsgang wurden zunächst die Struktur und funktionelle Eigenschaften des Rezeptororgans im Laufe der postnatalen Entwicklung des Kaninchens mit folgendem Ergebnis untersucht: „The size of the macula area and the sensory cell numbers doesn't differ significantly between newborn and adult rabbits; in human newborns and adults the same phenomenon has been observed. The statoconia are of equal size in newborn and adult rabbits; the total weight of otoconia does not change with rabbit's age, too. Finally, the mean gravity induced influence on the sensory cilia of the macula hair cells was calculated to be equal in all age groups. It might be expected then, that the observed developmental course of macula stimulation induced eye movements is not caused by the biophysical behaviour of the sensory organs“ [90, p. 455].

Die detaillierte Untersuchung aller Bewegungskomponenten der sich im Laufe der postnatalen Entwicklung infolge von Maculareizen einstellenden Augenbewegungen ergab, dass, obwohl die kompensatorischen Gegenrollungen bzw. Vertikaldeviationen der Augen dominieren, die beobachteten Bulbusstellungen in den verschiedenen Kipp-Positionen immer eine Folge kombinierter horizontaler, vertikaler und rollender Augenbewegungen sind. Während der postnatalen Entwicklung des Kaninchens bilden sich bis zum 2. Lebensmonat typische Augenbewegungsmuster im Verlaufe der 360°-Rotationen heraus. Offenbar sind die Maculae utriculi aufgrund der Polarisationsrichtungen ihrer Sinneszellen in der Lage, das Innervationsmuster für die tonischen Augenmuskelkontraktionen zu generieren, die diese Augenbewegungsformen verursachen.

Das zu untersuchen war u. a. der Gegenstand von H. Tegetmeyers Habilitationsschrift. Dazu wurde „die elektrische Aktivität der äußeren Augenmuskeln des postnatal wachsenden Kaninchens bei statischer verstibulärer Reizung … durch die Integration der für jede Kippstellung gemittelten elektrischen Aktivität des M. rectus superior und M. obliquus superior in 144 Kippstellungen bewertet, die im Verlauf der schrittweisen Kippung (15°-Schritte) in beiden Richtungen um die drei orthogonalen Körperachsen, eingenommen wurden. Nach dem ersten Lebensmonat zeigte die elektrische Augenmuskelaktivität ... eine feste Abhängigkeit von der Kippstellung des Tieres im Raum. Der Kurvenverlauf der EMG-Aktivität während der 360°-Kippungen war sinusähnlich. Die Musculi rectus superior et obliquus superior eines Auges kontrahierten bei Kippung um die Körperquerachse überwiegend synergistisch, bei Kippung um die Körperlängsachse überwiegend antagonistisch und tragen damit zur Generierung kompensatorischer Augenstellungen bei. Bei sehr jungen Versuchstieren (erste Lebenswoche) verliefen die Kurven der integrierten mittleren elektrischen Augenmuskelaktivität während schrittweiser Kippung jedoch noch unregelmäßig. Ungeachtet der ständigen Schwankungen der EMG-Aktivität während der ersten Lebenstage, zeigte die Stärke der mittleren Aktivität der äußeren Augenmuskeln in allen untersuchten Lebensaltern eine deutliche Abhängigkeit von der Richtung und dem Betrag der Kippung im Raum. Für jeden Augenmuskel ließ sich eine typische Kippstellung des Versuchstiers im Raum ermitteln, die eine maximale EMG-Aktivität des betreffenden Muskels hervorruft. ... Die Analyse zum Vergleich der Koordination der tonischen Augemuskelkontraktion bei Kaninchen verschiedenen Lebensalters erfolgte durch Berechnung der für jeden Augenmuskel typischen Kippstellung mit maximaler EMG-Aktivität aus den Aktivitätsverläufen in den drei Kippebenen. Diese Kippstellungen wurden als Vektor tonischer vestibulärer Augenmuskelinnervation im Koordinatensystem des Kaninchenkopfes angesehen, weil dann eine maximale vestibuläre Erregung über die Otolithenmembran zu erwarten ist, wenn die Richtung der Schwerkraftwirkung und die gemeinsame Polarisationsrichtung aller tonisch reagierenden Rezeptorzellen, über die der betreffende Augenmuskel innerviert wird, übereinstimmen. ... Gleiche Augenmuskeln werden in gleichen Kippstellungen maximal erregt. ... Die Vektororientierung und damit die Koordination der tonischen Augenmuskelkontraktion bei statischer vestibulärer Reizung ändern sich beim Kaninchen im Lauf der postnatalen Entwicklung nicht wesentlich. ... Im Gegensatz zu älteren Tieren waren Kaninchen bis zum 10. Lebenstag noch nicht in der Lage, auf abgestufte Schwerkraftreize ständig mit der Reizstärke streng proportionalen Änderungen der tonischen Augenmuskelaktivität zu reagieren. ... Nach frühpostnataler Hypoxiebelastung war der Mittelwert der Gesamtamplituden der kompensatorischen Gegenrotation der Augen bei Kippungen um die Körperquer-, wie um die Körperlängsachse geringer und steigerte sich mit dem Lebensalter. … Offensichtlich limitiert nicht nur das Innervationsmuster, sondern auch die mögliche Kraftentfaltung die Amplitude tonischer Augenrotationen in den ersten beiden Lebenswochen deutlich". [93, S. 52 ff].

Hypoxiebelastung am 2. Lebenstag bewirkt einen am 10. Lebenstag deutlichen Entwicklungsrückstand des tonischen vestibulookulären Reflexes, dessen weitere Entwicklung „zwischen dem 10. und 20. Lebenstag sowohl beschleunigt als auch modifiziert verläuft". [93, S. 76]

Parallel zu diesen *tonischen* vestibulomotorischen Reaktionen wurde die „postnatale Entwicklung motorischer Reaktionen bei Fallreizung an normalen und hypoxisch belasteten Versuchstieren mit Hilfe einer elektromyographischen Methode", und damit eine *phasische*, untersucht. „Zu den Versuchen wurden 12 Geschwisterpaare verwendet, von denen je ein Tier einer einmaligen Hypoxie innerhalb des 1. Lebenstages über 3 Stunden ausgesetzt worden war. Die Elektromyogramme (EMG) wurden vom Musculus triceps brachii, vom M. brachialis und vom M. quadriceps femoris während Fallreizung aus 50 cm Höhe abgeleitet. Bei Beurteilung der mittleren EMG-Aktivitätsverläufe unterschieden sich die Muskelreaktionen während der Fallphase nicht im Verlauf der postnatalen Ontogenese zwischen hypoxisch belasteten Kaninchen und Kontrolltieren. Der Hypoxieeinfluss äußerte sich jedoch in der Veränderung einzelner Parameter nach detaillierter quantitativer EMG-Analyse. … Eine Diskriminanzanalyse ermöglichte den Nachweis der andauernden Schädigung im Funktionsbereich der Extremitätenmuskulatur durch eine frühpostnatale, kurzfristige Hypoxiebelastung. Durch die tierexperimentelle Arbeit wird ein Ansatz für eine schon an jungen Säuglingen durchführbare Frühdiagnostik perinataler Hirnschädigungen aufgezeigt. Die Diagnosesicherung müsste wahrscheinlich die Untersuchung weiterer motorischer Reaktionen, z. B. der Spontanmotorik, einbeziehen" [95, S. 81].

Das geschah in den folgenden Untersuchungen über die „postnatale Entwicklung der Koordination von Kopf- und Rumpfbewegungen bei frühpostnatal hypoxiebelasteten Kaninchen". „Das Prinzip dieser Methode der Bewegungsregistrierung besteht darin, dass an den interessierenden bewegten Strukturen kleine Sensorspulen angebracht werden. Innerhalb eines homogenen, rotierenden Magnetfeldes werden in diesen Spulen Wechselspannungen induziert, deren Phasenlage in Bezug auf den Feldvektor von der Winkelstellung der Sensorspulen in der Rotationsebene des Feldes und deren Amplitude vom Winkel zwischen Sensorspulebene und Rotationsebene des Magnetfeldes abhängen" [93, S. 29]. „Der Einfluss der Hypoxiebelastung auf die Koordination von Augen- und Kopfbewegungen [93, S. 134] … zeigte sich am 14. und 20. Lebenstag in einem Einfluss auf die Parameter der saccadischen Bewegungen des Auges im Kopf, des Kopfes zum Rumpf und auf die Kombination beider Bewegungskomponenten. … Die saccadischen Bewegungen des Auges im Kopf waren bei den Hypoxietieren am 14. Lebenstag signifikant langsamer und von geringerer Amplitude als bei den Kontrolltieren", am 20. Lebenstag nicht mehr. „Die saccadischen Bewegungen des Kopfes zum Rumpf erfolgten bei den Hypoxietieren am 14. als auch am 20. Lebenstag mit geringerer mittlerer Geschwindigkeit als bei den Kontrolltieren. … Der Anteil der bei noch unbewegtem Kopf ausgelösten saccadischen Augenbewegungen war bei den Kontrolltieren am 14. und 20. Lebenstag größer als bei den Hypoxietieren. … Die im Verlauf der zweiten Lebenswoche beobachteten Auswirkungen der postnatalen Hypoxiebelastung können als Ausdruck einer beeinträchtigten oder zumindest verzögerten Funktionsentwicklung zentralnervöser Strukturen des Hirnstammbereiches angesehen werden. Der Ausgleich von Funktionsdefiziten zwischen dem 10. bzw. 14. und 20. Lebenstag ist jedoch nicht nur als das Aufholen eines Entwicklungsrückstandes zu werten. Die veränderten Formen der Bewegungsstruktur und Bewegungskoordination am 20. Lebenstag nach Hypoxiebelastung zeigen, dass die Kompensation der genannten Funktionsdefizite auch durch den Einsatz veränderter Bewegungsstrategien und adaptiver Leistungen des Zentralnervensystems erreicht wird. Die Untersuchung spontaner Augen- und Kopfbewegungen stellt damit einen Erfolg versprechenden Ansatz dar, um mit Hilfe einer detaillierten Bewegungsanalyse auch beim Menschen eine pränatale oder perinatale hypoxisch-ischämische Hirnschädigung in der frühen Postnatalperiode erkennen zu können." [93, S. 164] [101].

Die Wirkung definierter perinataler Hypoxie auf die Entwicklung der untersuchten Bewegungsmuster war also unterschiedlich.

Diese Untersuchungen wurden noch durch weitere ergänzt, die das den beobachteten Hypoxiefolgen zugrunde liegende Funktionsgefüge betrafen. So wurde die differente Hypoxieempfindlichkeit vestibulärer Neurone untersucht [102] und NMR-spektroskopisch die Wirkung von Sauerstoffmangel auf das Gehirn neonataler Kaninchen [103].

Die Induktionsspulenmethode wurde von der Zahnärztin A. Pudell zur Analyse des Einflusses einer perinatalen Hypoxiebelastung auf die Entwicklung der postnatalen Kaubewegungen beim frei beweglichen Kaninchen eingesetzt [104, 105].

4.3 Die Forschungsberichte

Sie waren schriftlich einzureichen und in der Jahresversammlung der Hauptforschungsrichtung „Schwangerschaft und frühkindliche Entwicklung“ (deren Leiter war Prof. Dr. W. Braun, der Direktor der Universitätskinderklinik in Leipzig), mündlich vorzutragen und zu verteidigen.

Jedes medizinische Forschungsanliegen oder -thema ordnete sich einer der „Hauptforschungsrichtungen (HFR)“ des Ministeriums für Gesundheitswesen zu. Der Forschungsschwerpunkt ‚Entwicklungs(patho)physiologie‘ hatte sich bereits seit 1980 der HFR 30 „Schwangerschaft und frühkindliche Entwicklung“ aufgrund seines Forschungsprofils angeschlossen. Dadurch wurde die Klinik für Kindermedizin der Leipziger Universität als Leitinstitution der HFR zum ‚Auftraggeber‘ für die Forschung in der Abteilung und dann des Instituts für Pathologische Physiologie, der gegenüber sie über den Inhalt und den Fortgang der Untersuchungen rechenschaftspflichtig war. Diese Rechenschaftspflicht hatte die Form eines schriftlichen Antrags, der die Begründung des Forschungsthemas, den Zeitraum seiner Bearbeitung, Finanzaufwand, Forschungsgerätebedarf und schließlich den zu erwartenden Nutzen für die klinische Anwendung der vermutlichen Resultate beinhaltete. Im Verlauf der Themenbearbeitung wurden die Berichtsstufen 1 bis 4 durchlaufen deren jede ein Kalenderjahr umfasste. G1 (G ist ‚Grundlagenforschung‘) begründete in der ‚Eröffnungsverteidigung‘ vor dem wissenschaftlichen Rat der HFR oder von ihm empfohlenen Gremien, das Forschungsanliegen, und G4 war in aller Regel die Abschlussverteidigung des Forschungsthemas nach 4 Bearbeitungsjahren. An sie schloss sich oft die G1-Verteidigung der weiterzuführenden Untersuchungen an. Die erfolgreiche Verteidigung und Diskussion der erreichten Ergebnisse war die Vorrausetzung für die Bewilligung der für das kommende Jahr zu beantragenden Forschungsgelder. Aus der Vielzahl laufender Forschungsarbeiten wurden jeweils solche zur Verteidigung ausgewählt, die weitergeführt oder abgeschlossen werden sollten. Die Vortragenden waren die das zu verteidigende Thema bearbeitenden Wissenschaftler, die sich damit zugleich vorstellten und sachlich auswiesen. Abschnitte aus einzelnen Berichten werden im Folgenden zitiert, um Inhalt und Form der Berichterstattungen zu dokumentieren. Zugleich ist in ihnen die Forschungsentwicklung, die unter 1.3.5 und 1.3.6. dargestellt ist, zusammengefasst beschrieben. Die Berichte sind inhaltlich und jeweils chronologisch geordnet; zuerst wird über die entwicklungskardiologischen und dann über die entwicklungsneurologische Untersuchungen vorgetragen.

Ab 1985 waren die erfolgreich verteidigten Themen und Vortragenden:

Entwicklungskardiologie

S. Dellas: ‚Experimentelle Beeinflussung des extrakardialen Shunts in der Neugeborenenperiode – nichtinvasive Diagnostik (EKG) während der postnatalen Kreislaufumstellung (Tierversuche)'. Forschungsbericht G4, 1985.

„Bei menschlichen Früh- und Neugeborenen, aber auch bei Ratten, Kaninchen und Meerschweinchen treten während der ersten postnatalen Lebenstage elektrokardiographische Veränderungen auf, welche sich nicht mit der kontinuierlich verlaufenden morphologischen Entwicklung vereinbaren lassen. … Deutlich sichtbar ist die Herausbildung eines zusätzlichen Übergewichtes der nach rechts gerichteten QRS-Vektorschleifenanteile. Die größte Rechtsverschiebung der QRS-Vektorschleife neugeborener Meerschweinchen ist am 2. und 3. Lebenstag zu beobachten. Bei menschlichen Neugeborenen kann die Rechtsverschiebung der QRS-Vektorschleife schon im Verlauf des ersten Lebenstages sichtbar werden. … Das Übergewicht der nach rechts gerichteten QRS-Vektorschleifenanteile bildet sich bei den genannten Spezies im Laufe der folgenden Lebenstage wieder zurück, um letztlich zu dem vom Erwachsenen bekannten Bild des deutlich nach links gerichteten Vektorkardiogramms zu führen. Um den bisher nur vermuteten Zusammenhang zwischen den während der postnatalen Kreislaufumstellung zu einer Volumenbelastung des linken Ventrikels führenden hämodynamischen Veränderungen und den Änderungen des Vektorschleifenbildes nachweisen zu können, war die gezielte Erhebung funktioneller Herz-Kreislaufdaten bei gleichzeitiger Ableitung von Elektrokardiogrammen erforderlich. Da sich die Anwendung invasiver Verfahren hierbei nicht umgehen ließ, erwies sich die Durchführung einer tierexperimentellen Studie als notwendig. … Aus der Vielzahl von Verfahren zur Quantifizierung duktaler Shuntminutenvolumina galt es eines auszuwählen, für welches trotz der Kleinheit der Versuchstiere die erforderlichen Messwerte mit ausreichender Genauigkeit erhoben werden konnten. … Deshalb entschieden wir uns für die Qxymetrie. … Unter mikroskopischer Sicht präparierten wir die Arteria axillaris zur Entnahme präduktalen arteriellen Blutes, die A. femoralis zur Entnahme postduktalen arteriellen Blutes und die V. jugularis …. Es ließ sich bei keinem der untersuchten Meerschweinchen nach der vollendeten ersten Lebenswoche ein duktaler Rechts-Links-Shunt nachweisen.

Der zweite Teil der Aufgabenstellung war die experimentelle Klärung der Frage, ob die Verminderung des Lungengefäßwiderstandes bei verschlossenem Ductus arteriosus zu dem für die frühe Neugeborenenzeit charakteristischen QRS-Veränderungen führen kann. Bei 2 Tage alten Meerschweinchen bietet sich hierzu aus folgenden Gründen eine i. v. Infusion von Prostaglandin E2 (PGE2) an:

1.) Durch Infusion von PGE2 ist es möglich, bei Meerschweinchen eine Abnahme des Lungengefäßwiderstands zu erzeugen. 2.) PGE2 wird während einer einzigen Passage durch die Meerschweinchenlunge vollständig abgebaut. Aus diesem Grunde ist keine Widerstandsänderung im Körperkreislauf zu erwarten. …

Die durch experimentelle Senkung des Lungenwiderstandes verursachte linksventrikuläre Volumenbelastung führte zu einer deutlichen Beeinflussung der Erregungsausbreitung über das Myokard. … Aufgrund des Ergebnisses unserer Experimente kann geschlussfolgert werden, das die Verstärkung der nach rechts gerichteten Momentanvektoren durch eine akute linksventrikuläre Volumenbelastung verursacht wird, welche auf den, bei dieser Spezies im gleichen Zeitraum wesentlich abnehmenden, Lungengefäßwiderstand zurückzuführen ist.

Überführung: Hieraus ergibt sich die Möglichkeit, die nichtinvasive Methode des EKGs in Zukunft auch für die Diagnostik pulmonaler Adaptationsstörungen einzusetzen. Voruntersuchungen werden mit dieser Zielstellung in der Abt. Neonatologie der Klinik für Kindermedizin durchgeführt."

S. Kösling: ‚Die Entwicklung des vektorkardiographischen Bildes und des relativen Zellvolumens der Erythrozyten beim Meerschweinchen vom ersten bis fünften Lebenstag.' *Text des Promotionsverteidigungsvortrages* und zugleich der Forschungsbericht G4 vom 15.08.1986.

„In der Neugeborenenperiode werden unabhängig von der Spezieszugehörigkeit rasch sich entwickelnde, kurzzeitige EKG-Veränderungen beobachtet, die aufgrund ihres frühzeitigen Auftretens nicht auf Wachstumsprozesse an den Herzmuskelfasern zurückgeführt werden können. Als mögliche Ursache zogen wir den Brody-Effekt in Erwägung. Brody analysierte 1956 theoretisch den Einfluss von Thoraxinhomogenitäten auf die kardioelektrischen Summenpotentiale und kam zu der Feststellung, dass das intrakardiale Blut dabei von wesentlicher Bedeutung ist. Durch das in den Herzkammern befindliche Blut, das einen niedrigeren spezifischen Widerstand besitzt als das Myokard, breiten sich radial zur

Herzhöhle entstehende Potentiale verstärkt und tangentiale abgeschwächt auf die Körperoberfläche aus. Der Einfluss des Herzblutes auf das Oberflächenpotentialfeld hängt demnach einerseits vom Verhältnis der elektrischen Widerstände von Blut und Myokard zueinander und andererseits von der Richtung der Erregungsausbreitung in Relation zu den Herzkammern ab. Nelson und Mitarbeiter veränderten über Austauschtransfusionen beim Hund den Hämatokrit (Hk)-Wert, der eine wesentliche Determinante des Blutwiderstandes ist und zu ihm in direkter Proportionalität steht. Mit abfallendem Hk treten eine Vergrößerung der radialen und eine Verringerung der tangentialen Erregungsanteile auf. Umgekehrt verhielten sich die Körperoberflächenpotentiale bei Erhöhung des Hämatokrits. … Untersuchungen über den Brody-Effekt wurden bisher nur an erwachsenen Individuen oder diesen entsprechenden Modellen durchgeführt und der kindliche Organismus dabei unberücksichtigt gelassen. Bekanntlich vollziehen sich aber in der postnatalen Entwicklungsphase der meisten Spezies erhebliche Veränderungen des Hk-Wertes auf physiologischem Wege. Wir stellten uns deshalb die Frage, ob sich ein Zusammenhang zwischen Verhalten des Hämatokrits und den im Neonatalalter beobachteten raschen Veränderungen des kardioelektrischen Bildes finden lässt. … Die täglichen EKG-Ableitungen erfolgten in dem von Eifrig und Mitarbeitern an das Meerschweinchen adaptierten orthogonalen Nelson-System unter Verwendung von chronisch implantierten Subkutanelektroden. Elektrogrammableitungen erfolgten von insgesamt 37 Meerschweinchen. Bei 12 dieser Tiere registrierten wir zusätzlich zum EKG, zu dessen genauerer Auswertung, die Atmungskurve mit Hilfe eines Venenpulsabnehmers. … In die Berechnung des Dipolmoments M gehen Spannungs-, Körperdimensions- und Leitfähigkeitswerte ein. Für eine hinlänglich exakte Dipolmomentbestimmung konnten die in der Integration enthaltenen Potentiale über die gesamte Körperoberfläche am Meerschweinchen auf 20 Ableitungsstellen begrenzt werden.

Um keine durch eine unzureichende Erythrozytenregeneration verfälschten Hb-Werte zu erhalten, wurde Blut im 48-Stunden-Intervall (aus dem retrobulbären Venensinus) entnommen. … Ergebnisse: Die Abweichungen der Oberflächenpotentiale zwischen In- und Expiration unter Spontanatmungsbedingungen sind vernachlässigbar gering. Der hohe Hk zum Zeitpunkt der Geburt ist auf eine gesteigerte fetale Erythropoese zurückzuführen. Die sich postnatal anschließende Verringerung des Hämatokrits wird beim Meerschweinchen am wahrscheinlichsten durch eine Verkleinerung des Einzelerythrozyten verursacht, welche mit der Umwandlung des jugendlichen makrozytären zum reifen Erythrozyten einhergeht. … Unsere Befunde ergaben keinen nachweisbaren systematischen

Einfluss des Hb-Abfalls auf das postnatale Vektorkardiogramm. … Es müssen demzufolge noch andere Prozesse, hämodynamischer oder morphologischer Art, vorhanden sein, die das neonatale EKG stärker als der Brody-Effekt beeinflussen und diesen im elektrographischen Erscheinungsbild an der Körperoberfläche überdecken. Ihre Aufklärung bedarf eines anderen experimentellen Ansatzes."

Dazu im G4-Verteidigugsprotokoll vom 15.8.86: „Dieses Ergebnis hat Bedeutung für die Frage der Abgrenzbarkeit normaler von pathologischen EKG-Befunden im Rahmen der Herzkreislaufdiagnostik sehr junger Altersstufen und steht im Dienste der Validisierung nichtinvasiver Verfahren zur Aufdeckung von Herzfehlern, die frühzeitigen Therapiemaßnahmen zugeführt werden müssen.

Praxisüberführung: das Thema steht im Rahmen komplexer tierexperimenteller Herz-Kreislaufforschung der Peri- und frühen Postnatalzeit. Das Ergebnis fließt in das Gesamtkonzept der weiterlaufenden Grundlagenuntersuchungen des Forschungsauftrages ‚Entwicklung des kardioelektrischen Feldes' ein".

R. Kluge: ‚Die Beeinflussung von Lungenmechanik und Gaswechsel durch verschiedene Beatmungsvarianten bei Überdruckbeatmung im Vergleich zur Spontanatmung – Versuche am Meerschweinchen.' Forschungsbericht G4, 1986

„Zu den unverzichtbaren Routinemethoden im Tierversuch gehört die maschinelle Überdruckbeatmung. Sie stellt jedoch eine komplizierte Methode dar, bei der eine Reihe von Beatmungsgrößen – der Druck bzw. das Volumen, die Frequenz, das Inspirations-Expirationsverhältnis, der Strömungsverlauf und die Zusammensetzung der Beatmungsluft – ausgewählt und kontrolliert werden müssen. Bei Anwendung ungeeigneter Parameter entwickeln sich pathophysiologische Veränderungen von Lungenmechanik, Gaswechsel und im Herz-Kreislaufsystem, die schwerwiegende Auswirkungen auf den Gesamtorganismus zur Folge haben. … Obwohl Meerschweinchen zu den am meisten verwendeten Labortieren gehören und häufig künstlich beatmet werden, gibt es für diese Spezies kein erprobtes und bewährtes Beatmungsmuster. … Eine systematische Studie sollte deshalb die Wirkung verschiedener Varianten auf das erwachsene Meerschweinchen untersuchen und anwendbare Beatmungsmuster finden. Ein erster Richtwert sollte dabei das physiologische Spontanatemverhalten dieser Tiere sein. Beim Literaturstudium zeigte sich jedoch, dass auch über die Spontanatmung erwachsener Meerschweinchen keine ausreichende Kenntnis besteht. … Aus der Vielzahl von Verfahren zur Messung dynamischer Atemparameter galt es eines auszuwählen, welches trotz der Kleinheit der Versuchstiere eine ausreichende Genauigkeit der Messwerte gibt, gleichzeitig ein ungestörtes Atemverhalten zulässt und für dessen Durchführung die notwendigen gerätetechnischen Voraussetzungen erfüllt waren. Wir entschieden uns für die Ganzkörperplethysmographie. …

In einer ersten Messserie wurden 9 Meerschweinchen über 2 Stunden mit Parametern entsprechend der Spontanatmung dieser Tiere beatmet. … Ausgehend von einem Normwert von 10 ml/kPa verminderte sich die Compliance im Verlauf der Beatmung auf Werte unter 2 ml/kPa. Dabei bestand bereits nach Ablauf der ersten Beatmungsviertelstunde eine hochgradige Compliancestörung mit Werten um 3 ml/kPa. Als morphologisches Korrelat dieser Dehnbarkeitsabnahme waren zu Versuchende großflächige Atelektasen, besonders in den dorsalen Lungengebieten, makroskopisch nachweisbar. Es entwickelte sich eine schwere Hypoxämie mit O2-Partialdruckwerten um 5 kPa, was eine Verminderung der Sauerstoffsättigung auf unter 50% bedingte. Gleichzeitig bestand eine unkompensierte respiratorische Azidose. …

Das in der tierexperimentellen und klinischen Praxis geübte Verfahren einer Beatmung mit Spontanatemparametern führt also beim Meerschweinchen zu schwersten Störungen von Lungenmechanik, Gaswechsel und Säurebasenhaushalt. Auch bei Mensch, Schwein, Hund und Kaninchen wurden von verschiedenen Autoren bei gleichem Vorgehen Complianceminderungen um 15 bis zu 70% der Norm und Hypoxie nachgewiesen, die Störungen waren jedoch nicht so ausgeprägt, wie von und am Meerschweinchen beobachtet. … Die physiologische Inspirationsdauer ist also unter Beatmungsbedingungen zu kurz für eine gleichmäßige Belüftung, was pathologisch vergrößerte Zeitkonstanten einzelner Alveolargebiete beweisen, die nur mit einer regionalen Zunahme der Atemwiderstände erklärbar sind. … Eine mögliche Ursache für die besonders stark ausgeprägten Störungen bei der Meerschweinchenbeatmung mit Spontanbeatmungsparametern könnte deshalb eine stärkere Atemwegsobstruktion in den abhängigen Lungenpartien sein. Die Auswirkungen einer Vergrößerung der Inspirationsphase am Atemzug bei Überdruckbeatmung von 30% auf 70% erbrachte keine entscheidende Verbesserung von Lungenmechanik und Gaswechsel. Wiederum kam es zu einer Globalinsuffiziens und großflächigen Atelektasen. In einer weiteren Versuchserie wurde der Effekt vergrößerter Insufflationsvolumina (6, 8 und 10 ml) bei konstanter Minutenventilation von 300 ml/min untersucht. Mit steigendem Insufflationsvolumen kam es zu einer signifikanten Verbesserung der Compliance. Bei einem Insufflationsvolumen von 10 ml, was dem 4 bis 5fachen des physiologischen

Atemvolumens entspricht, trat nur eine geringgradige Complianceverminderung um etwa 10% des Ausgangswertes auf, das arterielle Blut war während der gesamten Beatmungsdauer vollständig mit Sauerstoff gesättigt. Da bei dieser Beatmungsvariante aber eine Hyperventilation mit Partialdruckwerten um 3 kPa erzeugt wurde, wurden in einer weiteren Versuchsserie die Auswirkungen der schrittweisen Verminderung der Minutenventilation auf 250 und 200 ml/min bei Anwendung eines konstanten Insufflationsvolumens von 10 ml untersucht. Der CO2-Partialdruck konnte mit einer Minutenventilation von 200 ml/min im Normbereich gehalten werden, gleichzeitig bestanden eine Compliance von 90% der Norm und eine Sauerstoffsättigung von 85%. Die günstigen Wirkungen des großen Insufflationsvolumens blieben also auch bei niedrigen Beatmungsfrequenzen erhalten. … Zusammenfassend kann zur Beatmung erwachsener Meerschweinchen eine Niedrigfrequenzbeatmung mit einem Insufflationsvolumen von 10 ml bei einer Beatmungsfrequenz von 20/min und einem Inspirations-Expirations-Verhältnis von 2 zu 3 empfohlen und physiologisch begründet werden".

Th. Eifrig: ‚Testung geeigneter Parameter aus elektrisch korrigierten EKG- und VKG-Kurven auf ihre Verwendbarkeit zur Hypertrophie- und Hypoxiediagnostik; Modellrechnungen zur Hypertrophieabbildung im EKG und Auswahl geeigneter EKG-Parameter zur Hypertrophiediagnostik'. Forschungsbericht G4 vom 27.08.1987.

„Nach dem gegenwärtigen Stand der EKG-Interpretation besteht kein Zweifel, dass eine Herzhypertrophie sich im Vektorkardiogramm (VKG) bzw. seinen einzelnen Ableitungen x, y, z abbildet. Die in unterschiedlichen Fällen beobachteten VKG-Veränderungen sind jedoch durchaus nicht einheitlich, wie natürlich auch die in diesen Fällen zugrunde liegenden strukturellen Veränderungen nicht einheitlich sind, und in der Regel auch nicht präzise bestimmt werden können. Das hat zur Folge, dass über den Zusammenhang zwischen bestimmten VKG-Veränderungen und einer definierten Veränderung der Herzmassenverteilung, keine Klarheit besteht, so dass bestimmte auftretende VKG-Veränderungen unter Umständen sogar verschieden interpretiert werden. Eine Modellrechnung bietet sich hier an. …

Es wurde ein Computermodell zur Simulation der Herzerregung verwendet, das aus zwei Teilschritten besteht. Im ersten Schritt wird ein mathematisches Modell des Herzens von einem räumlichen Punktgitter überdeckt, so dass ein diskretes räumliches Punktmuster entsteht, dessen einzelne Punkte entweder erregbar sind (wenn sie im Herzen liegen), oder nicht erregbar sind. Im zweiten Schritt wird in festgelegten Initialpunkten die Erregung ausgelöst, die sich dann durch Erregung der Nachbarpunkte über das gesamte Herz ausbreitet. Auf diese Weise kann die Erregungsausbreitungsfront zu jedem beliebigen Zeitpunkt rechnerisch ermittelt und dargestellt werden. ... Die Modellrechnungen lieferten folgende Ergebnisse: bei konzentrischer Herzhypertrophie ist die Erregungsausbreitungszeit um 15% vergrößert. Bei exzentrischer Herzhypertrophie wächst die QRS-Dauer ebenfalls an. Der Betrag des maximalen Dipolmomentes steigt auf nahezu das Doppelte des Normalwertes an. Der Vergleich der beiden Resultate zeigt, dass das maximale Dipolmoment proportional zur Herz*größe* wächst, nicht proportional zur Herz*masse*.

Die hier gezeigte Möglichkeit der Zuordnung charakteristischer VKG-Veränderungen nicht zur Herzmasse als integralem Parameter, sondern zu definierten Geometrieveränderungen am Herzen, muss auch für klinische Anwendungen bedeutsam sein".

H. Schwartze: ‚Die physikalische Korrektur des EKG in der postnatalen Wachstumsperiode: ihre praktische Anwendung im Kindesalter. Eine Pilotstudie.' Forschungsbericht G4, 1989.

„Das Elektrokardiogramm (EKG) ist trotz der modernen Entwicklungen bildgebender Verfahren eine wichtige und aussagekräftige, nichtinvasive Methode zur Beurteilung der Funktion des Herzens geblieben. Allerdings wird seine diagnostische Aussagefähigkeit nur dann voll wirksam, wenn es gelingt, die die Größe der Potentialdifferenzen an der Körperoberfläche beeinflussenden extrakardialen Faktoren zu eliminieren, um so die Eigenschaften der Dipolquelle des Herzens richtig zu beschreiben. Diese extrakardialen Faktoren bestehen in der exzentrischen Lage des Herzens im Thorax und in der Körperform. Während das häufig angewendete, physikalisch korrigierte Ableitungssystem nach FRANK den Einfluss der exzentrischen Dipollage auszuschließen erlaubt, bleiben die aktuelle Thoraxgestalt und die Körperlänge unberücksichtigt, die ganz besonders im Wachstumsalter durch ihre dauernden Veränderungen die Größe der vom Dipol des Herzens an der Körperoberfläche erzeugten Potentialdifferenzen entscheidend und in für den Einzelfall in nicht vorhersehbarer Weise verfälschen. Es ist deshalb notwendig, für die exakte Messung des EKG an Stelle der Körperoberflächenspannungen das Dipolmoment selbst (Dimension: mA·cm) zu bestimmen. Ausgehend von grundsätzlichen Überlegungen und Berechnungen (D. GARBOR, C. V. NELSON: J. Appl. Physiol. 25: 413–416, 1954) wurde für die praktische Anwendung ein physikalisch korrigiertes Ableitungssystem konstruiert, das die aktuellen Körpergeometriedaten mit den von der Körperoberfläche abgegriffenen Potentialwerten so verrechnet, dass das Dipolmoment messbar wird. (TH. EIFRIG: Zur Theorie des kardioelektrischen Feldes in der postnatalen Wachstumsperiode. Dissertation B, Leipzig, 1989). In diesem Bericht sollen Untersuchungsergebnisse mitgeteilt werden, deren EKG sowohl im Ableitungssystem nach FRANK wie auch mit einer Modifikation des Ableitungssystems nach NELSON aufgenommen wurden.

Für die Untersuchungen wurden 3 Kindergruppen ausgewählt, die sich nach Körpergröße und Thoraxform sehr deutlich voneinander unterscheiden: 10 junge Säuglinge (20 ± 8/12 Tage), deren transitorische Kreislaufperiode beendet war, 10 Schulkinder vor der Pubertät (81/12 ± 6/12 Jahre) und 10 Jugendliche (17 5/12 ± 8/12 Jahre) die sich jenseits der Pubertät befanden. Alle Kinder waren klinisch gesund. … Die Ergebnisse zeigen, dass die Bestimmungen des Dipolmoments des Herzens, die unter Berücksichtigung von Körpergeometriedaten bei der Verrechnung der Körperoberflächenpotentiale, abgegriffen mit Hilfe des NELSON-Ableitungssystems, bezüglich der Korrelation zwischen elektrischer Größe des Dipols und der Größe des Herzens, der ausschließlichen Messung der Potentialdifferenzen durch das FRANK-System weit überlegen ist. Die Ergebnisse haben wichtige Bedeutung für die EKG-Diagnostik im Wachstumsalter, die auf diese Weise von empirischen zu wissenschaftlich begründbaren Aussagen kommen könnte.

Überführung: Untersuchungen zur Frage der verbesserten Diagnostik fraglicher Linksherzhypertrophie bei erwachsenen Hypertonikern mit Hilfe des von uns modifzierten NELSON-Ableitungssystems werden in Karl-Marx-Stadt bei 160 Patienten durchgeführt. Die endgültigen Ergebnisse werden 1991 erwartet. Eine Forschungskonzeption zur Diagnose- und Verlaufskontrollführung (nicht invasiv) bei Kindern bei Aorten- und Pulmonalstenosen sowie Ductus arteriosus persistens in direkter Zusammenarbeit mit der Abteilung Kardiologie der Klinik für Kindermedizin der Universität Leipzig, wurde den Sekretariat des Rates für Medizinische Wissenschaften des Ministeriums für Gesundheitswesen eingereicht. Die Untersuchungen sind für die Zeit von 1991–1993 vorgesehen".

Th. Eifrig: ‚Mathematisches Modell des Neugeborenenkreislaufs: Einsatz im Zusammenhang mit experimentellen Veränderungen des Lungengefäßwiderstandes zur Erzeugung von Linksherzvolumenbelastungszuständen im Tierexperiment mit Ableitungen korrigierter EKG'. Forschungsbericht G4 vom 11.10.1990.

„Die Aufgabe bestand in der Schaffung eines mathematischen Modells des Neugeborenenkreislaufes, mit dessen Hilfe die hämodynamischen Veränderungen während der postnatalen Kreislaufumstellungen unter normalen Bedingungen, bei gezielter experimenteller Beeinflussung sowie bei pathophysiologischen Prozessen untersucht werden können.

Der Blutkreislauf des Neugeborenen wird durch ein sog. ‚Segmentmodell' beschrieben, das sich durch einfachen Aufbau, besondere Anschaulichkeit und gute Anpassbarkeit an unterschiedliche Fragestellungen auszeichnet. Wir verwenden eine Aufteilung des Kreislaufs in 4 dehnbare Segmente, die durch Strömungswiderstände von einander getrennt sind, sowie eine Beschreibung des Herzens als eine 2-Kammerpumpe mit kontinuierlichem Auswurf und berücksichtigen die fötalen Kurzschlußverbindungen des Foramen ovale auf der Niederdruckseite und des Ductus arteriosus Botalli auf der Hochdruckseite des Kreislaufs. … Der mathematische Aufwand zur Berechnung der stationären Kreislaufzustände (d. h. sämtlicher Drücke und Ströme in allen Kreislaufabschnitten) des Modells ist gering: Er besteht in der Lösung eines linearen Gleichungssystems. … Die Modellparameter lassen sich in 3 Kategorien einordnen: 1. Parameter, die durch die anatomischen Verhältnisse fixiert sind. … 2. Parameter, die durch lokale Einwirkungen verändert werden können. Damit lassen sich Kreislaufreaktionen auf äußere Einwirkungen (z. B. Strömungswiderstandsveänderungen) diskutieren. 3. Parameter, die über vegetative Regelsysteme verstellt werden können. Damit lassen sich Rückkopplungen von Kreislaufveränderungen untersuchen. Parameter der ersten Kategorie sind also Strukturparameter des Modells, während die Parameter der letzten beiden Kategorien als Steuerparameter des hydromechanischen Kreislaufmodells wirken.

Die Funktionsweise und die Aussagen des Modells sollen am Beispiel der Veränderungen eines einzelnen mechanischen Parameters, des Lungenwiderstandes aufgezeigt werden. In diesem Beispiel wird ein wichtiger Prozess der postnatalen Kreislaufumstellung, die postnatale Abnahme des Lungengefäßwiderstandes, beginnend mit dem Einsetzen der Lungenbelüftung unmittelbar nach der Geburt, und nach wenigen Tagen mit 25% des Ausgangswertes den Erwachsenenwert erreichend, simuliert. … Die Veränderung des Lungengefäßwiderstandes bewirkt zusammen mit der Ventilstruktur des Foramen ovale drastische Veränderungen im Neugeborenenkreislauf: Reduktion des linksventrikulären Druckes (nach unseren Berechnungen auf ca. 60% des Ausgangswertes führt zum Verschluss der Foramen ovale und zur Stromumkehr im Ductus arteriosus (Links/Rechts-Shunt)) Das ist gleichbedeutend mit einer Mehrbelastung von Lungenkreislauf und linkem Herz, die bestehen bleibt, solange der Ductus artriosus geöffnet ist. Während der normale Verlauf der Kreislaufumstellung durch Kopplung des Ductusverschlusses an den pO2 des ihn durchströmenden Blutes bestimmt wird, lassen sich im Modell auch pathophysiologische Verläufe durch früheren oder späteren Ductusverschluss berechnen und die auftretenden Flüsse und Drücke diskutieren. Die Kreislaufbelastung durch Links-Rechts-Shunt im Ductus arteriosus wirkt sich auch deutlich auf das linke Herz aus, dessen Füllungsdruck steigt an. Volumenbelastung ist aber bekanntermaßen eine EKG-wirksame Belastung, so dass diese Kreislaufveränderungen von entsprechenden EKG-Veränderungen begleitet sein sollten. Eine entsprechende tierexperimentelle Untersuchung, in der der Lungengefäßwiderstand neugeborener Meerschweinchen akut pharmakologisch gesenkt wurde, und systemische Veränderungen im QRS-Komplex des RKG gefunden wurden, ist veröffentlicht. S. Dellas, Th. Eifrig, A. Joel, H. Schwartze: (Ergebn. exp. Med. Berlin 53: 66–76, 1990)".

Bewegungsmusterentwicklung

H. Tegetmeyer: ‚Aufnahme und Auswertung von Myogrammen der äußeren Augenmuskeln nach statisch-vestibulärer Reizung beim postnatal wachsenden Kaninchen'. Forschungsbericht G4, 1985

„... Die Betrachtungsweise der neurologischen Repertoires des menschlichen Säuglings in den ersten 3 Lebensmonaten als Komplex von Reflexen, die allmählich in Willkürbewegungen eingefügt werden, lässt unberücksichtigt, dass diese frühkindlichen Reaktionen komplexe Äußerungen sind, an denen das gesamte Nervensystem des Kindes zum Zweck der Interaktion mit der Umwelt beteiligt ist, wie es das Beispiel des Saugaktes mit dem Zusammenwirken von Suchen, Saugen, Schlucken, Atmen, Greifen, Einnehmen einer adäquaten Körperstellung, zeigen. Daraus ergibt sich die Schlussfolgerung, dass die Analyse der motorischen Entwicklung durch Untersuchung komplexer neurologischer Funktionen als Äußerung der beteiligten Subsysteme des Nervensystems erfolgen sollte. So weisen Längsschnittuntersuchungen spontaner Extremitätenbewegungen des menschlichen Säuglings im Verlauf des ersten Lebensjahres bis zur Herausbildung des freien aufrechten Gehens darauf hin, dass sowohl zunehmende Differenzierung, als auch Integration gemeinsam mit der Rückbildung und Elimination verschiedener früherer Bewegungsstrukturen, Teile des Entwicklungsprozesses der Motorik sind. …

Der Vestibularapparat stellt in der Postnatalperiode den wichtigsten sensorischen Eingang für die Orientierung im Raum dar. Beim Menschen ist das vestibuläre System zum normalen Zeitpunkt der Geburt bereits anatomisch komplett angelegt und bereits funktionell aktiv. Vestibulär ausgelöste Reaktionen erreichen im Alter von 6–12 Monaten, also in der Phase der Herausbildung des aufrechten Gehens, ihre größte Intensität. Danach erst erhalten visuelle Informationen zunehmenden Einfluss auf die Kontrolle der Körperstellung. … Die Bedeutung der vestibulären Funktion für die motorische Entwicklung wird dadurch deutlich, dass vestibuläre Funktionsstörungen oder Funktionsausfälle im ersten Lebensjahr zu einer deutlich verspäteten Kontrolle der Kopfstellung im Raum und zu Störungen der Körperhaltung und zu einer allgemein retardierten motorischen Entwicklung führen. …

Die experimentelle Analyse vestibulomotorischer Reaktionen beschränkte sich bisher fast ausschließlich auf die Effekte dynamischer Reizung. Reaktionen bei statischer vestibulärer Reizung wurden jedoch bisher kaum untersucht. Eine tierexperimentelle Analyse dessen, wie sich der Einfluss einer definierten Veränderung der Körperlage im Gravitationsfeld auf die Motorik im Laufe der postnatalen Entwicklung verändert, sollte auf folgende Fragestellungen Antwort geben können: 1.) Welche Bewegungen oder Stellungsänderungen eines bestimmten Körperteils werden durch definierte Kippreizungen induziert? 2.) Welchen Einfluss haben Kipprichtung und Kippwinkel auf die Aktivität der Muskeln, die eine Bewegung des betrachteten Körperteils hervorrufen? 3.) Wie entwickelt sich die Aktivität dieser Muskeln bei Kippreizung? 4.) Wie groß ist die Korrelation zwischen Reizstärke und Reizerfolg? …

Als Untersuchungsobjekt wurde der okulomotorische Apparat des Kaninchens ausgewählt und die Elektromyogrammaktivität der äußeren Augenmuskeln bei statischer Kippreizung im Verlauf der postnatalen Entwicklung registriert. … Zur Auswertung gelangten Versuche an insgesamt 18 pigmentierte Kaninchen im Alter zwischen 2 und 45 Lebenstagen. Die nicht narkotisierten Tiere wurden mit Kopf und Körper auf einer Kippvorrichtung fixiert. Danach wurden die Kaninchen mit abgedeckten Augen schrittweise (15°-Schritte) über 360° in beiden Richtungen nacheinander um die Körperquerachse und die

Körperlängsachse und schließlich um die horizontal gestellte dorsoventrale Körperachse gekippt. Nach jedem 15°-Kippschritt wurde das Elektromyogramm des Musculus rectus superior und des M. obliquus superior eines Auges gleichzeitig mit Hilfe chronisch implantierter bipolarer Drahtelektroden über einen Zeitraum von mindestens 8 s abgeleitet, gleichgerichtet, digitalisiert und über einen Zeitraum von 8 s numerisch integriert. Der so ermittelte Zahlenwert entspricht damit der mittlern EMG-Aktivität in der betreffenden Kippstellung. …

Als wesentliches Merkmal der tonischen postnatalen vestibulookulären Reaktionen beim Kaninchen ist der Übergang von einer ständig schwankenden zu einer konstant tonischen Augenmuskelaktivität in den ersten 14 Lebenstagen anzusehen. Dieser Prozess führt zu einer festen Korrelation zwischen dem Schwerkraftreiz und der EMG-Aktivität jedes einzelnen Augenmuskels und erklärt damit die in diesem Entwicklungszeitraum beobachtete Zunahme der Amplituden und Abnahme der Variabilität tonischer ausgelöster Augendeviationen. Nach dem 14. Lebenstag des Kaninchens korreliert die Augenstellung in der Orbita immer enger mit der Kippstellung der Tiere im Raum".

H. Tegetmeyer: ‚Koordination und Dynamik von Augen- und Kopfbewegungen des Kaninchens unter dem Einfluss von postnataler Hypoxie.' G1-Verteidigungsprotokoll vom 21.11.1986.

Kurzcharakteristik der Forschungsaufgabe:
„Aufgabe … ist es, die Koordination und Dynamik der Bewegungen der Augen und des Kopfes bei frei beweglichen unbeeinflussten Kaninchen im Verlauf der postnatalen Entwicklung zu untersuchen und den Einfluss einer akuten postnatalen Hypoxiebelastung auf diese Entwicklung zu analysieren. Während der postnatalen Entwicklung werden nacheinander propriozeptive, vestibuläre und visuelle Informationen in das System der Koordination spontaner Augen- und Kopfbewegungen integriert. Von Erkenntnissen über Formen und Mechanismen der Störungen dieses Entwicklungsprogramms der Bewegungskoordination durch eine postnatale Hypoxieeinwirkung lassen sich wichtige Rückschlüsse für die Diagnostik und Beurteilung frühkindlicher Hirnschädigungen erwarten."

J. Schönfelder: ‚Die spontane Aktionspotentialfrequenz von Vestibularisneuronen in verschiedenen Alterstufen des Kaninchens und ihre Veränderung unter Hypoxie'. Forschungsbericht G4 21.11.1986.

… „Durch die vorliegenden Untersuchungen sollte die postnatale Entwicklung der spontanen Aktionspotentialfrequenz und deren Veränderung unter akuter Hypoxie von Neuronen des für die motorische Entwicklung so wichtigen vestibulären Kerngebietes einer Aufklärung näher gebracht werden. Wir wählten das Kaninchen, weil dessen Neugeborene, ähnlich wie menschliche Neonaten, zum Zeitpunkt der Geburt, noch nicht über ausgebildete vestibulomotorische Reaktionen verfügen. Sie entwickeln sich im Verlauf der ersten Lebenswochen. …

Es wurde bei 17 Kaninchen im Alter zwischen 3. und 33. Lebenstag unter Urethannarkose und künstlicher Beatmung eine Hemicerebellektomie durchgeführt. Die extrazelluläre Ableitung der Aktionspotential(AP)-Folgen wurde an insgesamt 115 Neuronen mit Hilfe von KCl-gefüllten Glasmikroelektroden (Widerstand 3-10 MΩ) aus dem Gebiet des rostralen Endes des Nucl. vest. med. vorgenommen. … Bei insgesamt 24 stabil abgeleiteten Neuronen wurden die Tiere einer Hypoxie durch Beatmung mit einem O2-N2-Gasgemisch ausgesetzt. Die Registrierung der Potentiale erfolgt auch während der Hypoxie. …

Die Untersuchungen führten zu folgenden Resultaten: 1.) Die Zahl der spontanaktiven Neurone nimmt mit dem Alter von 1,0 Neuronen/Track (3.–10. Lebenstag) auf das Doppelte bei den 21. bis 30 Tage alten Tieren zu. 2.) Die Dauer der Einzelpotentiale verringert sich mit dem Alter auf ein Drittel des Wertes vom 1. bis 5. Lebenstag. Bemerkenswert ist das Nebeneinander von lang- und kurzdauernde Potentiale generierenden Neuronen bei dem gleichen Tier, besonders der jüngeren Altersgruppen. 3.) Die Ruhefrequenz erhöht sich vom 6. bis zum 20. Lebenstag, um bei älteren Tieren wieder abzusinken. … Die akute Hypoxie hatte in allen Altersgruppen eine mehr oder weniger starke Frequenzsteigerung zur Folge".

A. Schaefer: Untersuchungen zum Asynchronie-Intervall von horizontalen konjugierten Augenbewegungen bei gesunden und perinatal geschädigten Kindern. G1-Verteidigungsprotokoll vom 21.11.86.

Kurzcharakteristik der Forschungsaufgabe:
„Horizontale konjugierte Augenbewegungen werden beim Erwachsenen nicht zeitgleich durch beide Augen ausgeführt. Sowohl zu Beginn als auch am Ende

schneller Augenbewegungen existiert eine Zeitdifferenz zwischen der Bewegungsausführung beider Augen von 7–8 ms. Gegenwärtig ist unbekannt, ob und wie sich die Entwicklung dieses Asynchronie-Intervalls während der Ontogenese vollzieht. Für das Entstehen dieser Zeitdifferenz wird das horizontale Blickzentrum in der paramedianen pontinen retikulären Formation verantwortlich gemacht. Da es im Zusammenhang mit perinatalen hypoxischen Insulten einer Schädigung unterliegen kann, ist das Ziel der Untersuchungen (1.) die normale Entwicklung des Asynchronie-Intervalls an einer gesunden Kinderpopulation im Alter zwischen 3/12 und 6 Jahren zu ermitteln und (2.) diese Ergebnisse mit einer perinatal geschädigten Patientengruppe zu vergleichen. Eine unter klinischen Bedingungen anwendbare Methode zur synchronen monokularen Ableitung von horizontalen Bewegungen beider Augen wurde vorgestellt".

A. Schäfer: Forschungsbericht G4 zum gleichen Thema vom 11.10.1990.

„In jüngster Zeit hat die Sehfunktion als Resultat des Zusammenwirkens von visuosensorischem und okulomotorischem System verstärkt die Aufmerksamkeit all jener angezogen, die sich im Zusammenhang mit der Diagnostik frühkindlicher Hirnschädigung mit der Beurteilung der sensomotorischen Entwicklung von Kindern befassen. Die Gründe dafür sind: 1. Die Rolle der Sehfunktion an der Entwicklung des Kindes als Kontaktvermittler zwischen Kind und Umwelt, Monitor und Kontrolleur der Bewegungen, Mitschöpfer konkreter und abstrakter Konzepte (dazu gehört das ‚Selbstkonzept' des Körpers sowie das Raumkonzept, Bewegungskonzepte), 2. Der Entwicklungsvorsprung des okulomotorischen Systems innerhalb der cranio-caudalen Abfolge der Ontogenese neuromuskulärer Funktionseinheiten und 3. die Bedeutung, die die qualitative und quantitative Analyse von Augenbewegungen für die Neurootologie und -ophtalmologie erlangt hat, besonders hinsichtlich der Topodiagnostik von Schädigungen des Zentralnervensystems. Die Synthese dieser Gründe bildet das Fundament, auf dem sich derzeit die Einbeziehung der Augenbewegungsanalyse in die neuroontogenetische Funktionsdiagnostik vollzieht. …

Unsere Untersuchungen befassen sich mit dem Teilbereich: Bewegungskoordination der Augen bei horizontalen Willkürsaccaden. Willkürsaccaden realisieren den bewusst intendierten Fixationswechsel, indem sie den Ort des schärfsten Sehens – die Fovea centralis retinae – schnellstmöglich auf ein anderes in der Gesichtsfeldperipherie gelegenes Objekt bringen. … Beim gesunden Erwachsenen vollzieht sich eine horizontale Saccade nach folgender Koordinationsformel: Das abduzierende Auge (bei einer Rechtssakkade nach rechts) beginnt einige Millisekunden vor dem adduzierenden mit der Bewegung, wodurch eine Zeitdifferenz entsteht – das Asynchronie-Intervall. Im weiteren Sakkadenverlauf bewegt sich das adduzierende Auge schneller als das abduzierende, so dass die saccadische Adduktion vor der Abduktion beendet wird.

Für die kritische Periode der visuellen Entwicklung, die von der Geburt bis zum sechsten Lebensjahr reicht, liegen bisher entsprechende Daten nicht vor.

Von 13 neuropädiatrisch gesund befundenen drei- bis sechs-jährigen Kindern ermittelten wir Startmuster und Asynchronie-Intervall (AI) von jeweils drei willkürlichen horizontalen Rechts- und Linkssakkaden. Die Aufzeichnung der Augenbewegungen erfolgte binokulär und bitemporal mittels Elektrookulographie.

Resultate: Das AI trat gleichermaßen bei Rechts- und Links-Sakkaden auf und erwies sich als signifikant von 0 verschieden. 70% der Starts aller ausgewerteten horizontalen Willkürsakkaden vollzogen sich nach der gleichen Formel wie beim gesunden Erwachsenen: Abduktion vor Adduktion. Aber auch Zeitbereich und Häufigkeitsverteilung des AI der drei- bis sechsjährigen Kinder entsprechen dem der Erwachsenen. 23% der von dieser Regel abweichenden Reaktionen konzentrierten sich auf 5 der untersuchten Kinder. …

Schlussfolgerungen: Wir werten Abweichungen vom regulären Startmuster und AI als Zeichen einer beginnenden okulomotorischen Störung. Können dann durch entsprechende Befunderhebung Refraktionsfehler und/oder eine periphere vestibuläre Läsion ausgeschlossen werden, so sehen wir ein verändertes Startmuster und AI als Hinweis auf eine Hirnschädigung an".

J. Schönfelder: Chronische Folgen einer akuten hypoxischen Schädigung des Nucleus triangularis des neugeborenen Kaninchens. Forschungsbericht G4, verteidigt am 11.10.90

„Eine einmalige frühpostnatale Hypoxiebelastung hat im Tierexperiment Folgen auf die weitere Individualentwicklung, die als verzögerte Ontogenese des Fallumkehrreflexes, als veränderte Geschwindigkeits-Amplituden-Relation spontaner Augen- und Kopfbewegungen sowie der tonischen Innervation von Augen- und Extremitätenmuskeln bei verschiedenen vestibulären Reizmodalitäten durch unsere Arbeitsgruppe nachgewiesen werden konnten. … Da in die Generierung oben genannter motorischen Aktionen und Reaktionen die Neurone des vestibulären Kerngebietes stets mit einbezogen sind, ist es von Interesse, Angaben über ihre Hypoxietoleranz durch Untersuchung des Entladungsverhaltens während einer akuten Hypoxiebelastung zu erhalten. …

Neugeborene Kaninchen wurden innerhalb der ersten 24 Lebensstunden einer dreistündigen Hypoxiebelastung … ausgesetzt und an den folgenden Tagen gemeinsam mit ihren unbelasteten Geschwistertieren unter normalen Tierstallbedingungen gehalten. Im Alter zwischen dem 9. und 23. Lebenstage wurden die hypoxiebelasteten Tiere mit Urethan narkotisiert, tracheotomiert und künstlich beatmet. Nach teilweiser Entfernung des Os occipitale und Kleinhirns wurde der Boden des 4. Ventrikels mit der Eminentia triangularis – hervorgerufen durch den Nucleus vestibularis medialis – sichtbar, deren rostraler Teil mit einer KCl-gefüllten Mikroelektrode systematisch nach spontantätigen Neuronen abgesucht wurde. … Die Aufzeichnung der neuronalen Entladungen erfolgte vor, während und nach einer akuten Hypoxiebelastung. … Die Hypoxiebelastung wurde zum Zeitpunkt der beginnenden Herzfrquenzminderung abgebrochen.

Die Ergebnisse zusammenfassend kann festgestellt werden, dass durch eine frühpostnatale Hypoxie eine Hypoxiesensibilisierung einiger Neuronenpopulationen im späteren Lebensalter wahrscheinlich ist, dass neuronale Kriterien für eine retardierte Entwicklung nachweisbar sind und schließlich besteht eine gegenüber jüngeren Tieren längere Erholungszeit für ältere Tiere nach einer akuten Hypoxie“.

Die Texte der Forschungsberichte, aus denen zitiert wurde, liegen im Universitätsarchiv Leipzig unter der Signatur UAL, 2 M 6488 vor. Von nachfolgenden Forschungsberichten haben sich nur die Themen erhalten:

- K. Ridwelski; H. Schwartze: Berechnung der Richtungs- und Magnitudenfehler im Frank-VKG nach Elektrodenplazierungsungenauigkeiten bei infantilen Ratten.
- J. Schönfelder und A. Schaefer: Die Entladungsfrequenz von Neuronen des vestibulären Kernkomplexes bei Hypoxiereizung bei Kaninchen vom 10.–20. Lebenstag.
- H. Tegetmeyer: Statisch ausgelöste Augenbewegungen des juvenilen Kaninchens bei Kippung in zwei Körperachsen nach mehrstündiger postnataler Hypoxie.
- H. Woldag: Dynamik von Kopf- und Rumpfbewegungen bei normalen freibeweglichen Kaninchen während der postnatalen Ontogenese.

Die Themen verdeutlichen das Bestreben, die laufenden Untersuchungen und ihre Ergebnisse den versammelten vorwiegend Kinderklinikern verständlich zu machen und damit die Ansätze zu ihrer ärztlichen Nutzung, sei es durch eine Vertiefung pathogenetischer Zusammenhänge durch weitere Untersuchungen, sei es für diagnostische Zwecke, zu diskutieren.

Dieses Anliegen, die entwicklungs(patho)physiologische Forschung der Kinderheilkunde nutzbar werden zu lassen, war bereits in der Monographie über die „Physiologie des Fötal-, Säuglings- und Kindesalters" formuliert worden. 1974 schrieb W. Braun im Geleitwort: „Dem Pädiater wird es immer schwerer, die einschlägige Literatur in der klinischen Forschung und Praxis zu verfolgen und zu nutzen. Das trifft insbesondere für das Schrifttum der experimentellen Fachrichtungen zu. Der ... Versuch eine Brücke zu schlagen zwischen Physiologie und Kinderheilkunde und damit die Forschungsergebnisse und Erkenntnisse eines Grundlagenfaches letzten Endes der klinischen Medizin nutzbar zu machen, ist darum besonders zu begrüßen. Als anerkannte Physiologen und zugleich in der Kinderheilkunde erfahrene Ärzte haben die Autoren die besten Voraussetzungen für dieses nicht einfache Unternehmen". Diesem Anliegen waren und fühlten sich auch die Mitarbeiter des Instituts für Pathologische Physiologie verpflichtet, wenn sie ihre Forschungresultate verteidigten und auf Kongressen, Tagungen und in einladenden Instituten und Kliniken darstellten oder auch in Übersichtsartikeln in einen klinisch relevanten Zusammenhang brachten.

5 Vorträge, Kongresse und Veröffentlichungen

Die Möglichkeiten zur wissenschaftlichen Öffentlichkeitsarbeit waren für die Arbeitsbereiche der Vegetativen und der Animalischen Entwicklungspathophysiologie unterschiedlich. Während beide die Möglichkeiten physiologischer und pathophysiologischer Kongresstätigkeit nutzten, hatte die Entwicklungskardiologie aufgrund ihrer Forschungsthematik ein weiteres Gremium, Befunde vorzustellen und zu diskutieren, die Symposien und, ab 1964, zusätzlich die ‚Internationalen Kongresse für Elektrokardiologie'. Die Symposien waren 1961 aus einem Diskussionskreis der sich 1959 in Wroclaw gebildet hatte, hervorgegangen, den das Ehepaar H. Kowarzyk (Direktor des Instituts für Pathophysiologie) und Z. Korwarzykowa (Leiterin des Kardiologischen Zentrums des Klinischen Krankenhauses I, beide der Medizinischen Akademie in Wroclaw) gegründet hatte. Das Anliegen der Vorträge und Diskussionen beschrieb P. Rijland (Brüssel) 1971: „From the very start our meetings have been a family matter. We are all of us a special breed of display watchers with a strong incentive for pattern recognition. We should quite proud about this as we value the kind of activity that the most sophisticated computer has still some difficulty in handling expertly. A human brain is still of some use, essentially, when it is computer assisted. We should keep this in mind while we consider what has being going on in our special field during this ten years. Perhaps the first point I should make clear is that vectorcadiography has survived our diligent care for enlightenment and perfection. It has survived as a convenient method of display of accurate time or phase relationships of differently oriented electrical events, and it has survived, on a secure theoretical foundation."

Die Symposien fanden jährlich statt und im Wechsel im Bereich der sozialistischen und der westlichen Länder. Das begründete sich aus der Geschichte, war doch die Initiative, sie zu veranstalten, von Wroclaw ausgegangen und bestanden in Prag (Lauffberger), Bratislava (Ruttkay-Nedecky) und Leipzig (Schubert, H. Schwartze) ebenso wie in Glasgow (McFarlane), Brüssel (Rijland), Caen (d'Alché), Wiesbaden (Abel), Portland (Nelson) und Washington (Pipberger) leistungsfähige Arbeitsgruppen. Für die Tagungsteilnehmer hatte dieser Ost-West-Tagungswechsel den Vorteil, dass man beiderseits über die aktuellen Wissenschaftsentwicklungen informiert war, kamen doch zu den Tagungen im Osten viele Nachwuchswissenschaftler aus den sozialistischen Ländern und weniger, aber dafür umso sachinteressiertere Wissenschaftler aus den westlichen und umgekehrt. So konnte man sich wechselseitig umfassend informieren und vor allem auch die vorgestellten Befunde oder geplanten Untersuchungen diskutieren. Zunächst H. Sch. und später auch ihre Mitarbeiter haben von diesen Möglichkeiten und auch dem Besuch der westlichen Kongresse regen Nutzen gehabt.

Bereits auf dem Gründungskongress der ‚Internationalen Gesellschaft für Elektrokardiologie' und auf dem mit ihm verbundenen 5. Colloquium vectorcardiographicum hatte H. Sch. 1964 in Prag über das menschliche fetale Elektrokardiogramm und seine Pathophysiologie referiert und hatte sich damit eingeführt und vorgestellt. 1965 fand das 6. Internationalen Colloquium vectorcardiograpgicum in Leipzig statt, H. Sch. referierte über ihre ‚Untersuchungen zur morphologischen und vektorcadiographischen Entwicklung des Säugetierherzens' und betreute die Herausgabe des Tagungsberichts. Im Laufe der Kongresse der Folgejahre waren ihre Mitteilungen zunächst die einzigen Beiträge zur Entwicklungspathophysiologie des Vektorkardiogramms. Das änderte sich im Laufe der Jahre, so dass auf dem Kongress 1987 ein eigener Tagungsabschnitt der Entwicklungselektrokardiologie (‚Developmental Electrocardiolgy') gewidmet war. Inzwischen waren längst auch die Mitarbeiter ihrer Arbeitsgruppe aktive Kongressteilnehmer. So ist es bis zur Schließung des Instituts geblieben. Worüber sie berichtet haben, ist in dem Verzeichnis der Vorträge im Anhang 2 zusammengestellt.

Eine Besonderheit dieser Tagungen war und blieb ihr von Rijlant betonter familiär-kollegialer Charakter. Die aktuell führenden Wissenschaftler diskutierten untereinander und mit den Referenten über gemeinsam berührende Themen. Dadurch entstand eine kreative Tagungsatmosphäre und ein sachlicher, aber auch persönlicher Gewinn für alle Beteiligten, sowie – nach dem Kongress – eventuell ein weiterführender schriftlicher Gedankenaustausch. So zwischen H. Sch. und C. Nelson vom Maine Medical Center in Portland, dessen vektorkardiographisches Ableitungssystem in Leipzig am wachsenden Organismus untersucht und schließlich von Th. Eifrig modifiziert wurde. So schreibt Nelson am 09.07.1979: „Your work on the effect of the lungs during the perinatal period is very interesting. I would appreciate if you would send me a set of reprints of this work. … We have shown in the past that the dipole moment magnitude of the heart, as measured by our lead systems is independent of heart position in the thorax. Also, since you can adjust for individual thorax dimensions, this variable can also be ruled out.“ H. Sch. schrieb am 30.09.81: „Our first experimental results of a growth series of guinea pigs, in which we are using the Nelson-lead-system, are now in print. The results are very encouraging for the further work, which mainly will take in consideration the early postnatal period. The work about the resistivity of the lungs is only slowly going on. Thank you very much for your interest.“ Am 11.10.1983 schrieb Nelson: „Thank you very much for your letter of September 7, 1983 and for the copies of the papers which you presented. … As we have stated the spatial magnitude curve in general consists of three peaks, M1, which is small and due to early septal and right ventricular excitation, M2, which is due to the excitation of the two ventricles, and M3, which is due essentially to excitation of the basal and posterior walls of ventricle and septum. The M2 peak is the result of essentially radial excitation, whereas M3 peak is due more too tangential excitation. I believe what may have been happening in your Figure 2 of the curve of M/M-first-day is that during the early postnatal period the right ventricle is much larger than later in relation to the left ventricle. The right ventricular forces may then largely cancel the left ventricular vectors resulting in a smaller net overall vector.“

Zu ähnlichem wissenschaftlichem Gedankenaustausch kam es mit H. V. Pipberger von der George Washington University, Washington, über dessen Arbeit: „Computer analysis of changes in Frank vectorcardiograms of 666 normal infants in the first 72 hours of life“. So schrieb H. Sch. am 21.06.1979: „Ich habe immer gedacht, die statistischen Streuungen von EKG-Parametern müssten sehr viel kleiner werden, wenn die Altersklassen während der Zeit der transitorischen Kreislaufperiode jeweils nur über wenige Stunden gebildet würden und nicht, wie manchmal üblich, z. B. über die ersten 4 Wochen der Postnatalentwicklung. Nun wüsste ich gern, wie sich ihr großes Material verhält.“ Worauf H. V. Pipberger am 01.10.1979 antwortet: „Enclosed are the tabulations of ECG measurements during the first 72 hours of life. The ranges of findings are relatively large.“ Am 21.12.82 schrieb H. Sch.: „Darf ich Sie um Sonderdrucke ihrer neuesten Arbeiten bitten? Ihre Publikationen sind immer einer der ‚tragenden Pfeiler‘ unserer eigenen Bemühungen geblieben“. Mit den erbetenen Sonderdrucken teilt H. V. Pipberger am 10.01.1983 u.a. mit: „Seit Anfang des vorigen Jahres bin ich emeritiert“. Daraufhin schreibt H. Sch. am 08.06.1983: „Ihr Status als Emeritus, der in meiner Vorstellung damit verbunden ist, schön Zeit für die eigentlich wichtigen wissenschaftlichen Aufgaben zu haben, ermutigt mich zwei Fragen an Sie zu stellen, die uns im Laufe unserer tierexperimentellen Arbeit offen geblieben sind und um deren Beantwortung ich Sie herzlich bitten möchte. Sollten Sie im August auf dem 10. EKG-Kongress in Bratislava sein, könnten wir, Herr Eifrig und ich, unser Anliegen auch mündlich verhandeln. Sicherheitshalber will ich aber schon vorher schreiben: 1. Welches Verfahren würden Sie empfehlen zur Festlegung der isoelektrischen Linie (Null-Potential) für die AD-Wandlung bei sehr hohen Herzfrequenzen (300–400/min) und Fehlen von TP in den EKGen? 2. Welches physiologische Korrelat bzw. welchen diagnostischen Wert messen Sie ST-Streckensenkungen in Neugeborenenkurven bei, so wie wir sie glauben erkennen zu können in ihrer Arbeit zusammen mit Guller und anderen (J. Electrocardiology 10: 1977, 19–26)? Wir haben in Meerschweinchenneugeborenenkurven analoge Befunde und denken über Frage 2 intensiv nach." Aus gesundheitlichen Gründen war es H. V. Pipberger nicht möglich, nach Bratislava zu reisen; so beantwortet er am 24. Juni die zwei Fragen: „I have had the same problem in exercise ECGs where heart rates are too high and the TP segment disappears. We use, as practically everybody else, the PR segment as baseline. As far as I remember five points preceding the beginning of QRS are averaged and they are used as baseline.

Your second question is a more difficult one. As you have seen in Dr. Gullers paper, the ST segment in lead x is slightly depressed as compared at 72 hours. One explanation could be that there is a certain degree of ischemia in the heart right after delivery of the baby. I can not think of any other reason now. In certain pathologic situations such ST depressions in lead x might be quite significant and might be an indicator of respiratory distress." H. Sch. antwortet am 11.09.83: „Lieber Herr Professor Pipberger! Sehr herzlich bedanke ich mich für Ihren ausführlichen Brief, in dem Sie unsere Fragen beantworten. Die ST-Streckensenkung im Neugeborenen-EKG findet sich so konstant, häufig, ausgeprägt auch in den Brustwandableitungen, dass es mir vom entwicklungsphysiologischen Standpunkt aus etwas schwer fällt, an eine myocardiale Ischämie der Kinder zu glauben. Aber ich weiß natürlich auch keine bessere Erklärung. Der 10. Elektrokardiologiekongress war für uns (wir konnten zu dritt aus meiner Abteilung teilnehmen) außerordentlich interessant und wissenschaftlich sehr ergiebig. Eine Fülle von Anregungen wird in unsere aktuelle Arbeit eingehen. …" [UAL ZM 6481]

Deren Resultate wurden weiterhin in Vorträgen, Teilnahme und eigener Organisation von Symposien und Tagungen und schließlich in Publikationen veröffentlicht.

5.1 Vorträge

In den 14 Jahren der als Forschungs- und Lehrinstitution selbstständig arbeitenden Pathophysiologie (1979–1993) haben dessen Leiterin, Mitarbeiter, Diplomanden und Doktoranden 264 Vorträge außerhalb des Instituts auf Kongressen, Tagungen und in anderen Instituten und Kliniken gehalten. Das im Anhang 2 nachzulesende Verzeichnis verdeutlicht, wer über welchen Sachzusammenhang und wo gesprochen hat. Das Vortragsverzeichnis ordnet deshalb die unter 1.3.1, 1.3.2, 1.3.5, 1.3.6, 4. 1 und 4. 2 inhaltlich geordneten Forschungsinhalte den Personen zu, deren Arbeitsinhalte und damit auch Vortragsthemen sie waren. Da das Verzeichnis chronologisch angelegt ist, sieht man an den hinzukommenden und über die Jahre gebliebenen, andererseits auch den nur kurze Zeit als Autoren oder Vortragende vermerkten Namen, wer und mit welchem Sachinhalt die wissenschaftliche Arbeit des Instituts jeweils aktiv getragen hat.

Die Analyse ihrer Chronologie ermöglicht eine Umschreibung der wissenschaftlichen Biographie der Mitarbeiter des Instituts. In geringem zeitlichen Abstand zu ihrer Arbeitsaufnahme erscheinen sie als Referenten und etwas später als Autoren, um, wenn sie auf einer Dauer- oder Stammstelle zu wissenschaftlichen Mitarbeitern und Berufspathophysiologen geworden waren, bis 1993 und noch danach Vortragende und Autoren zu bleiben. Zwischenausbildungsassistenten, die ihre Facharztausbildung zum Zweck der Vertiefung ihrer wissenschaftlichen Grundierung, oder vor ihrem Beginn, um sie wissenschaftlich zu fundieren, in der Regel für 2 Jahre, am Institut arbeiteten, tauchen als Vortragende passager in ihrer Ausbildungszeit als Referenten auf. Das gleiche gilt für ihre Publikationstätigkeit, die mehr oder weniger lange die Institutsgeschichte mitbestimmt und begleitet und die weitgehend mit der Vortragstätigkeit korrespondiert, s. u. 5. 2

Von den Wissenschaftlern der Abteilung und ab 1984 des Instituts für Pathologische Physiologie betrug die Anzahl der jeweils im Kalenderjahr gehaltenen Vorträge:

	79	80	81	82	83	84	85	86	87	88	89	90	91	92	93
H. Schwartze	4	2	4		3	2	1	3	2	5	2	3			1
P. Schwartze	1			1											
J. Schönfelder	1	2	2	3	3	5	2	4	6	5	4	7	2	5	
H. Tegetmeyer		1	3	2	1	5	5	1	7	2	4	3	5	2	2
Th. Eifrig		1	2		2	2	2	1	4	2		3			
A. Schaefer			2					2	3		2	2	2		
A. Joel			1		3										
S. Dellas					3	1	4	3	3						
R. Kluge					1	3	3	2	2	1		2	3	5	2
S. Kösling						1		1	1						
M. Kluge									2		2			1	
E. Schirmer, verh. Maneck									2	2	3			2	
U. Schwartze (in Zwischenausb.), verh. Diez									3						
Th. Schwartze (in Zwischenausb.)											2				
A. Pudell											2	2			

Allen diesen Vorträgen lagen Manuskripte zugrunde, aus denen im Folgenden ein Beispiel vollständig wiedergegeben wird. H. Sch. referierte am 08.11.1983 auf der Ratssitzung der Hauptforschungsrichtung „Schwangerschaft und frühkindliche Entwicklung“ in der Problemdiskussion zum Forschungsschwerpunkt „Entwicklungsphysiologie“:

„Die Bearbeitung entwicklungsphysiologischer Fragen der sog. vegetativen Funktionen, womit die Herz-Kreislauffunktion, die Atmung, das Blut, Ernährung und Verdauung, Nierenfunktion, die Thermoregulation und die endokrinen Funktionen gemeint sind, kann grundsätzlich zwei verschiedene Anliegen verfolgen, die sich gegenseitig ergänzen und durchdringen. Beide sind für die Entwicklung der wissenschaftlichen Medizin unverzichtbar.

Das erste Anliegen betrifft funktionsdiagnostische Gesichtspunkte und zeichnet sich durch größere Kliniksnähe und die rascher zu erschließenden Wege zur praxisrelvanten Umsetzung aus.

Zweitens aber soll entwicklungsphysiologische Arbeit Grundlagenforschung zur Aufklärung pathogenetischer Zusammenhänge als wissenschaftlichen Vorlauf zur möglichen späteren Nutzung für Diagnostik und Therapie leisten.

Für beide Anliegen muss die genaue Kenntnis des Weltstandes der Wissenschaftsentwicklung Maßstab sein, die in realistische, ökonomisch vertretbare Konzeptionen umgesetzt werden muß. Das setzt auch die jahrelange Erfahrung im Umgang mit den Forschungsinhalten voraus und eine methodische Schulung, die an biologische Prozesse, vermaschte Funktionsabläufe und Zeitreihenprobleme des Wachstumsalters mit adäquaten Denkansätzen (multiple Regressionen, multivariate Statistik, mehrdimensionale Ansätze) herangeht.

1. Moderne Diagnostik zielt vor allem auf den Einsatz nicht invasiver Verfahren ab. Nichtinvasiv bedeutet aber bezüglich der Herz-Kreislauffunktion immer: die erhaltenen Parameter sind das Ergebnis von Messungen an der Körperoberfläche oder sogar nur in seiner Umgebung, von denen auf im Körperinneren ablaufende Funktionen geschlossen werden soll. Wir haben es in jedem Falle mit indirekten Messungen und aus den Messwerten gezogenen Schlussfolgerungen zu tun. Biologische Variabilität und messmethodische Probleme müssen die Zuordnungen von indirekter Messung zu verursachender Funktion im exakten Sinne unsicher machen, weshalb sie ja auch überwiegend empirisch sind. Die Verifizierung solcher empirischer Zuordnungen kann nur der Tierversuch leisten, wenn invasive und nichtinvasive Techniken synchron eingesetzt werden. Postulierte Beziehungen zwischen dem APK [Apexkardiogram] und den Füllungsverhältnissen am li Herzen werden sich beispielsweise prüfen lassen durch endiastolische Belastung über einen liegenden Herzkatheder oder das künstliche Offenhalten des Ductus arteriosus bei gleichzeitiger Aufzeichnung des APKs an der Körperoberfläche. Oder: 20 chronisch eingeheilte Subcutanelektroden in tierexperimentellen Wachstumsreihen lassen die Entwicklung kardioelektrischer Summenpotentiale in ihrem Verhältnis zu experimentell erzeugter Herzhypertrophie objektivieren. In solchen tierexperimentellen Ansätzen wird die Kurvenauswertung möglicht aufwendig sein müssen, damit sich die für die Beantwortung der Fragestellung schließlich am besten geeigneten Parameter (höchste Sensitivität, höchste Spezifität) herausschälen und rechnergestützte Auswerteverfahren angeboten werden können, die für den klinischen Gebrauch einen angepasst geringen Zeitaufwand erfordern.

Für die Bearbeitung prä- und perinataler Fragestellungen kann das Tierexperiment ebenfalls direkt gewonnene Messergebnisse bereitstellen, die vom Menschen aus ethischen Gründen undenkbar sind (beispielsweise pränatal vom Thorax abgegriffene elektrisch korrigierte Elektrokardiogramme oder Pulskurven) die mit klinisch indirekt vom Menschen erhaltenen Kurven verglichen werden und zu deren richtiger Interpretation beitragen können, was auch bedeutet, falsch positive Bezüge zu eliminieren (z. B. sind pränataler oder peri- oder frühpostnataler Sauerstoffmangel und ST-Streckensenkung im EKG oder die Veränderung systolischer Zeitintervalle als Ausdruck beeinträchtigter Kontraktilität das Herzens bisher nur vermutete Kausalbezüge.) Ein funktionierendes Mutter-Fet-Präparat einer geeigneten Tierspezies ist die Vorrausetzung für solche Untersuchungen.

2. Das zweite die Grundlagenforschung betreffende Anliegen entwicklungsphysiologischer Arbeit am Herz-Kreislauf-System, das Beiträge zur Aufklärung pathogenetischer Zusammenhänge anstrebt, bedient sich ebenfalls invasiver Verfahren am Tier, auch des isolierten Organs, und es benutzt mathematisch formulierte Modelle zur Simulierung von Funktionszuständen, deren messende Erfassung auch im Tierversuch grundsätzlich unmöglich ist. Die an den Altionspotentialen der Herzmuskelmembran des linken Ventrikels eintretenden Veränderungen, die schließlich ein pathologisch verändertes EKG bewirken, das bei experimenteller Volumenbelastung entsteht, ist z. B. nicht direkt messbar, auch nicht mit Einsatz von Mikroelektroden (abgesehen vom hohen Aufwand solcher Vorhaben). Aber simuliert in mathematischer Form kann eine solche Grundlagenfrage ihrer Beantwortung näher gebracht werden bzw. im erfolgreichen Falle das Problem gelöst werden. Ein aller Wahrscheinlichkeit nach geeignetes Modell ist an der Slovakischen Akademie der Wissenschaften entwickelt worden und könnte in Leipzig mit vertretbarem Arbeitsaufwand der neonatologischen Frage adaptiert werden. Da Volumenbelastungszustände im transitorischen Neugeborenenkreislauf physiologisch und erst recht pathophysiologisch eine Rolle spielen, kann die Bearbeitung eines solchen Problems längerfristig auch diagnostische und möglicherweise therapeutische Konsequenzen haben.

Untersuchungen isolierter Herzen von infantilen Meerschweinchen im homogenen Volumenleiter mit einer Vielzahl von Abgriffpunkten sollen Beiträge zur Lösung des sog, inversen Problems der Elektrokadiologie liefern, und zwar unter den speziellen Verhältnissen des transitorischen Neugeborenenkreislaufs, die im Experiment simuliert und dem Herzen angeboten werden können. Und auch Forschungsarbeiten zur biologischen Entwicklung bestimmter Säugetierspezies sind, wenn Literaturdaten fehlen, zur Entscheidung aller mit den Problemen des Tiermodells (der modellhaften Untersuchung einzelner Funktionen oder Funktionssysteme an Tieren) entstehenden Fragen nötig. Ein Beispiel dafür wäre die Untersuchung der Allometrie von Herz- und Körperwachstum als Voraussetzung für richtige Aussagen zum EKG in der postnatalen Entwicklung.

Schließlich möchte ich mir erlauben, festzustellen, dass es in unserem Lande mehrere wissenschaftlich produktive Gruppen gibt, die Ergebnisse der vegetativen Entwicklungsphysiologie erarbeiten und einen gewichtigen Teil an einem prospektiven Forschungsschwerpunkt Entwicklungsphysiologie ausmachen können.

Entwicklungs- und Regulationsprobleme des roten Blutbildes vom menschlichen Neugeborenen – Alterung, Lebensdauer von Erythrozyten u.a. – werden unter der Leitung von Frau Prof. Rapoport und Herrn Prof. Graul an der Charité in Berlin, im Tierexperiment erweitert um Fragen der prä- bzw. perinatalen physiologischen Anpassung in der Abteilung Pathophysiologie in Leipzig bearbeitet. Besonders in Berlin gibt es einen im Grenzbereich zwischen Physiologie und Biochemie liegenden Pool an langjähriger experimenteller und theoretischer Erfahrung. …

Bei Prof. Bräunlich in Jena werden Themen zur prä- und postnatalen Entwicklung der Tubulustransportfunktionen der Niere bearbeitet, die sofort die beiden eingangs dargelegten Aspekte entwicklungsphysiologischer Forschung erkennen lassen, nämlich den der reinen Grundlagenarbeit mit dem möglichen späteren Einmünden vielleicht auch in genetische Fragestellungen (hierher gehört die Frage nach der Stimulierbarkeit renaler tubulärer Transportfunktionen) und den der pharmakologisch orientierten, kliniknahen Forschung, die direkt auf Diagnostik (Clearance und andere Funktionsprüfungen) und Therapie abzielt. Auch hier liegt offenbar ein großes Erfahrungspotential mit weit reichenden Anknüpfungsmöglichkeiten vor.

Entwicklungsphysiologie der Atmung läuft in Berlin-Buch bei Dr. Lachmann und bei Dr. Wauer in der Charité bei vordergründiger Betonung der praxisrelevanten Entwicklung und Erprobung künstlichen Surfactants. Aber natürlich werden in den Berliner Arbeitsgruppen darüber hinaus zur entwicklungsphysiologischen Grundlagenforschung (Bestimmung von altersabhängigen Strömungswiderständen, Compliance und weiteren atemmechanischen Größen, Atemarbeit), gerätetechnische Entwicklungen und ausbaufähige Ansätze zum Problem der Vermaschung der perinatalen Atem- und Kreislaufanpassung vorgelegt, die zu intensiver Zusammenarbeit genutzt werden könnten.

Zur vegetativen Thematik Ernährung und Verdauung gibt es leider keine selbständig arbeitende entwicklungsphysiologisch arbeitende Gruppe; sie wird aber durch langjährig wirksame und international kooperierende klinische Arbeit in Leipzig, verbunden mit biochemischer Forschung (unter den Professoren Beyreis und Fritz Müller) vorangetrieben und erbringt auch entwicklungsphysiologische Ergebnisse. Ähnlich ist die Situation für die Entwicklungsendokrinologie (über die auf dieser Beratung noch gesondert zu hören sein wird), und keinerlei Bearbeitung erfahren in der DDR Themen des Wärmehaushaltes und der Thermoregulation.

Über künftige Möglichkeiten der Leipziger Abteilung Pathophysiologie bezüglich der prä-, peri- und postnatalen Herz-Kreislaufforschung, an der eine Gruppe von 6 Wissenschaftlern sowie Diplomanden und externe Doktoranden arbeiten, hatte ich schon ausführlich referiert. Gestatten sie mir bitte abschließend den Hinweis auf den im Sommer stattfindenden IV. Pathophysiologiekongress in Leipzig, auf dem 3 Tage lang die Sektion ‚Pathophysiologie der Entwicklung' verhandelt und ein vollständiger Überblick über alle in der DDR produktiven entwicklungsphysiologischen Ansätze erreicht werden soll. Die Organisatoren hoffen von dieser Tagung Verständigung und Ansätze zur Kooperation der Forschungsgruppen untereinander und die Darstellung des gesamten Potentials ‚Entwicklungsphysiologie in der DDR', die zu der aus meiner Sicht zur befürwortenden Schwerpunktbildung ‚Entwicklungsphysiologie' in der Hauptforschungsrichtung ‚Schwangerschaft und frühkindliche Entwicklung' wichtig sein könnte".

Der zweite große Arbeitsbereich, der der *animalischen* Funktionen, war nicht Gegenstand des Vortrags gewesen, der das Umfeld von *vegetativ*-pathophysiologischer Arbeitsgruppen zum Gegenstand hatte.

5.2 Kongresse

Vom Institut wurden ab 1979 verschiedene Tagungen, Symposien und Kongresse (mit)organisiert: 1979 ‚Jahrestagung für Pathologische und Klinische Physiologie der DDR'; 1980 ‚Symposium Wachstum und Entwicklung' in Leipzig; 1981 ‚Schiltel-Symposium' in Leipzig; 1984 der wissenschaftsstrategisch wichtige ‚IV. Pathophysiologiekongreß mit internationaler Beteiligung', Leipzig, s. u.; 1984 das ‚Hering-Symposium', Leipzig; 1986 das 2. ‚Symposium Junger Wissenschaftler der Pathologischen und Klinischen Physiologie' in Leipzig, s. u.; 1987 das ‚Schacher-Symposium' in Leipzig; 1989 die ‚Gemeinsame Jahrestagung der Gesellschaft der Physiologen der DDR und der Gesellschaft für Pathologische und Klinische Physiologie' in Leipzig, s. u.

Die ganze thematische Breite entwicklungspathophysiologischer Arbeit kam 1984 auf dem ‚IV. Pathophysiologiekongress mit internationaler Beteiligung' in Leipzig zur Darstellung. Die Sektion III des Kongresses, ‚Pathophysiologie der Entwicklung', war von H. Schwartze, Leipzig, und K. Menzel, Erfurt, wissenschaftlich organisiert worden und umfasste die Sitzungen 8–11. Die 8. Sitzung stand unter dem Vorsitz von Asmussen, Leipzig, und Gramsbergen, Groningen, Holland, und war der ‚Entwicklung der Motorik' gewidmet, die 9. Sitzung unter dem Vorsitz von Zwiener, Jena und Myers, Cincinnnati, USA, der ‚Entwicklung zentralnervöser Funktionen nach hypoxischer Schädigung', die 10 Sitzung unter Vorsitz von Menzel, Erfurt und Kellerova, Bratislava, ĆSSR, der ‚Postnatalen Kreislaufanpassung I' und die 11. Sitzung unter dem Vorsitz von Menzel, Erfurt, der ‚Postnatalen Kreislaufanpassung II'. J. Schönfelder aus dem Leipziger Institut hatte den Gesamtkongress organisiert. Alle mit der Organisation dieses Kongresses verbundenen Erwartungen einer zunehmenden wechselseitigen Kenntnisname der jeweiligen Arbeitsresultate der Laborarbeit im eigenen Lande und von internationalen Arbeitsgruppen, hat der Kongress zur Freude der Organisatoren voll erfüllt.

Über das 2. ‚Symposium Junger Wissenschaftler der Pathologischen und Klinischen Physiologie' vom 8.–12.9. 1986 in Leipzig hat H. Sch. am 19.09.86 an die Leitung des Bereiches Medizin und ihrer Fachgesellschaft abschließend berichtet: „Die Karl-Marx-Universität und die Gesellschaft für Pathologische und Klinische Physiologie waren die Träger der obg. Veranstaltung, die vom Institut für Pathologische Physiologie der KMU organisiert wurde. Das Anliegen der Tagung bestand darin, für junge Wissenschaftler, die sich in Forschung und Lehre mit Themen der Pathophysiologie auseinandersetzten, ein Forum anzubieten, auf dem sie ihre eigenen Forschungsarbeiten vorstellen und ausgiebig diskutieren können und das gezielt ihrer Weiter- bzw. Fortbildung dient. Die wissenschaftliche Organisation wie auch die Zeitdisposition trug diesem Anliegen Rechnung.

6 Sitzungen enthielten jeweils einen eingeladenen Übersichtsvortrag mit Review-Charakter, gehalten von einem für das betreffende Gebiet besonders sachverständigen älteren Fachvertreter, sowie 10, maximal 13 frei angemeldete Kurzvorträge (5 min) von Nachwuchswissenschaftlern, die zugleich verpflichtet waren, ein Poster auszustellen. Der Diskussion an den Postern wurde breiter Raum gegeben (45 min im Programm ausgewiesene Zeit pro Sitzung), der anschließenden Diskussion im Plenum stand ebenfalls genügend Zeit zur Verfügung.

Die 6 Sitzungen – ausschließlich im Plenum – wurden zu folgenden Themen abgehalten:

1. Pathophysiologie der Atmung und der Herz-Kreislauffunktion
2. Pathophysiologie der peripheren Durchblutung
3. Pathophysiologie der Motorik
4. Neuropathophysiologie
5. Pathophysiologische Probleme des Stoffwechsels
6. Methoden in der pathophysiologischen Forschung

Die Themen der Übersichtsvorträge waren:

1. Pathophysiologie der Beziehungen zwischen Respiration und Perfusion (Wosnitzka, Greifswald)
2. Pathophysiologie der peripheren Durchblutung einschließlich Mikrozirkulation (Sinz, Dresden)
3. Neuere Aspekte der Funktionsstörungen der Muskulatur (Zwiener, Jena)
4. Psychophysiologie in der biologischen Psychiatrie (Schellenberg, Magdeburg)
5. Pathophysiologie des Diabetes mellitus (Fischer, Karlsburg)
6. Modellbildung als Methode in der pathophysiologischen Forschung (Wüstenberg, Rostock)

Die wissenschaftliche Leitung lag in den Händen von H. Sch., Leipzig, die Tagungsorganisation besorgte. H. Tegetmeyer, Leipzig. Tagungsort war das neue Hörsaalgebäude der Karl-Marx-Universität.

Der Teilnehmerkreis reichte von Studenten des 4. Studienjahres bis zum Hochschullehrer und umfasste Humanmediziner, Zahnmediziner und Naturwissenschaftler. Die Tagung wurde für die Verteidigung von 8 Diplomarbeiten von Medizin- und Stomatologiestudenten der Karl-Marx-Universität genutzt. In jeder der 6 Sitzungen wurde eine herausragende wissenschaftliche Arbeit mit einer Urkunde und einer kleinen Sachprämie (im Wert von 30.– M) gewürdigt. Die Auszeichnung fiel viermal an junge Fachwissenschaftler, zweimal an Studenten, davon eine Diplomarbeit. Die Ausgezeichneten waren dreimal weiblich. Zwei Preise gingen nach Jena, zwei nach Leipzig, einer nach Karlsburg und einer nach Magdeburg.

Teilnehmer gesamt	davon Studenten	davon Hochschullehrer
98	20	13
Aktive Teilnehmer	davon Diplomanden	davon Studenten vor dem Diplom
74	8	4
davon Frauen		davon Studenten nach dem Diplom
25		8
Teilnehmer KMU*	davon Studenten	
43	15	
aktive Teilnehmer KMU*	davon Studenten	
30	15	
Teilnehmer Gesellschafts-abend		
57		
Teilnehmer Exkursion		
34		

[*KMU ist die Abkürzung von Karl-Marx-Universität]

Die Beteiligung an den Sitzungen, die Disziplin im Plenum, die Zeitdisziplin der Vortragenden und die Diskussionsbereitschaft sind als vorbildlich zu bezeichnen.

Die Auswertung des Symposiums bestätigte die Wichtigkeit folgender, bei der wissenschaftlichen Organisation angestrebten Bedingungen:

Eine wissenschaftliche Veranstaltung *mit* jungen Wissenschaftlern darf nicht den Charakter des ausdrücklich *für* junge Wissenschaftler Eingerichteten haben, sondern muss internationalen Standard anstreben (demonstrieren!), auch in den Übersichtsvorträgen. Bei diesen ist den spezifischen Bedürfnissen der Facharzt-kandidaten Rechnung zu tragen, wobei man automatisch auch allen anderen Gruppen nützlich sein wird.

Das Verhältnis zwischen Fachwissenschaftlern (nach und als größere Gruppe vor dem Facharztkolloquium), Diplomanden und Studenten muß ausgewogen sein. Es hat sich in der angegebenen Zusammensetzung bewährt. Hochschullehrer müssen für die Diskussionsführung im Plenum verfügbar sein, die zum jeweiligen Thema besonders sachkundig sind.

Nur solche Studenten (vor und nach dem Diplom) und Diplomanden dürfen zugelassen sein, die eigene experimentelle Ergebnisse haben, deren Fragestellung aus einem Forschungsthema des Plans Wissenschaft und Technik formuliert ist, also in das Forschungsprofil ihrer Einrichtung integriert war. Sie müssen als in der wissenschaftlichen Arbeit Stehende gleichberechtigt behandelt werden, denselben Bedingungen auf dem Symposium unterliegen wie ihre Mentoren. Rand- und Splitter- (Verlegenheits-) Themen dürfen nicht auftreten.

Ein Symposium junger Wissenschaftler muß neben den wissenschaftlichen Kontakten (die sich nur entwickeln, wenn genügend Zeit für die Diskussion vorgegeben wird) gesellschaftliche Begegnungen ermöglichen. Der nicht organisierte Austausch von Informationen, der sich aus solchen gesellschaftlichen Kontakten (Exkursion, Gesellschaftsabend) ergibt, ist häufig auch von besonderem wissenschaftlichen Nutzen".

Die gemeinsame Tagung der Physiologischen und der Pathophysiologischen Gesellschaft der DDR im Oktober 1989 war von H. Sch. und P. Sch. gemeinsam veranstaltet und organisiert worden. Ihr Thema „Moderne Entwicklungsforschung in Experiment und Klinik" führte alle Entwicklungsphysiologen der DDR zum letzten Mal zusammen. Die Veranstalter gaben die Kongressvorträge als Band 53 in der Reihe „Ergebnisse der experimentellen Medizin" heraus, in dem sie einleitend, zwölf Jahre nach dem Erscheinen ihrer Monographie über die „Physiologie des Foetal-, Neugeborenen- und Kindesalters", noch einmal die Frage behandelten: „Weshalb heutzutage Entwicklungsforschung"? [106, S. 11]: „Die Kindermedizin versteht ihre Aufgabe neben der eigentlich kurativen Aufgabe an ihrem Patientengut zunehmend als Prävention und Prophylaxe im Hinblick auf die physische und psychische Gesundheit, Leistungsfähigkeit sowie das Wohlbefinden des Erwachsenen. Sie widmet ihre Aufmerksamkeit der Vorbeugung und Abwendung von Schäden von der Perinatalperiode an bis ins Jugendalter. Dieser auch sozialökonomisch bedeutsamen Verpflichtung kann die Kindermedizin nur dann gerecht werden, wenn solide erarbeitete Grundlagenerkenntnisse der normalen Funktionsentwicklung, der Dysfunktionen und ihrer Kompensation im Wachstumsalter, zur Verfügung stehen und praktisch umgesetzt werden können. Eine solche praktische Umsetzung bedarf der engen Zusammenarbeit zwischen Grundlagenforschung und klinischer Medizin, für die gute Voraussetzungen in einem sog. Brückenfach, wie der Pathophysiologie, bestehen. Der vorliegende Band zur Physiologie und Pathophysiologie der Wachstumsperiode zielt ab auf die Verdeutlichung des grundsätzlich bestehenden Zusammenhangs zwischen Forschungsergebnissen aus Versuchen an Einzelzellen, isolierten Organen, Experimenten am Versuchstier, mathematischen Modellen und Arbeiten zur

Validisierung funktionsdiagnostischer Methoden mit klinischen Befunden bei Probanden und Patienten vom Neugeborenen- bis zum Jugendalter."

5.3 Veröffentlichungen

Der Vortragstätigkeit der Mitarbeiter des ‚Instituts für Pathophysiologie' lief ihre Publikationstätigkeit parallel: aus den gedruckten Publikationsverzeichnissen (Anlage 2) ergeben sich die folgenden Zahlen für jeweils die Erstverfasser von 1979–1993:

	79	80	81	82	83	84	85	86	87	88	89	90	91	92	93
P. Schwartze	2	5		2			1								
H. Schwartze	1	1	3				2	4	1	2	1	5	3		2
J. Schönfelder		2	1	2	1	2	2	1	2	1	1	4	2		1
H. Tegetmeyer		1	1	1	1	1			6	1	2	PB	5	1	3
Th. Eifrig				2		1	1		1	1	PB	2		1	
A. Schaefer					1		PA		1	1		2	2		1
A. Joel					1	PA									
S. Dellas							PA		1	1		1			
R. Kluge						1		PA	2		1		1	2	1
M. Kluge										1		1			
E. Maneck, geb. Schirmer										2	PA	2			1
A. Pudell												2	1		
U. Diez, geb. Schwartze					D	1			PA	2	1		1		
Th. Schwartze								D			PA	1	3		
H. Woldack									D					PA	1
K. Woldack													PA		1
S. Kösling								PA	1						

D: Diplomarbeit, PA: Promotion A, PB: Promotion B

Die Publikationen lassen sich (ebenso wie die Vorträge) verschiedenen Kategorien zuordnen: 129 Beiträge erschienen in nationalen wissenschaftlichen

Zeitschriften, 64 in internationalen, 6 waren Forschungsberichte, 24 Übersichtsartikel in theoretischen Zeitschriften, 27 in klinischen Zeitschriften, 20 waren Diplomarbeiten, 13 Promotionsarbeiten und 2 Habilitationsschriften (1989 von Th. Eifrig und 1990 von H. Tegetmeyer).

6 Der akademische Unterricht

Auf drei Aufgabenbereiche erstreckte sich der akademische Unterricht im Fachgebiet Pathophysiologie: 1. den Studentenunterricht, 2. die Diplomanden- und Doktorandenausbildung und -anleitung und 3. die Ausbildung zum Facharzt und eventuell zum Hochschullehrer.

6.1 Der Studentenunterricht

Er umfasste die Vorlesungen, die Seminare, Demonstrationspraktika und die Abschlussprüfung, getrennt für die Studenten der Humanmedizin und der Zahnmedizin.

Am 10.8.1988 formulierte H. Sch. „ihre Überzeugungen bezüglich der Anforderungen an den Studentenunterricht". Dieser Text entstand im Zusammenhang mit der Konzeption zu einem „Lernbuch" ‚Pathophysiologie für Studenten der Medizin'. Die hatte sie an den Vorsitzenden der Lehrmittelkommission beim Ministerium für Hoch- und Fachschulwesen (als Begründung für die Notwendigkeit eines solchen Lehrmittels) gerichtet; er ergänzte ihren Antrag, ein solches Buch als Lehrmittel einzuführen. Der Text der Konzeption lautet:

„Die Diskussion über die Neugestaltung des Medizinstudiums orientiert u. a. darauf, die Vertiefung des wissenschaftlichen Charakters sowie höhere Ansprüche an die theoretischen Voraussetzungen ärztlichen Handelns in ihrer grundsätzlichen Bedeutung zu erkennen und ihnen Rechnung zu tragen. Die Ausbildung disponibler Absolventen zur Weiterbildung zum Facharzt hat durch die Vermittlung abrufbarer, solider Grundlagenkenntnisse und Fähigkeiten zu erfolgen. Dem Fachgebiet Pathologische Physiologie kommt in seiner horizontalen und vertikalen Verknüpfung als eines der ‚Brückenfächer' im 3. Studienjahr für dieses Ausbildungsziel ein beträchtliches Gewicht zu: das bereits im Fach Physiologie trainierte, klinikbezogene funktionelle Denken auf naturwissenschaftlicher Basiskenntnis wird in allen unterrichteten Stoffgebieten vertieft und zu anwendungsbereiter Übung erweitert. Der ‚Gradus ad parnassum' von der Biophysik über die Physiologie zur Pathophysiologie als denk- und handlungsmethodischer Voraussetzung für praktisch alle großen klinischen Fächer einschließlich der Vorbereitung auf neurologische Disziplinen wird, ohne dem

Studenten diesen Gradus als ein besonderes didaktisches Konzept vor Augen führen zu müssen, zwanglos deutlich. Die horizontale strenge Einbindung in die Fächer Pathobiochemie und Pathomorphologie ist von hoher Selbstverständlichkeit, so dass der Unterricht in dieser Beziehung, durch das ständige Verdeutlichen der ‚Nahtstellen', der Integration des medizinischen Ausbildungszieles dient. Rück- und Seitenverweise auf die Nachbarfächer ohne Stoffrekapitulationen und Vorwärtsverweise auf die klinische Anwendung, ohne Stoffvermittlung klinischer Fächer, sind hier didaktisches Prinzip.

Der Forderung, fachspezifisches Grundlagenwissen zu vermitteln, das nicht identisch mit Minimalwissen ist, bei gleichzeitiger Wahrung des Bildungsvorlaufes, muß im Fach Pathologische Physiologie in zwei Richtungen entsprochen werden:

1. Die Pathogenese der Krankheiten muß abgehandelt werden, die in der Morbiditätsstatistik unseres Landes die größte Rolle spielen. Die Pathophysiologie umfasst dabei das Spektrum derjenigen Krankheiten, die durch Abweichung von der normalen Funktion der Organsysteme bzw. ihrer Verknüpfungen entstehen. Dabei kann es sich entweder um primäre Regulationsstörungen handeln, die morphologisch fixierte Folgekrankheiten nach sich ziehen (z. B. essentielle Hypertonie) oder umgekehrt um die Pathogenese der Funktion im Gefolge primär entstandener Pathomorphologie (z. B. Fehlfunktion von Ventilation, Gaswechsel und kleinem Kreislauf bei chronisch obstruktivem Emphysem). Die Darstellung der Pathomorphologie bleibt dabei dem Fach Pathologische Anatomie vorbehalten. Die Ätiologie soll im Rahmen der Pathophysiologie nur dann besprochen werden, wenn sie zum Verständnis der Pathogenese unerlässlich ist, wie beispielsweise für die Entwicklung der verschiedenen Hypertonieformen oder die Entstehung und Ausbildung einer chronisch asthmoiden Bronchitis. Detailliert ätiologische Kenntnisse zu vermitteln, muß den Nachbardiziplinen Pathobiochemie, Pathologische Anatomie, Mikrobiologie, Immunologie, Kommunal- und Sozialhygiene usw. überlassen bleiben.

2. Die Studenten müssen zu der Einsicht erzogen werden, dass das Krankheitsgeschehen als Prozess mit unterschiedlich möglichem Ausgang funktionell denkend und funktionsdiagnostisch objektivierend zu verfolgen ist. Aufgabe des pathophysiologischen Unterrichts muss deshalb die Lehrvermittlung traditioneller und moderner funktionsdiagnostischer Methodik sein, die auf naturwissenschaftlichem biophysikalisch-technischem Grund- und in gewissem Umfang auf Informatik-Basiswissen aufbaut. Quantifizierende, die pathologischen Funktionsveränderungen verfolgende Diagnostik einzuüben,

gehört zum Ausbildungs- und Erziehungsziel des Fachgebietes Pathologische Physiologie. Hier ergeben sich zwanglos Anknüpfungen an experimentell-theoretische Aspekte des Forschungsvorlaufs und dadurch die Motivation des Studenten zur geforderten lebenslangen Weiterbildung, der ihm den heutigen Grundlagenforschungsvorlauf später in seinem ärztlichen Handeln anzuwenden ermöglicht.

Die Neukonzipierung der Ausbildungsinhalte auf die Vermittlung des Grundlagenwissens in den genannten 2 Richtungen macht eine neue Qualität von Lehr- und Lernmitteln, ihre uneingeschränkte Zugänglichkeit für Studierende, nötig. Es wird deshalb als ein Beitrag hierzu vorgeschlagen, ein Lehrbuch ‚Pathophysiologie' für Humanmedizinstudenten zu verlegen, das ganz im Sinne der Thielmann/Tillschen ‚Pathobiochemie' ein *Lern*buch sein soll und sich nach dem methodisch-didaktischen Vorgehen des genannten, von den Studenten voll akzeptierten Buches richten wird. Das Buch würde nur einen Autor haben, knappen Text bieten, der durch einprägsame Schemata und moderne diagrammatische Darstellungen ergänzt wird und maximal 350 Seiten einschließlich Register umfasst. Die Herstellung des Manuskripts wird etwa ein Jahr in Anspruch nehmen. Eine detaillierte Disposition sowie ein Probekapitel könnten rasch geliefert werden.

Das vorgeschlagene ‚Lernbuch' ist für den Gebrauch in Verbindung mit der Vorlesung und den Seminaren konzipiert".

Das Lehrbuchproblem war 1988 noch immer ungelöst: „zur Zeit ist in der DDR kein Lehrbuch der Pathologischen Physiologie auf dem Markt. In Vorbereitung befindet sich die 2. erweiterte Auflage des ‚Taschenbuches der Pathophysiologie' von Tiedt/Zwiener, die 1989 erhältlich sein soll. Dieses Buch hat einen gänzlich anderen Charakter als das vorgeschlagene. Die erste Auflage umfasste 685 Seiten, war zum Lernen schlecht geeignet, die Stoffauswahl hielt sich schon damals nicht an das Studienprogramm. Das Werk ist eigentlich ein Kompendium der Pathophysiologie von 5 verschiedenen Autoren mit subjektiv geprägter Wichtung der einzelnen, sehr verschieden breit ausgeführten Stoffgebiete. Die Neuauflage ist um 2 Kapitel von 2 weiteren Autoren vermehrt. Das Buch ist hypothesenlastig und arbeitet das für die Klinik unentbehrliche Grundlagenwissen wenig heraus. Es war als erstes überhaupt entstandenes Lehrbuch für das neu institutionalisierte Fach [1978] in der DDR begrüßenswert, kann der mit der Studienreform angestrebten Qualifizierung der Humanmedizinstudenten jedoch nicht genügen".

Dessen ungeachtet „lehnte die Lehrmittelkommission den Antrag prompt mit dem Hinweis ab auf die angeblich ausreichend vorhandene Literatur". Die fehlte aber auch in der BRD: 1991 kündigt die VCH Verlagsgesellschaft, Weinheim, das Lehrbuch „Pathophysiologie des Menschen", herausgegeben von K. Hierholzer und R. F. Schmidt, 1000 Seiten, DM 148.–, wie folgt an: „Endlich ist sie da, die Pathophysiologie des (ganzen!) Menschen. Erstmals liegt hier in deutscher Sprache ein Lehrbuch der Pathophysiologie vor, das alle Organe und Organsysteme einbezieht …"

6.1.1 Die Vorlesungen

Wie oben beschrieben, erhielt P. Sch. vom Prorektor für Medizin den Auftrag, mit Beginn des Studienjahres 1975/76 im 3. Studienjahr die Vorlesung Pathophysiologie zu übernehmen, die bis dahin von verschiedenen Vorlesenden im Rahmen der Inneren Medizin gehalten worden war. Die studentische Unterrichtung bestand nun in 2 Wochenstunden Vorlesung und aus je 8 Seminaren für das jeweils halbe Semester von 320 Studenten; die Seminare wurden also mit jeweils 160 Studenten gehalten. Die Disposition dieser neuen Vorlesung orientierte sich zunächst an den inhaltlichen Wichtungen der pathophysiologischen Zusammenhänge in Organsystemen, wie sie in der von W. Siegenthaler in 2. Auflage herausgegebenen Monographie: „Klinische Pathophysiologie" (Georg Thieme Verlag, Stuttgart, 1973) vorlag. Welche dieser Zusammenhänge aus aktueller klinischer Sicht wesentlich sind, war hier sorgfältig beschrieben und ergänzte in systematischer Weise eigene bezügliche klinische Erfahrungen. Die Vorlesung im großen Hörsaal des Physiologischen Instituts war immer gut besucht, die Seminare für 160 Studenten, deren Anwesendheit nicht kontrolliert wurde, war im Hörsaal der Pathologie ein Forum lebhafter Diskussion des jeweils aktuellen Themas. Ausgehend vom noch erinnerten physiologischen Stoff und anleitend, diesen nun für die erstrebte Klinik nutzbar zu machen, war es nicht schwer, die Studenten für das neue Ausbildungsfach zu motivieren.

Mit der Studienreform 1978 sollte u. a. auch dem gestiegenen wissenschaftlichen Niveau und Anspruch der klinischen Zahnmedizin entsprochen werden. Die Stomatologie wurde nun nicht mehr, wie damals noch häufig, als „Schmalspurmedizin", sondern als ein Spezialgebiet mit eigenem wissenschaftlichem Anspruch begriffen, wie alle anderen medizinischen Fächer auch. Das zu betonen wurde der zahnärztliche Doktortitel Dr. med. dent. abgeschafft und durch den allgemeinen medizinischen Doktortitel Dr. med. auch für die Zahnärzte, ersetzt. Den vorklinischen Disziplinen wurde eine spezielle und fachspezifische Unterrichtung der Zahnmedizinstudenten zur Pflicht gemacht, und so nach dem Physikum auch den sog. Brückenfächern, darunter der Pathophysiologie. Vom Studienjahr 1978/79 an, also zeitgleich mit der Gründung der selbstständigen Abteilung Pathophysiologie, war nun eine spezielle Pathophysiologie für die Zahnmedizinstudenten zu lesen. Sie hatte einen Umfang von 45 Stunden, lag mit 2 Wochenstunden im 5. Semester und wurde von H. Sch. gelesen. Auch diese Vorlesung war neu zu konzipieren, hatte es doch eine ‚Pathophysiologie für Stomatologen' bisher nicht gegeben.

In der Einleitung ihres Vorlesungsmanuskripts schrieb H. Sch.: „Es gibt kein anderes Teilgebiet der Heilkunde, das so vielseitig ist, wie die Zahnheilkunde. Im Idealfall müsste der Zahnarzt nicht nur das gesamte Gebiet der Medizin, sondern auch das der Technik beherrschen. Das gesamte Gebiet der Medizin, das bedeutet heute nicht mehr, Krankheitsprozesse und Unfallfolgen vorwiegend nach ihren morphologischen, makroskopischen und mikroskopischen Veränderungen zu charakterisieren und hinsichtlich der Diagnose, Therapie und Prognose danach zu terminieren. Vielmehr begann man schon vor ca. 200 Jahren (z. B. durch John Hunter, 1728–1773) außer den morphologischen Kriterien auch die pathophysiologischen und pathobiochemischen Veränderungen als ‚Alarmsignale', ‚Krankheitszeichen' oder ‚klinische Parameter' zum Maßstab für diagnostische oder therapeutische Entscheidungen zu machen. …"

Für den Zahnmedizinstudenten soll im Lehrgebiet Pathophysiologie die Fähigkeit vermittelt werden, „wesentliche funktionelle Zusammenhänge in der Ätiologie und Pathogenese stomatologischer, aber auch wichtiger allgemeinmedizinischer Erkrankungen selbstständig zu erkennen. Damit soll auch ein tieferes Eindringen in die für den Zahnarzt wichtigen allgemeinen medizinischen Problemstellungen und besonderen stomatologischen Detailabläufe vorbereitet werden. Es werden die dynamischen Wechselbeziehungen normaler, prämorbider und pathologischer Strukturen, zwischen Gesundheit und Krankheit vermittelt. Damit werden wesentliche Voraussetzungen für das Verständnis der klinischen Stomatologie geschaffen. Darüber hinaus soll dem Stomatologiestudenten das Verständnis für die allgemeinmedizinischen Lehrgebiete erleichtert werden. (Aus dem Lehrprogramm Pathophysiologie zur Ausbildung der Grundstudienrichtung Stomatologie, Berlin, 1977).

Die Vorlesungsgliederung baut auf dem Physiologiestoff der vorklinischen Vorlesung und den Seminaren auf:

2 Themengruppen
1) allgemeine Pathophysiologie
2) spezielle stomatologische Pathophysiologie

Unter 1) wird behandelt (4 Abschnitte)

- Pathophysiologische Grundlagen der Kreislaufregulationsstörungen: Hypertonie, Hypotonie
- Allgemeine Pathophysiologie des Schocks; Schockformen, die für die Stomatologie besonders bedeutsam sind, z. B. Besonderheiten des Schocks bei Schädel-Hirn-Trauma.
- Allgemeine und spezielle Pathophysiologie der äußeren Atmung: auch respiratorische Notfallsituationen, künstliche Beatmung, Lungenfunktion und Operabilität, Narkose (spezielle Probleme der Zahnmedizin)
- Pathophysiologie der Verdauung, u. a. mit: ungenügende Kaufunktion und gastrointestinale Verdauungsstörungen; Brechreiz und Erbrechen, Ileus.

Unter 2) wird abgehandelt (2 Abschnitte)

- pathophysiologische Probleme im Kiefer-, Gesichts-, und Mundbereich: Makro und Mikrozirkulation; Pathophysiologie der Mundschleimhautpermeabilität und -sensibilität; Pathophysiologie der Speichelsekretion
- Physiologie und Pathophysiologie des Schmerzes: Zahnschmerz; Kopfschmerz; Neuralgien im Kopfbereich".

Als Literatur wird Th. O. Lindenschmidt (Hrsg.): „Pathophysiologische Grundlagen der Chirurgie", 2. Aufl., Leipzig: Ambrosius Barth, 1977, empfohlen.

Die „Pathophysiologie des Mundhöhlen- und Gesichtsbereiches" wird im Vorlesungsmanuskript mit „Aktuelle Aspekte der Forschung in der Stomatologie" eingeleitet:

„Die Forschung in der Stomatologie muß als ein Teil der biologischen Gesamtforschung betrachtet werden. Sie umfasst weit mehr als eine enge Spezialproblematik. Bereits das Beispiel der genetischen und pränatalen Einflüsse, die das orofaciale System betreffen, illustriert diese Feststellung.

Während der letzten 25 Jahre hat die stomatologische Forschung in aller Welt einen ständigen Zuwachs erfahren, eine Entwicklung, die dem andauernden, unverminderten Anfall von Zahn-, Mund- und Kieferkrankheiten Rechnung trägt.

Das Phänomen der kranken Zähne ist bei der städtischen Bevölkerung besonders evident, aber es ist keineswegs nur typisch für die entwickelten Länder und auch nicht nur für die moderne Zivilisation. Der Beginn der beiden großen Plagen in der Zahnheilkunde, die Karies und die Erkrankungen des Peridontiums, datiert zurück bis ins Altertum. Ihre zerstörenden Effekte sind an Schädeln aus antiken Gräbern erkennbar und sogar an fossilen Resten vergangener Jahrtausende.

Allerdings hat die Karies im vorigen Jahrhundert erheblich zugenommen und heutzutage in den meisten Stadtpopulationen pandemischen Charakter erreicht. Sie zieht im Allgemeinen größere Beachtung auf sich, weil sie schon bei Jugendlichen häufig ist und mit zum Teil starken Schmerzen einhergeht. Dagegen sind die Erkrankungen des Peridontiums in ihren Anfängen relativ symptomlos und entfalten ihre Wirkungen erst in mittleren Lebensjahren oder später. Beide Erkrankungen sind die Hauptursache für den Verlust der Zähne." …

Diese Vorlesung hat H. Sch. bis zum Studienjahr 1980/81 gelesen, dann übernahm sie die Pathophysiologievorlesung für Humanmediziner von P. Sch., der aus dem Institut ausschied (s. o.). Die Stomatologenvorlesungen und -Seminare hielt ab 1980/81 J. Schönfelder.

Die Hauptvorlesung Pathoplysiologie für Humanmediziner wurde 1985/86 in 60 Stunden für 320 Studenten gehalten Der Lehrinhalt wurde in den, die Stoffvermittlung in der Vorlesung begleitenden Seminaren diskutiert.

Im Folgenden, Auszüge aus H. Sch.'s Vorlesungsmanuskript, um ihren Anspruch und ihre Denkweise bei der Stoffvermittlung zu dokumentieren:

„Zur Methode der Vorlesung. Aristoteles (384–322 v. u. Ztr.) Metaphysik, 2. Buch (α), 3. Kapitel: ‚Die Lehrvorträge aber pflegen nach den Gewohnheiten der Zuhörer eingerichtet zu werden. Denn wie wir es gewohnt sind, wollen wir gesprochen haben, und was entgegengesetzter Art ist, erscheint uns nicht vertraut, sondern wegen der Ungewohntheit schwer verständlich und fremder; denn das Gewohnte ist leichter zu verstehen. Welche Macht aber die Gewohnheit ausübt, zeigen die Gesetze, bei welchen Sagenhaftes und Kindliches wegen der Gewöhnung daran, mehr vermag als vernünftige Einsicht. Die einen nun geben nur dann der Rede Beifall, wenn sie mathematisch gehalten ist, die anderen, wenn sie viele Beispiele enthält; wieder andere verlangen, dass man Dichter als Zeugen anführt. Einige wollen alles genau ausgeführt haben, anderen missfällt die Genauigkeit, entweder, weil sie das Vorgetragene nicht zusammenhalten können, oder der Skrupulosität im Ausdruck. Denn die Genauigkeit hat etwas an sich, wodurch sie, in der wissenschaftlichen Mitteilung gleichsam wie bei gerichtlichen

Verträgen angewandt, manchem für unfrei gilt. Daher muss man darüber unterrichtet sein, welche Aufnahme jegliches zu erwarten hat. Denn es geht nicht, gleichzeitig um Wissenschaft und die Weise ihrer Behandlung sich umzusehen; ist doch keines von beiden leicht zu erfassen' [107, S. 38]".

„Vorbemerkungen zur neueren Geschichte: Der Gegenstand der Pathophysiologie ist im Laufe unseres Jahrhunderts zunehmend präzisiert worden. Krehl, Internist, schreibt (1909): ‚In der gleichen Weise, wie die Physiologie die normale Funktion der Körperorgane darlegt, setzt die Pathophysiologie das Verhalten eben dieser Organe unter pathologischen Verhältnissen auseinander, wobei als krankhaft diejenigen Lebensvorgänge bezeichnet werden, welche von den bei der Mehrzahl gleichaltriger Individuen (Entwicklung!) vorkommenden abweichen und dazu beitragen, Leistungs- und Lebensfähigkeit des Organismus zu beeinträchtigen'. L. Heylmeier (Internist) schreibt (1956) folgendes: ‚Das Ziel der pathologischen Physiologie liegt in der naturwissenschaftlichen Analyse des Krankheitsgeschehens. Anstelle der beschreibenden klinischen Symptomatologie setzt sie die Aufdeckung des Mechanismus der krankhaften Funktionsstörung'. Der Verfasser geht sogar soweit, fortzufahren: ‚Die pathologische Physiologie bildet die eigentliche naturwissenschaftliche Theorie der Medizin, wie sie der Kliniker Karl-August Wunderlich, der Physiologe Claude Bernard und der Pathologe Rudolph Virchow vor einem Jahrhundert programmatisch gefordert haben.' Alpern (1959) erweitert den das Fachgebiet einschließenden Gegenstandsbereich indem er definiert: ‚Die pathologische Physiologie ist die Wissenschaft, welche die funktionellen Veränderungen im kranken Organismus in Wechselwirkung mit seiner Umwelt lehrt.' (1984 internationaler Kongress: Umwelt und gestörte Funktion) Sie stellt die allgemeinen Gesetzmäßigkeiten des Ursprungs, der Entstehung, des Verlaufs und des Ausgangs der pathologischen Prozesse fest." Über die Bedeutung der studentischen Unterrichtung im Fachgebiet Pathophysiologie äußert sich Max Bürger (1956): „Unsere Bemühungen, dem Studenten die gedankliche Methodik der pathologischen Physiologie nahe zu bringen, werden nicht nur von großem Werte für sein diagnostisches Können, sondern auch für sein praktisch-ärztliches Handeln sein. Die pathologische Physiologie stellt die wichtigste Grundlage des klinischen Handelns und Unterrichts dar".

„Lehrkonzeption Pathophysiologie:
Im Studienjahr 1985/86 wird die Pathophysiologie als eigenes Unterrichtsfach [in Leipzig] zum 10. Male gelesen, jetzt mit einem Stundenvolumen von 60 Stunden im 5. und 6. Semester. Die Pathophysiologie versteht sich wie die Pathologische

Anatomie und die Pathobiochemie neben den anderen theoretischen Disziplinen des 3. Studienjahres als ein Brückenfach zwischen Vorklinik und Klinik. Sie baut auf dem Stoff der Physiologie auf und vermittelt Grundlagenkenntnisse über das Fehlfunktionieren des erkrankten Organismus. Am dichtesten benachbart ist sie auf der einen Seite dem Fache Pathobiochemie, dessen gleichgeartetes Anliegen sich auf den Molekularbereich und die pathologisch entgleisten Stoffumsetzungen bezieht, und auf der anderen Seite der pathologischen Anatomie, die mit den aus den pathologischen Funktionen entstehenden Strukturveränderungen befasst ist. Die Pathophysiologie als Lehrfach ist bemüht Wissensvoraussetzungen sowohl für internistische wie für chirurgische Fächer zu schaffen. Sie geht dazu in 3 Richtungen vor:

1. Funktionsdiagnostik (Methodenkritik!) mit Übungen im Seminar. Seminare werden zu 8 Stoffkomplexen unter Nutzung von Hochschulfilmen gehalten. 6 Spezialseminare mit Labordemonstrationen zur modernen Elektrokardiographie, Lungenfunktionsdiagnostik, automatischer Messwertverarbeitung von Patientendaten mit PC und 1 Tierversuchsdemonstration werden als Bestenförderung angeboten und mehrmals durchgeführt für je 10 bis 12 Studenten.
2. Allgemeine Pathophysiologie: pathophysiologische Gesetzmäßigkeiten, die bestimmten Funktionsstörungen zugrunde liegen am Beispiel Niere (chronische Niereninsuffiziens und Urämie) und Atmung (normal, obstruktiv, restriktiv).
3. Spezielle Pathophysiologie am Beispiel häufiger Erkrankungen entsprechend der europäischen Morbiditätsstatistik, lebensbedrohliche Entwicklungen und nur äußerst sporadisch seltener Krankheitsbilder, deren pathologische Funktionsabläufe besonders geeignet sind, pathophysiologische Denkweisen zu trainieren.

Ein ganz entscheidendes Anliegen des Faches ist es, die Studenten immer wieder *einzuüben*, in eine *prozesshafte Denkweise*, und darauf hinzuweisen, dass die Ausbildung, die Entwicklung und schließlich auch die Heilung von Krankheiten *in der Zeit veränderliche Abläufe* sind, die durch Fehlregulationen oder auch positive Rückkopplungen, die in negative übergehen bei Heilung, zustande kommen. Dieser Prozesscharakter macht die *Abhängigkeit* des Krankheitsverlaufs von der *Ausgangssituation* des Patienten deutlich, also vom Alter, Geschlecht, von der Ernährungssituation, vom gleichzeitigen Bestehen anderer Krankheiten (Multimorbidität), von der ökologischen und sozialen Umwelt. Es wird betont, dass es sich nie um einfache geradlinige Kausalbezüge, sondern stets um ein ganzes Wirkungsgefüge handelt, das sich im Verlauf pathophysiologischer Entwicklungen ausbildet (klassisch darstellbar an der komplizierten, alle Organsysteme betreffenden Pathogenese des Schocks, oder des Herzinfarkts, einfacher beim akuten thrombotischen Verschluss einer Vene und ihrer Äste)

Insgesamt werden 6 große Stoffgebiete behandelt. Dabei nehmen Herz und Kreislauf relativ die meiste Zeit in Anspruch. Über 8 Doppelstunden wird animalische Pathophysiologie (Schmerz, peripheres Nervensystem, Myopathien pyramidale und extrapyramidale Störungen der Motorik, zentrales Nervensystem: Bewusstseinsstörungen, Schlafstörungen, Somnolenz, Koma, Krämpfe) behandelt".

Das sich an diese Einleitung anschließende Manuskript der Vorlesung umfasst 351 Seiten.

Wodurch sich die vorklinische Physiologievorlesung von der Pathophysiologievorlesung unterscheidet, ergibt sich aus dem Vergleich der Vorlesungsinhalte der von H. Sch. im Rahmen der Hauptvorlesung Physiologie gehaltenen Vorlesung ‚Physiologie der Verdauung' in den 70ger Jahren mit dem Abschnitt ‚Pathophysiologie der Verdauung' in ihrer Vorlesung im 3. Studienjahr zu Beginn der 80ger. Beide Vorlesungen sind vollständig ausformuliert, so wie sie im Manuskript stehen, könnten sie *vorgelesen* werden. Damit zeigen die folgenden Textproben, wie H. Sch. ihre Studenten ansprach. Beide Texte leiten den Vorlesungsabschnitt „Verdauung" ein. Die *Physiologie*vorlesung für die Vorklinik-Studenten des 3. Semesters beginnt folgendermaßen:

„Die Verdauungsfunktionen, mit denen wir uns in den folgenden 8 Vorlesungsstunden zu beschäftigen haben, gehören zu den vegetativen Mechanismen der Lebewesen. Sie erinnern sich, dass wir die Physiologie in zwei große Abschnitte einteilen, von denen der eine diejenigen Funktionen behandelt, die bei Tieren und Pflanzen gemeinsam anzutreffen sind, nämlich die der *vegetativen* Physiologie; der zweite Abschnitt umfasst die *animalischen*, nur den Tieren eigenen Funktionen.

Alle Lebewesen sind gleichermaßen darauf angewiesen sich zu ernähren; während den Pflanzen die Aufnahme anorganischer Stoffe, die sog. *autotrophe* Ernährung genügt, sind die Tiere gezwungen, Stoffe anderer Organismen zu verdauen, sich *heterotroph* zu ernähren. Die Entstehung der Lebewesen auf der Erde ist auch unter dem Aspekt der ernährungsphysiologischen Betrachtung daher nur in der Reihenfolge Pflanze-Tier möglich.

Die Lehre von den Verdauungsfunktionen behandelt:

1. die Nahrungsaufnahme
2. den Nahrungstransport und
3. die Resorption
   Über die Resorption der Nahrungsstoffe – Kohlehydrate, Eiweiße, Fette und Vitamine – werden Sie im Rahmen der Interdisziplinären Vorlesung zu unserem Kapitel von den Biochemikern unterrichtet werden.

Wir wollen hier zunächst zum Abschnitt 1 das

- 1.1. Verhältnis der Nahrungsaufnahme zur Energiebilanz des Organismus und die
- 1.2. Empfindungen Hunger und Sattheit sowie die Mechanismen, die zu ihrer Regulation beitragen, besprechen

1.1. Die Aufnahme von Energie mit der Nahrung wird offenbar bestimmt vom Energieverbrauch des Organismus in Form von Muskelarbeit und Wärmeproduktion. Das *Körpergewicht* des Erwachsenen bleibt relativ konstant über lange Zeit; es ändert sich beim Gesunden, der eine normal zusammengesetzte Nahrung zu sich nimmt, nicht ohne eine entsprechende Änderung des *Körperfettes*. Die Menge des Körperfettes kann zu- oder abnehmen je nachdem, ob die Energiezufuhr größer oder kleiner als der Energieverbrauch wird. Bauern mästen ihre Schweine einfach dadurch, dass sie ihnen soviel Futter geben, wie sie zu fressen bereit sind. Und manche Leute bemerken zu ihrer Verwunderung an sich selbst den gleichen Effekt durch die gleiche Verfahrensweise. Dieses fundamentale Faktum der Physiologie ist Ausdruck des **Gesetzes von der Erhaltung der Energie in seiner Anwendung auf den lebenden Organismus**.

Wir wollen uns diese Verhältnisse durch Aufstellung einer Tabelle deutlich machen:

aufgenommene Energie	=	verausgabte Energie	+	gespeicherte Energie
[Nahrungsfett, -kohlehydrate, -eiweiße]		[Arbeit, Wärme]		[Gewebsfett, -glykogen, -proteine, andere Formen, z. B. ATP und Kreatinphosphat]

Eine Änderung auf einer Seite dieser Gleichung wird natürlich die andere entsprechend beeinflussen. Veränderungen in der gespeicherten Energie werden letzten Endes in einer entsprechenden Veränderung des Körpergewichts widergespiegelt. *Übergewichtige* Personen haben zweifellos eine Zeitlang mehr Energie aufgenommen, als sie verausgaben konnten; *magere* Personen müssen ein Energiedefizit aufgewiesen haben. Diese einfache Feststellung besagt, *auf welche Weise* sich Fettsucht und Abmagerung entwickeln, aber sie ist keine Erklärung der Ursachen für eine solche Entwicklung. Die Forschung darüber befindet sich noch im Fluss und gewinnt besonders in hochzivilisierten Ländern an Bedeutung, in denen das Problem der *Adipositas* (der Fettsucht) eine Rolle spielt, für die Pathogenese einer ganzen Reihe von Krankheiten, vornehmlich des Herz-Kreislaufsystems und des Skeletts." …

Der 4. Abschnitt der „*Patho*physiologie der Verdauung" für die Studenten im klinischen Studienabschnitt des 3. Studienjahrs beginnt mit der

„4. 1 Pathophysiologie der Ernährung.
Die Pathophysiologie beschäftigt sich mit den Problemen der Mangel- und Fehlernährung sowie der Überernährung und deren funktionellen Folgen. Das große Gebiet der pathologisch veränderten Stoffumsetzungen wird in der Pathobiochemie behandelt, das der aus Ernährungsfehlern resultierenden morphologisch fassbaren Erkrankungen (z. B. die Arteriosklerose) in der Pathologie. Die Ernährungswissenschaft erweist sich somit leicht als eine Querschnittsdisziplin, von der aus u. a. auch ein bedeutender Teil Aufklärungs- und Erziehungsarbeit in Bezug auf schädigende oder gesundheitsfördernde Verhaltensweisen, Ernährungsvorschriften und sogar Rezeptvorschriften geleistet wird ([so durch das Institut in] Potsdam Rehbrücke, Brotsorten, Babynahrung). Eins der am dringlichsten anstehenden Weltprobleme ist das der Mangelernährung, der etwa die Hälfte der Weltbevölkerung ausgesetzt ist. Dazu steht das große Problem der Überernährung in den hochzivilisierten Ländern mit den nicht zu übersehenden pathologischen Folgezuständen und auch ihrer sozioökonomischen Bedeutung. Solche offensichtlichen Probleme führen sofort zu der Frage nach dem

4.1.1 Quantitativen Nahrungsbedarf
Die Nahrungsstoffe sind Energieträger. Bei ihrem Abbau wird diese Energie transformiert in Arbeit und Wärme, die im Organismus aufgewendet werden müssen für

- Syntheseleistungen
- Aufrechterhaltung der Thermogenese, der Körpertemperatur

- Aufrechterhaltung des inneren Milieus
- mechanische Arbeit

Die in der Nahrung enthaltene Energiemenge (in Joule, j, als Maß für Energie, Arbeit und Wärme) ist die Richtschnur für die empfohlene tägliche Zufuhr von Nahrungsstoffen. Die benötigte Energiemenge hängt dabei ab vom Alter, Geschlecht, der Körpermasse und -größe, dem Klima und von der in Form von körperlicher Arbeit verbrauchten Energie.

Die Nahrung muss so zusammengesetzt sein, dass Fett, Kohlehydrate und Eiweiß (Aminosäurengemische!) im richtigen Verhältnis mit weiteren essentiellen Substanzen (etwa 50 insgesamt), verschiedenen Elementen, Spurenelementen und Vitaminen zugeführt werden. Dabei kann die anteilige Zusammensetzung unterschiedlich sein und trotzdem vollwertig bleiben. Isolierte, auch drastische Verminderungen der Fett- und Kohlehydratzufuhr können vom Körper ohne wesentliche Beeinträchtigung des Gesundheitszustandes über längere Zeit toleriert werden, da diese Stoffe im Körper selbst gebildet werden können. Die Eiweißzufuhr darf hingegen das Eiweißbilanzminimum nicht unterschreiten, wenn Schäden für den Organismus vermieden werden sollen. Das Eiweißbilanzminimum ist umso niedriger, je günstiger das Mischungsverhältnis der Aminosäuren im zugeführten Eiweiß ist, hängt aber auch vom körperlichen Zustand ab. Es ist größer in der Wachstumsperiode, in der Schwangerschaft und während der Stillperiode".

Nach der Besprechung der Ernährung folgt die Verdauungs*pathophysiologie*-Vorlesung den Abschnitten des Verdauungskanals. Der prozentuale Umfang des in den einzelnen Kapiteln vermittelten Stoffes beträgt jeweils in der Physiologie- bzw. Pathophysiologie-Vorlesung: Ernährung 14%/19%; Mundhöhle: 14%/10%; Ösophagus 10%/13,2%; Magen 24%/13,2%; Dünndarm 15%/10%; Pankreas 5%/6%; Leber 0%/7,3%; Gallenblase 7%/6%; Kolon (Rektum, Defäkation) 13%/4%. Die Anzahl der Stunden, in denen der Stoff vermittelt wurde betrug in der Physiologie 8, in der Pathophysiologie 12 Vorlesungen, die Pathophysiologieverdauungsvolesung war also um 1/3 länger, was die, den angeführten %-Größen zugrunde liegenden, absoluten Vorlesungszeiten um diesen Betrag verlängert. Die Zahlen machen deutlich, wie unterschiedlich umfangreich der Lehrinhalt in Physiologie und Pathophysiologie in den Abschnitten der Verdauungsvorlesung war.

Für die anderen Kapitel beider Hauptvorlesungen liegen keine Vorlesungsmanuskripte vom gleichen Hochschullehrer vor. Aber auch dort darf vermutet werden, dass, da der Lehrinhalt in der normalen und pathologischen Physiologie unterschiedlich ist, auch der Zeitbedarf, ihn zu vermitteln, wie in der Verdauungsvorlesung, ungleich gewesen sein wird. Es handelt sich eben um zwei verschiedene Ausbildungsfächer.

Das begründet auch, weshalb, bis zur Einführung einer eigenen Vorlesung Pathophysiologie vom Studienjahr 1976/77 an, die bis dahin geübte Vorlesungspraxis nicht mehr genügen konnte. Noch heute werden in den umfangreicheren Lehrbüchern der Physiologie an die Besprechung der physiologischen Sachverhalte in der Hauptvorlesung, wie sie im 3. und 4. Semester Gegenstand der Vorlesung sind, quasi kleingedruckte Bemerkungen zu ausgewählten pathophysiologischen Zusammenhängen angefügt, einmal, um die vorklinischen Studenten für den Inhalt des Stoffes der normalen Physiologie, als einem künftig klinisch wichtigen, zu motivieren, und zum anderen, um an ausgewählten Beispielen zum Denken auch in pathophysiologischen Zusammenhängen anzuregen. Nach dem Physikum vermittelte die Pathologie, in Fortsetzung der funktionellen Anatomie des vorklinischen Studienabschnitts, eine Form von funktioneller pathologischer Anatomie, indem sie mit der Besprechung beispielsweise der Silikose-Lungenstruktur auch die, der durch sie verursachten restriktiven Atemstörung verband. Das traditionelle Selbstverständnis des Faches, es heißt noch heute ‚Pathologie', also allgemeine Krankheitslehre, was die so bezeichnete Disziplin ja auch bis Mitte des 19. Jahrhunderts gewesen war, begünstigte es, vom patho*morphologischen* Befund ergänzend dessen patho*physiologische* Folgen herzuleiten. Das hatte sich in der Mitte der 70ger Jahre, weil dem erreichten Stand pathophysiologischer Forschung, Funktionsdiagnostik und -interpretation nicht mehr entsprechend, als überholt erwiesen, wie im Inhalt der nun verbindlichen pathophysiologischer Unterrichtung zum Ausdruck kam.

Die Hauptvorlesung für die *Human*mediziner hatte folgende Kapitel:

1. Pathophysiologie des Herzens (Funktionsstörungen, Koronarkreislauf, EKG), 21% des Vorlesungsmanuskrpits und damit der Vorlesungsstunden.
2. Pathophysiologie des Kreislaufs (Hypertonie, Hypotonie, Schock, Thrombose, Lymphödem), 23%.
3. Pathophysiologie der Atmung (Restriktion, Obstruktion, Gaswechsel, Diffusionsstörungen), 11%.
4. Pathophysiologie der Verdauung (s. o.), 20% .
5. Pathophysiologie der Niere (Filtration, Glomerulo-, Tubulopathien, ableitende Harnwege), 10%.
6. Pathophysiologie des peripheren Nervensystems, 3,4%.
7. Pathophysiologie der Motorik (Skelettmuskulatur, pyramidales und extrapyramidales System), 0,6%

8. Pathophysiologie der Sensorik (Schmerz, Zahnschmerz, Kopfschmerz, Neuralgien), 4%.
9. Pathophysiologie des Bewusstseinszustandes (Bewusstseinshelligkeit, Schlaf, Somnolenz, Koma, Epilepsie), 2,2 %.

Damit ergibt sich, dass H. Sch. in 85% der Vorlesungszeit für Humanmediziner die Pathophysiologie der vegetativen Funktionen (Herz, Kreislauf, Atmung, Verdauung und Niere) und in 15% die der animalischen Funktionen (Nervensystem, Muskel, Sensorik und Bewusstsein) vortrug.

In der Pathophysiologievorlesung für *Zahn*mediziner nahm 25% der Vorlesungszeit das Kapitel Herz-Kreislauf (bei den Humanmedizinern 44%), 18,4% das Kapitel Atmung (bei den Humanmedizinern 11%), 19,1% Magendarmkanal und 32,3% der Mundhöhle und des Gesichtsbereichs (bei den Humanmedizinern die ganze Verdauungspathophysiologie 20%), und schließlich 5,8% Schmerz im Kopfbereich ein. Beide Hauptvorlesungen waren also in der Wichtung und im Umfang des Lehrinhalts, den Ausbildungszielen angepasst, unterschiedlich.

Im Verlauf ihrer Weiterbildung zum Facharzt und Hochschullehrer lasen in der 2. Hälfte der 80ger Jahre auch R. Kluge, H. Tegetmeyer, A. Schäfer und E. Maneck Abschnitte der Hauptvorlesung (s. Kapitel 6. 3).

Neben diesen Vorlesungen für alle Studenten der jeweiligen Fachgebiete wurden spezifisch interessierten Studenten noch verschiedene fakultative Vorlesungen angeboten mit denen zugleich in die laufende Labor- und Forschungsarbeit eingeführt und damit auch über das Spektrum anstehender Diplomarbeitsthemen informiert wurde.

So wurden, wie in den Vorjahren, beispielsweise 1992 über jeweils 1 ½ Stunden folgende fakultative Veranstaltungen angeboten:

I. Funktionsdiagnostik. Computergestützte Elektrokardiographie. Vorlesung und Labordemonstration, 9. 5. 92, (Th. Eifrig).
II. Pathophysiologie der Entwicklung: Akute und chronische Folgen der Hypoxie unter der Geburt. Vorlesung am 15.5.92 und 22.5.92; (J. Schönfelder).
III. Pathophysiologische Grundlagen therapeutischer Maßnahmen: Maschinelle Beatmung. Vorlesung am 20.5.92; (R. Kluge).
IV. Pathophysiologie häufiger Beschwerden: Kopfschmerz und Schwindel. Vorlesung am 13.5. und 20.6.92; (H. Tegetmeyer).
V. Funktionsdiagnostik: Einsatz der Elektrookulographie in verschiedenen klinischen Fächern. Vorlesung am 27.6.92; (A. Schaefer).

6.1.2 Die Seminare

Das Verständnis des Vorlesungsstoffes wurde in den Seminaren vertieft. Die ca. 320 Studenten der Humanmedizin waren in die Zweige A und B von jeweils 160 Studenten geteilt, die alle 14 Tage im kleinen Hörsaal des Carl-Ludwig-Instituts über 2 ½ Stunden seminaristisch unterrichtet wurden. Jedem Seminar lag ein verbindliches Konzept zugrunde, so dass die erfahrungsgemäß schwerer verständlichen Sachverhalte besprochen und diskutiert wurden. Seminar 1 behandelte die Untersuchungsmethoden des Herzens und die Herzinsuffizienz, Seminar 2 den Koronarkreislauf und das EKG, Seminar 3 die Hypertonie und den Schock, Seminar 4 die Pathophysiologie der Verdauung, usw.

Das Konzept für das Seminar 2, ‚Koronarkreislauf', im Manuskript von H. Sch., lautet:

„Regulation der Koronardurchblutung: hämodynamisch
Koronarreserve: pO2 ↓, pCO2 ↑, pH ↓
Hypoxämie (Systemkreislauf, Herzmuskelabschnitte)
Was nimmt Einfluss auf die Koronardurchblutungsgröße?
Unterbrechung der Koronarzirkulation:

- störungsfreies Intervall (8 s)
- Störung bis Kardioplegie (1 min)
- Kardioplegie bis Tod (20–40 min)

Energiebereitstellungsinsuffizienz = O2-Mangel
Utilisationsinsuffizienz = ß-Blockade

Gestörte Teilzirkulation → AV-Knotenarterie betroffen / → Infarkt zu groß / → mechanische Stabilität verloren] Pumpfunktion bricht zusammen

Anderenfalls pathophysiologische Abläufe beim Infarkt:
flache Ventrikelfunktionskurve (Schlagarbeit ↓, EDP ↑)
P ↓ li Ventrikel
Koronardurchblutung ↓ → PAORTA ↓ diastolisch und systolisch
Vs ↓
Systolendauer ↑ wegen Anspannungszeit ↑
Kontraktilität ↓
Relaxationsgeschwindigkeit ↓"

In den Seminaren ging es lebhaft zu, hatten doch von den 160 teilnehmenden Studenten immer einige Fragen zu stellen oder ergänzende Bemerkungen zu machen. Obgleich keine Anwesendheitskontrolle bestand, waren die 14 Seminare, 7 jeweils im 5. und im 6. Semester, sehr gut besucht. Alle Vorlesenden und die Ausbildungsassistenten zum Facharzt (s. u. 7.3) vom 3. Ausbildungsjahr an, hielten die Seminare, erstere die zu ihrem Vorlesungsabschnitt, so dass sie immer über die Verständlichkeit und Studentenfreundlichkeit ihres Vortrages unmittelbar informiert waren.

6.1.3 Die Abschlussprüfungen

Die studentischen Kenntnisse im Fach Pathophysiologie wurden gemäß der Prüfungsordnung vom 3.1.1975 [108] am Ende des 6. Semesters in der Regel schriftlich, auf individuellen Wunsch aber auch mündlich geprüft. Alle nicht das Deutsche als Muttersprache benutzenden ausländischen Studenten wurden mündlich geprüft, um Benachteiligungen in der Leistungsbeurteilung durch ev. unbeholfenes Schriftdeutsch zu vermeiden. Die ca. 300 schriftlichen Arbeiten der Humanmediziner zensierte H. Sch., eine Arbeit die in der Regel drei Wochen dauerte, die der ca. 120 Zahnmediziner J. Schönfelder. Die mündlichen Prüfungen nahm H. Sch. bei den Humanmedizinern ab, J. Schönfelder bei den Zahnmedizinern. Nachdem H. Tegetmeyer sich 1990 habilitiert hatte, korrigierte er ca. 1/3 der schriftlichen Prüfungsarbeiten der Humanmediziner. Die Methode mündlichen Prüfens hatten H. Sch. und J. Schönfelder als Prüfungsbeisitzer noch am Physiologischen Institut bei H. Drischel praktisch gelernt und theoretisch im Rahmen ihrer hochschulpädagogischen Ausbildung vertieft.

Die schriftliche Prüfung bestand aus zwei Teilen: in 60 min hatte der Prüfling 10 Fragen aus verschiedenen Kapiteln der Hauptvorlesung kurz zu beantworten, für jede Frage standen im Mittel 6 min zur Verfügung. Anschließend war in 30 min ein Thema aus einem Kapitel der Hauptvorlesung in geschlossener Darstellung abzuhandeln. Somit wurden die Kenntnisse auf verschiedenen Gebieten stichwortartig erfragt und dann das Denken in pathophysiologischen Zusammenhängen an einem Gegenstand geprüft. Die Kurzfragen wurden aus einem Fundus von 174 Fragen jeweils so zusammengestellt, dass sie aus vielen Sachbereichen stammten. Beispiele solcher Fragen sind: „Welche funktionellen Störungen charakterisieren den geschädigten Herzmuskel?“, „Ursachen und Folgen der Fettsucht“, „Besonderheiten des kardiogenen Schocks: Ursachen und Entwicklung“, „Pathogenese der chronisch venösen Insuffizienz“ .... Prüfungsthemen waren u. a.: „Obstruktive Ventilationsstörungen, Definition, pathophysiologische Zusammenhänge und Folgen für den Gesamtorganismus", „Peptisches Ulkus", „Chronische Niereninsuffizienz: Entwicklung in Stadien, Folgen für den Gesamtorganismus", „Pathogenese des peripheren Ödems, Folgezustände für den Gesamtorganismus" ...

Die Prüfungen der Zahnmediziner verliefen analog, nur das die Fragen und Themen aus ihren Vorlesungsinhalten hergeleitet waren.

Alle Prüfungsfragen und -themen hatte H. Sch. zunächst entworfen und festgelegt; mit der Übernahme von Vorlesungsabschnitten durch Mitarbeiter (s. u. 6.3, ab Mitte der 80ger Jahre) und/oder in Abhängigkeit von der Veränderung von Vorlesungsinhalten über die Jahre, wurden sie gegebenenfalls aktualisiert.

Alle notwendig werdenden Wiederholungsprüfungen wurden von H. Sch. mit einem Beisitzer mündlich abgenommen, die der Zahnmedizinstudenten ab Mitte der 80ger Jahre von J. Schönfelder.

Die schriftliche Prüfung fand jeweils für eine Seminargruppe, ca. 30 Studenten, unter Aufsicht von zwei Mitarbeitern in einem der Praktikumsräume des Carl-Ludwig-Instituts statt. Am Examenstage wurde um 8, 10, 13, und 15 Uhr parallel in zwei Praktikumsräumen geschrieben, während zeitgleich die mündlichen Prüfungen stattfanden. Die letzte Prüfung vor der Schließung des Instituts fand am 19.7.93, statt, sie war zugleich auch die letzte in Pathologischer Physiologie.

6.2 Wissenschaftliche Studentenarbeiten

Die 1976 eingeführte Diplomordnung [108a] brachte der Pathophysiologie eine fast Verdopplung der in den Laboratorien arbeitenden Studenten.

Waren es bis dahin Promovenden gewesen, die Versuche zu ihrem Arbeitsthema in den Laboratorien durchführten, so bewarben sich nun um ein Diplomthema Studenten, die sich im Hinblick auf eine mögliche spätere Wahl ihrer Facharztausbildungsrichtung wissenschaftlich weiterbilden und orientieren wollten. Klinisch interessierte Studenten bewarben sich um ein Diplomarbeitsthema in dem klinischen Fach ihrer Wahl, solche mit vorwiegend wissenschaftlicherem Interesse und Anspruch, in den theoretischen Disziplinen. In der Pathophysiologie fanden sie in dem herz- und kreislaufphysiologischen Arbeitsbereich interessierende Themen, die sowohl künftige Internisten und Allgemeinmediziner, als auch Kinderkliniker beschäftigen konnten. Im vestibular- und hirnphysiologischen Arbeitsbereich standen Themen zur Bearbeitung an, die neurologisch-, aber auch augen- und vestibular-klinische Interessenten betrafen. In beiden Arbeitsrichtungen wurde der Entwicklungsaspekt des jeweiligen Problems, die natürliche Entwicklung der zu untersuchenden Organleistung im perinatalen und nachgeburtlichen Lebensabschnitt untersucht Schließlich ergab sich noch die Möglichkeit bei wachsendem Interesse im Verlauf der Laborarbeit, die Arbeit am Diplomthema zum Arbeitsinhalt einer künftigen Doktorarbeit werden zu lassen. Das sah die Diplomordnung durchaus vor, einmal im sog. Überführungsverfahren in die Promotion A: eine inhaltlich umfängliche Diplomarbeit wurde durch den Gutachter zur Annahme als Promotionsschrift empfohlen. Das ist bei keiner der 20 in der Pathophysiologie von 1979 bis 1990 bearbeiteten Diplomarbeiten der Fall gewesen. Zum anderen konnte nach abgeschlossenem Diplomverfahren das bearbeitete Thema weiterverfolgt, ‚ausgebaut' werden, so dass die Promotionsarbeit die inhaltliche Fortsetzung der Diplomarbeit war. Letzteres war bei den 10 Doktorarbeiten der Fall, die am Institut zur Promotion weitergeführt wurden.

Absolut wurden in den 14 Jahren der selbständig arbeitenden Pathophysiologie 20 Diplomarbeiten und 23 Promotionsarbeiten A, jeweils zur Hälfte aus dem vegetativen und dem animalischen Laborbereich, erfolgreich verteidigt. Ihre Themen und Verfasser sind in den Literaturverzeichnissen des Instituts im Anhang 2 aufgeführt.

Die Anforderungen an die Diplomarbeit beschreibt die Diplomordnung [108a] in § 4 (1) „Mit der Diplomarbeit muß der Kandidat nachweisen, dass er eine bestimmte Aufgabe unter Anleitung selbstständig und erfolgreich bearbeiten und wissenschaftlich begründet zur Lösung theoretischer und praktischer Probleme beitragen kann. Die Diplomarbeit soll dem fortgeschrittenen Stand der Fachdisziplin entsprechen und wichtige in- und ausländische Literatur zum Thema berücksichtigen. § 4 (3) Die Ergebnisse der Diplomarbeit sind in Thesen zusammenzufassen. Sie sind Bestandteil der Diplomarbeit und mit ihr zu bewerten". § 5 (1) „Die Diplomarbeit ist von dem beauftragten Gutachter zu beurteilen". § 6 „Die Diplomkommissionen bestehen aus einem Hochschullehrer als Vorsitzendem, sowie aus einem oder mehreren Beisitzern. (Beisitzer können auch wissenschaftliche Mitarbeiter sein)" Sie „entscheiden nach Vorliegen des Gutachtens über die Annahme sowie die Bewertung der Diplomarbeit und die Zulassung zur Verteidigung". § 7 (1) „Der Kandidat hat die Ergebnisse seiner Diplomarbeit anhand der Thesen zu verteidigen und sich mit dem Inhalt des Gutachtens auseinanderzusetzen. (2) Die Verteidigung wird von dem Vorsitzenden der Diplomkommission geleitet. (3) Nach der Verteidigung entscheidet die Diplomkommission über die Bewertung der Verteidigung und das Diplomprädikat."

In aller Regel wurden die Diplomarbeiten aus der Pathophysiologie mit ‚sehr gut' beurteilt.

Das war durchaus nicht selbstverständlich, wie die „Analyse der Diplomverfahrensprotokolle von an theoretischen Instituten des Bereiches Medizin angefertigten Diplomarbeiten der Jahrgänge 1979 und 1980", die H. Sch. auf Anforderung des Direktorats Erziehung und Ausbildung am Bereich Medizin der Karl-Marx-Universität am 10.11.81 anfertigte, zeigte. Sie lautet:

Benotung:	**1979**	**1980**
Anzahl der Gutachten	80	95
Benotung 3 (befriedigend)	3	6
Benotung 4 (genügend)	-	1
2 Zensuren Unterschied zwischen Abschluss des Staatsexamens und Diplomverfahrens zugunsten der Diplomarbeit	8	14

„Dabei erscheint die eine erteilte 4 (Sozialhygiene) als ein Beispiel für die realistische Beurteilung einer Diplomarbeit durch das Gutachten (Prof. Lengwinat).

- Nur in einem Gutachten wird der große Aufwand, den der Betreuer bei der *Abfassung* der schriftlichen Arbeit leisten muß, als Begründung für eine schlechte Benotung genommen: es wird mit 3 zensiert trotz ‚fleißig und gewissenhaft erhobener Befunde'. Im Allgemeinen ist diese Art des Betreuungseinsatzes verschleiert.
- Schlechte Zensuren werden leichter für externe Diplomanden vergeben.
- Zensierungsunterschiede zwischen der Diplomarbeit und der Prüfung in dem das Thema vergebenden Fachs sind äußerst häufig, meistens zugunsten der Diplomarbeit.
- Bei Kollektivarbeiten bestimmt der beste Student die Zensur für das Diplomverfahren aller Beteiligten, auch wenn die Verteidigungsbenotungen unterschiedlich ausfallen, also ein gewisser Einblick in den unterschiedlichen intellektuellen Einsatz der Kollektivmitglieder möglich wäre.
- Die Verteidigungsleistung sollte die Zensur für das Verfahren gegenüber der Note für die Arbeit senken können (z. B. als Ausdruck einer mangelnden Selbstständigkeit eines Diplomanden), aber niemals anheben, da das Gewicht der Arbeit bei weitem größer ist als das einer halbstündigen Verteidigung. Bei diskrepantem Urteil zwischen Gutachter und Diplomkommission könnte ein zweiter Gutachter bestellt werden.

Thema und Betreuung:

- Der Wert des Diplomthemas für Erziehung und Ausbildung scheint für drei Gruppen von Arbeiten unterschiedlich zu sein: der vom Studenten geleistete Einsatz und der für ihn erzielte Nutzen ist am größten bei experimentellen (allgemeiner: messende Verfahren verwendenden) Aufgaben; an 2. Stelle stehen krankengutstatistische Aufgaben und an letzter Stelle reine Literaturarbeiten. Wenn eine Literaturstudie, die im Kollektiv erarbeitet wurde und nur 26 Literaturstellen umfasst, mit ‚sehr gut' benotet wird, obwohl das Gutachten feststellt, es sei ‚teilweise veraltetes Lehrbuchwissen' verarbeitet worden, dann erscheint eine solche Bewertung unrealistisch in Relation zu anderen Diplomarbeiten. Die Zensur leitet sich möglicherweise vom Nutzen der Literaturdurchsicht für die das Thema vergebende Institution her, aber nicht vom Anspruch an die Diplomanden und deren Leistung.
- Sehr gut betreute Arbeiten ergeben auch bei schwächeren Studenten sehr gute Resultate, die nicht mit der Prüfungsleistung im gleichen Fach überein zu stimmen brauchen. Einer solchen Diskrepanz braucht keine unrealistische Begutachtung zugrunde zu liegen. Sie kann in der speziellen Begabung des Studenten und dem gezielten Betreuungsaufwand, der den Studenten zu einer von ihm nicht primär erwarteten Leistung fördert, begründet sein.
- Aus den allermeisten Gutachten gehen die Relevanz des bearbeiteten Diplomthemas und seine Einbettung in die Forschungsvorhaben der betreuenden Institution nicht hervor.

Form der Protokolle:

- Bei den meisten Kollektivarbeiten fehlt der Nachweis über den Anteil der einzelnen Diplomanden an der Arbeit.
- Das Protokoll ist nur selten exakt geführt. Die wenigen geforderten Angaben werden häufig nur unzureichend geliefert, so dass durch Lesen des Protokolls über das Verfahren keine zureichenden Informationen zu erlangen ist."

Diese wenigen Bemerkungen sind das Fazit der Lektüre von 175 Verteidigungsprotokollen von Diplomarbeiten. Zugleich sind in ihnen die Anforderungen indirekt formuliert, die H. Sch. an ihre Diplomandenbetreuung und die ihrer Mitarbeiter stellte.

Leider schreibt die Diplomordnung vor, dass die Diplomarbeiten „mindestens fünf Jahre aufzuheben sind", so sind sie inzwischen (2014) alle vernichtet. Dem nachfolgenden inhaltlichen Vergleich zwischen verschiedenen Diplomarbeiten aus dem Institut für Pathologische Physiologie können deshalb nur fünf Diplomarbeiten zugrunde gelegt werden, von denen vier in Promotionsarbeiten weitergeführt wurden und von denen sich vier im Privatarchiv von H. Sch. erhalten haben.

Die erste vorzustellende Diplomarbeit ist von K. Ridwelski und U. Schwartze, also eine Kollektivarbeit. Aus ihr sind beiden Autoren Promotionsarbeiten erwachsen:

„Motorisches Schwimmmuster, Schwimmverhalten, Dauerleistung und körperliches Wachstum in der postnatalen Entwicklung (Tierexperimente mit Albinoratten)"

S. 2 „Schwimmen stellt eine effektive Adaptationsantwort auf eine lebensbedrohliche Situation dar, die eine gute Koordination einer Serie von Reflexantworten … voraussetzt. Gewöhnlich erfolgt die Untersuchung der einzelnen Reflexabläufe getrennt von einander. Die Schwimmfähigkeit und ihre postnatale Entwicklung ist jedoch ein komplexer Vorgang, der Einsichten in die Ausbildung der zentralnervösen Integration verschiedener neuromuskulärer Mechanismen gestattet. Die Untersuchung des Einflusses regelmäßigen Trainings auf wachsende Ratten im Vergleich zur Entwicklung untrainierter Tiere kann einen experimentellen Weg erschließen, der den natürlichen Entwicklungsgang und die möglichst komplexe Veränderung der verschiedenen, durch eine forcierte körperliche Leistungsanforderung beanspruchten Funktionssysteme im Laufe der postnatalen Entwicklung, deutlich werden lässt.

Über die altersabhängige Entwicklung der Schwimmdauerleistung trainierter und untrainierter Ratten sowie die Entwicklung der Schwimmmuster trainierter Tiere finden sich keine Angaben in der Literatur".

S. 5 „Zur Quantifizierung des Wachstums und seiner möglichen Abweichung von der Norm unter dem Versuchsprogramm wurde … ein einfacher zuverlässiger Parameter gebraucht. Mit der Körpermasse wird der Grundvorgang des Wachstums erfasst.

S. 8 Für uns ergab sich daraus folgende Frage, die die Aufgabenstellung der vorliegenden Arbeit begründet:

Beeinflusst früh in der Postnatalentwicklung einsetzendes körperliches Training das Entwicklungstempo und die Ausprägung verschiedener Körperfunktionen auf dem Wege vom Säugetiersäugling zum jugendlich erwachsenen Tier?

S. 46 Dazu wurden in einer ersten Versuchsserie mit untrainierten Tieren 430 Albinoratten beiderlei Geschlechts des 1.–30. Lebenstages in ihrem Schwimmverhalten, motorischen Schwimmmuster, ihrer Schwimmdauerleistung und Körpermassenentwicklung in Abhängigkeit vom Lebensalter untersucht. …

1–4 Tage alte Ratten waren nicht in der Lage zu schwimmen. Vom 5. Lebenstag an entwickelte sich das juvenile Schwimmmuster, das am 12. Lebenstag ausgeprägt war. Die weitere Veränderung bis zum erwachsenen Schwimmmuster vollzog sich bis zum 21. Lebenstag. Die Entwicklung der Schwimmfähigkeit verlief bei Ratten, die täglich am Versuch teilnahmen (Trainingsgruppe) rascher und war schon am 19. Lebenstag beendet.

S. 47 Die Körpermasse hat, nach dem Lebensalter, den größten Einfluss auf die Schwimmleistung. … Die trainierten Ratten zeigten mit zunehmendem Lebensalter einen Wachstumsrückstand, am wahrscheinlichsten als Folge des chronischen Stress".

Bei den untrainierten Ratten nahm die Schwimmdauerleistung vom 5.–9. Lebenstag allmählich zu. Einen erheblichen Leistungszuwachs verzeichneten wir am 10. Lebenstag, weil die Ratten zu diesem Zeitpunkt in der Lage waren, die Nase aus dem Wasser zu halten. … Die maximale Schwimmleistung wurde zwischen 19. und 21. Lebenstag erreicht. Bei den trainierten Ratten entwickelte sich die Schwimmleistung in den ersten Lebenstagen ähnlich. Durch ihre höhere Nackensteifigkeit waren sie schon am 9. Lebenstag in der Lage die Nase aus dem Wasser zu halten und … zeigten einen starken Leistungsanstieg. … Am 30. Lebenstag lag die Schwimmdauerleistung der trainierten Tiere 30% über der der untrainierten Ratten. Da aber eine höhere Leistung der trainierten Tiere nur am 23., 25. und 28.–30. Lebenstag erreicht werden konnte, sind wir der Meinung, dass unser Trainingserfolg nicht optimal war. Diesen mäßigen Trainingserfolg führen wir auf die sympathiko-adrenerge Stimulation als Dauerstressfolge mit möglicher Beeinträchtigung des Herz-Kreislaufsystems und der Körpermassenentwicklung zurück".

Die Arbeit hatte einen Umfang von 53 Textseiten und eine Tabellenanhang von 15 Seiten. Da die Versuche gemeinsam durchgeführt worden waren und man sich in die statistische Bearbeitung der Experimentaldaten teilte, wurden keine Angaben über den Anteil der Diplomanden an der Kollektivarbeit gemacht. Sie wurde von beiden mit dem Prädikat ‚sehr gut' verteidigt.

Sie setzten dann ihre wissenschaftliche Arbeit unabhängig von einander in zwei Zwischenausbildungsjahren nach dem Staatsexamen am Institut fort und fassten die Versuchsresultate in ihren Promotionsschriften zusammen. K.

Ridwelskis Promotionsarbeit [71] behandelte ein grundsätzliches Problem der Elektrokardiologie, die Abhängigkeit der Gestalt der von der Körperoberfläche ableitbaren korrigierten EKG-Potentiale von der Lokalisation der Ableitelektroden im Verlauf der postnatalen Entwicklung. Die Untersuchungen wurden an wachsenden Ratten durchgeführt, so dass der Doktorand seine Erfahrungen mit diesen Versuchtieren aus den Diplomarbeitsexperimenten nutzte. U. Schwartze promovierte über „Die Folgen komplexer Belastung in der postnatalen Ontogenese der Ratte auf deren Schlaf-Wach-Verhalten und Elektrokardiogramm" [82]. Auch für diese Arbeit war die Experimentalerfahrung aus den Diplomarbeitsexperimenten eine wichtige Voraussetzung. Beide Dissertationen waren unmittelbar Teile des laufenden Forschungsprogramms in der Abteilung ‚Vegetative Pathophysiologie' des Instituts, wie oben beschrieben wurde.

So auch die Diplomarbeit von K. Keller: „Vergleich der Elektrogramme des Nelson-Ableitungssystems mit dem Frank-Ableitungssystem bei Säuglingen und Pubertätskindern". Sie behandelt ein wichtiges Problem der Kinderelektrokardiologie und gelangt zu dem substanziellen Resultat: „Da das Nelson-System aus theoretischen Gründen und im vorgelegten praktischen Nachweis genauere Ergebnisse in Kinder-Populationen als das Frank-System liefert, schlagen wir vor, zur exakten EKG-Diagnostik in der Pädiatrie das orthogonal-korrigierte Ableitungssystem nach NELSON einzuführen" [109]. Die Arbeit schließt damit an die theoretischen Untersuchungen von Th. Eifrig [66] an, die im gleichen Jahr (1989) als Habilitationsschrift vorgelegt wurden. Kellers Arbeit hat einen Umfang von 60 Seiten und wäre noch in den 70ger Jahren eine Doktorarbeit gewesen. 1991 promovierte sie dann am Institut, an ihre Diplomarbeit anschließend: „Über die Erregungsausbreitung und vegetative Steuerung des Herzens im Wachstumsalter. Untersuchungen physikalisch korrigierter Elektrokardiogramme von gesunden Kindern".

A. Schaefer diplomierte im Labor von J. Schönfelder 1979 über „Die passiv mechanischen Eigenschaften des Gelenksystems des Bulbus oculi in der Ontogenese". Sie schrieb in den Thesen zur Verteidigung ihrer Arbeit: „Von den Reaktionen des Vestibulo-okulären-Reflexes ist der Entwicklungsgang des vestibulär ausgelösten Nystagmus bisher am besten untersucht worden. Die Ursache seiner ontogenetischen Veränderung ist in der Funktionsentwicklung folgender Strukturen zu sehen: Rezeptorapparat, vestibuläre Kerne, okulomotorische Kerne, Myelinisierung einzelner Nerventractus, Augenmuskeln. Auch die passiv mechanischen Eigenschaften des Gelenksystems des Bulbus oculi, die in dieser Arbeit in Abhängigkeit vom Lebensalter untersucht wurden, dürften als Ursachenkomplex eine Rolle spielen. ... Am durch Tricuran immobilisierten, künstlich beatmeten Tier wurde die zu den Bulbusdeviationen 5°, 10°, 15°, und 20° gehörige Kraft während eines Be- und Entlastungszyklus des Bulbusgelenksystems ermittelt. Zwischen den Deviations-Zugkraft-Kurven der untersuchten Altersgruppen (1.–5., 10.–15. und 25.–30. Lebenstag) konnten im Deviationsbereich von 0° bis 20° keine signifikanten Unterschiede nachgewiesen werden. In allen Altersgruppen erfolgte nach vollkommener Entlastung kein Rückgang des Bulbus in die Primärposition", waren die Resultate der Studentendiplomarbeit [89]. A. Schaefer, inzwischen Assistentin am Institut, promovierte über den gleichen Gegenstand 1985 nach der Erweiterung des Untersuchungsprogramms. Es wurden nun zusätzlich die Masse- und Dimensionsänderung des Bulbus oculi untersucht und die Deviationsarbeit und der Energieverlustquotient berechnet. Daraus ergaben sich klinikrelevante Schlussfolgerungen: „Bezüglich der Beurteilung einer normalen, ungestörten, altersgerechten Hirnentwicklung könnte die ontogenetische Veränderung der passiv mechanischen Eigenschaften des Bulbusgelenksystems im Zusammenhang mit der der vestibulo-okulären Reflexe ein neuer Angriffspunkt neurologischer Diagnostik im frühen Kindesalter sein. Andererseits wäre die Prüfung der passiv mechanischen Eigenschaften des Bulbusgelenksystems bei pathologisch ausfallenden vestibulo-okulären Reflexen möglich im Rahmen einer differentialdiagnostischen Störungslokalisation, ... und statt der orbitalen Steifheit sollte der YOUNGsche Elastizitätsmodul als Parameter Eingang finden, da nur durch ihn die normalen altersabhängigen Veränderungen der passiv mechanischen Eigenschaften des Bulbusgelenksystems im postnatalen Wachstumsalter zu erfassen sind".[89a, 89b]

Der Zahnmedizinstudent Th. Schwartze entwickelte im Labor und unter Betreuung und Anleitung von H. Tegetmeyer eine „Methode zur Ableitung des Elektromyogramms von Extremitätenmuskeln bei freibeweglichen wachen Kaninchen während der postnatalen Ontogenese mit Hilfe chronisch implantierter Elektroden". S. 42: „Es wurden 4 verschiedene Elektrodenarten aus handelsüblichen Materialien konstruiert und erprobt. Die Aufeinanderfolge der Elektrodenentwicklung wurde beschrieben sowie die materialtechnischen und konstruktiven Vor- und Nachteile der verschiedenen EMG-Elektroden, besprochen. Bei der Erprobung der Methode hat sich eine aus isoliertem Edelstahldraht in Verbindung mit polyesterisolierter Kupferlitze konstruierte Elektrode gegenüber 3 anderen hergestellten Varianten am besten bewährt. Die angewandte Implantationstechnik gestattet es, Kaninchen ab 8. Lebenstag chronische EMG-Elektroden in Muskeln der vorderen und hinteren Extremitäten mit Erfolg einzuheilen und für einen Zeitraum von 10 Tagen sicher im Muskelareal fixiert zu belassen.

Die EMG-Ableitmethode wurde im Entwicklungsversuch bei 36 Kaninchen im Alter von 8 bis 20 Lebenstagen im freien Fall eingesetzt. Die registrierten EMGe wurden mit Hilfe eines EMG-Analysators gefiltert, gleichgerichtet und integriert. Die analysierten Aktivitätsdaten wurden von einem 8 Kanal-Schreiber ausgeschrieben. Die aufgezeichneten Verläufe der EMG-Aktivität sowie die durch ausgewählte Kurvenbeispiele, Obduktionsbefunde und in vitro gemessene Elektrodenwiderstände nachgewiesenen guten mechanischen und elektrischen Elektrodeneigenschaften belegen die Funktionstüchtigkeit der Methode" [94]. Sie wurde dann in der im gleichen Labor erarbeiteten Promotionsarbeit: „Untersuchungen der postnatalen Entwicklung motorischer Reaktionen bei Fallreizung an normalen und hypoxisch belasteten Versuchstieren mit Hilfe einer elektromyographischen Methode" [95] angewendet und deren Ergebnisse publiziert [98, 99, 100].

Wie aus den Titeln in den gedruckten Veröffentlichungsverzeichnissen des Instituts in Anlage 2 hervorgeht, haben auch die übrigen Diplomarbeiten, deren Autoren später am Institut promovierten, die Funktion einer Einführung ins spätere Promotionsthema gehabt. So diplomierte B. Michael 1980 über „Postnatale Veränderungen des peripheren roten Blutbildes beim Meerschweinchen" und promovierte 1982 nach erheblicher Erweiterung des Untersuchungsgutes zum gleichen Thema mit der Ergänzung „von der Geburt bis zum 25. Lebenstag". M. Lenk diplomierte im Laborbereich von H. Sch. und Th. Eifrig 1985 über „Rechnergestützte Befunderhebung aus FRANK-Elektrogrammen von Neugeborenen" und promovierte 1991/92 „Über Änderungen des vektorkardiographischen Bildes bei menschlichen Neugeborenen innerhalb der ersten fünf Lebenstage".

Das Verhältnis vom Arbeitsinhalt der Diplomarbeit zu dem der Dissertation – in den vom Institut für Pathologische Physiologie den Studenten angebotenen Themen – ist damit typisch beschrieben.

Die meisten Studenten begannen mit ihrer wissenschaftlichen Arbeit am Institut im 3., besonders interessierte bereits im 2. Studienjahr und promovierten kurz nach dem Abschluss ihres Staatsexamens. Von den 30 Promotionsarbeiten zwischen 1980 und 1990 wurden 11 von J. Schönfelder, 10 von H. Sch., 4 von P. Sch., 3 von H. Tegetmeyer, 2 von Th. Eifrig und 1 von E. Schirmer betreut. In den beiden Laborbereichen des Instituts arbeiteten also ständig etwa gleich viele Doktoranden.

Nach abgeschlossenem Staatsexamen eröffnete die Facharztordnung [111, S. 40] die Möglichkeit für Ärzte und Zahnärzte, „die ihre Weiterbildung in klinischen Fachrichtungen durchführen, zur Erweiterung ihrer wissenschaftlichen Qualifikation zusätzlich bis zu einem Jahr in einer theoretisch-experimentellen Fachrichtung der Medizin zu arbeiten". Von dieser Möglichkeit, als „Arzt in Zwischenausbildung" (ZA) zu arbeiten, machten am Institut auch ausländische, vor allem afrikanische Studenten Gebrauch. Frau Eva Garcia aus Angola schrieb am 24.2.92 an H. Sch in ihrer Bewerbung um eine ZA-Stelle: „Es ist mir ein großer Wunsch gerade auf diesem Gebiet, dass von Ihnen vertreten wird, arbeiten zu können". Aus Angola und Äthiopien arbeiteten 5 ehemalige Studenten in ZA in den 90ger Jahren am Institut, von denen Frau Kidist Alemu und Elias Tamiru ihre Promotionsschriften noch verteidigen konnten.

Am Ende der jeweiligen Graduierungsleistung stand, zusammen mit dem Betreuer, die Publikation der Hauptergebnisse. Die Studenten wurden damit, solange ihre Laborarbeit dauerte, zu wissenschaftlichen Mitarbeitern des Instituts. An Interessenten hat es alle Jahre nicht gefehlt, aber es konnten nur so viele angenommen werden, wie Laborarbeitsplätze zur Verfügung standen; neue Diplomanden mussten deshalb manchmal warten bis alte mit ihren Versuchen fertig waren. Das begründet die Anzahl von noch 8 laufenden Dissertationen als das Institut am 1.9.1993 geschlossen wurde. Diplomarbeiten liefen keine mehr, da, wegen der Unsicherheit der Perspektive des Instituts, ab 1990 keine mehr vergeben worden waren.

6.3 Die Weiterbildung zum Facharzt für Pathophysiologie und eventuell zum Hochschullehrer

Sie war auf der Grundlage einer Verfügung des Ministeriums für Gesundheitswesen der DDR vom 11. August 1978 zu organisieren [110]. H. Sch. hat die Aufgaben der Weiterbildung am 25.6.1984 wie folgt beschrieben: Die Pathophysiologie „ist eine Entwicklung der experimentellen Physiologie, wie sie Rudolf Virchow bereits 1847 gefordert hat" und „sie ist eine Tochter des Fachgebietes Innere Medizin."

„Aus den beiden historischen Wurzeln leiten sich drei Bestandteile des Fachgebietes ab, die in der Praxis wirksam und als Ausbildungskonzeption im Facharztbildungsstandart enthalten sind:

1. Die tierexperimentelle und theoretischen Grundlagenforschung in Instituten.
2. Die Funktionsdiagnostik am klinischen Patienten und in der prophylaktischen Medizin
3. Die angewandte experimentelle Forschung als klinische Physiologie.

Diese drei Bestandteile verdeutlichen zugleich die heutigen Einsatzvarianten für Fachärzte der Pathophysiologie, die in der Leipziger Abteilung für Pathologische Physiologie alle praktiziert werden:

Zu 1.: Wissenschaftlicher Assistent mit Weiterführung zur Promotion B [Habilitation] in einer theoretischen Einrichtung (Nachwuchs- und Hochschulkaderentwicklung)

Zu 2.: Einsatz in der Funktionsdiagnostik klinischer Disziplinen, auch außerhalb der Universitäten (z. B. Innere Medizin, in Leipzig in der Gastroenterologie)

Zu 3.: Zweitfachartzausbildung mit dem Ziel, theoretisch fundierte klinische Forschung zu leisten (z. B. Innere Medizin). Ein anderer ebenfalls in Leipzig begangener Weg besteht darin, vor der Aufnahme einer klinischen Facharztausbildung (HNO, Pädiatrie) 1–2 Jahre in der Abteilung Pathophysiologie theoretisch experimentell zu arbeiten.

Fortbildungsverpflichtungen nehmen die pathophysiologischen Einrichtungen in Verbindung mit der Gesellschaft für Pathologische und Klinische Physiologie der DDR war. Dabei spielt die Organisation von Tagungen besonders für die Fortbildung von Fachärzten und Fachnaturwissenschaftlern des Territoriums eine wesentliche Rolle (Beispiele: Nachwuchswissenschaftlertagung 1983 an der Ernst-Moritz-Arndt-Universität, Greifswald, IV. Pathophysiologiekongress mit internationaler Beteiligung, Leipzig, 1984)".

Die Ausbildungsinhalte zum Facharzt waren für alle Disziplinen in Bildungsprogrammen festgelegt, die die Facharztordnung [110] ergänzten. Neben den speziellen Kenntnissen der Pathophysiologie der Organsysteme, der endokrinen Regulation, der Schwangerschaft und Geburt, der Wachstumsperiode und des Alterns waren Fertigkeiten zu erwerben in „Anlage, Durchführung und Auswertung pathophysiologischer Experimente bis zur Publikation der Ergebnisse sowie ihrer Überführung in die medizinische Praxis, Versuchstierhaltung und Umgang mit Versuchstieren, physiologischer Registriertechnik, vor allem elektronischer Technik, Anwendung der Statistik und Teilgebieten klinisch-physiologischer Diagnostik." [111, S. 187]. Alle diese Anforderungen ließen sich am Institut für Pathophysiologie in Leipzig erfüllen. Die Facharztausbildung begann mit dem Hören der Hauptvorlesung Physiologie für Humanmediziner, die von Montag bis

Freitag im Großen Hörsaal des Carl-Ludwig-Instituts um 9 Uhr gelesen wurde und, als Praktikumsassistent, der Betreuung eines Versuchs im Physiologischen Praktikum und dem Hören der Hauptvorlesung Pathophysiologie am Montagnachmittag. Im 2. Ausbildungsjahr unterrichtete der Facharztkandidat als Seminarassistent eine Studentengruppe in der Physiologie einmal wöchentlich seminaristisch über ihren jeweils durchgeführten Praktikumsversuch. Damit wurde das aktuelle physiologische Basiswissen, das die Studenten ins dritte Studienjahr mitbrachten, auf dem aktuellen Stand reaktiviert, der der Pathophysiologievorlesung zugrunde lag. In der Forschung sollte eine Diplomarbeit abgeschlossen worden sein, an deren Inhalt anschließend, ein Versuchsprogramm weitergeführt werden konnte, dessen Ergebnisse sich schließlich zu einer Promotionsarbeit zusammenfassen ließen. War keine Diplomarbeit im Institut voraus gegangen, so wurde ein Versuchsprogramm begonnen, dessen zu erwartende Ergebnisse ebenfalls zu einer Promotionsarbeit führten. Die Forschungsthemen ergaben sich aus den laufenden Programmen in den Laboratorien, denen sich der Facharztkandidat, je nach seinem künftigen Berufsziel, zuordnete. Die Facharztausbildungskandidaten waren immer Doktoranden; sie schlossen in aller Regel ihre Doktorarbeit während ihrer Facharztausbildungszeit und mit dem Prädikat ‚sehr gut' ab. Ihre Laborarbeit wurde vom Laborleiter angeleitet und betreut. Die Ausbildung dauerte vier bis fünf Jahre und endete gemäß der Facharztordnung mit einem Kolloquium. Die Mitglieder der zentralen Prüfungskommission waren vom Vorstand der Gesellschaft für Pathologische und Klinische Physiologie (s. u. Kap. 8) vorgeschlagen worden und wurden vom Gesundheitsministerium bestätigt. Immer war der Ausbildungsleiter des Prüfungskandidaten Mitglied der Kommission. H Sch. gehörte ihr über Jahre an.

Mit bestandener Facharztprüfung änderte sich der juristische Status des nun Facharztes. Er hatte nun zu entscheiden, ob er sich zum Hochschullehrer weiter ausbilden und eine Habilitation anstreben oder sein Wissen in einer anderen (klinischen) Disziplin nützlich werden lassen wollte. Verblieben Fachärzte wegen besonderer fachlicher Eignung auf ihren Wunsch am Institut, so wurden sie auf eine ‚Stammstelle' gesetzt, die arbeitsrechtlich unkündbar war, es sei denn grobe Pflichtverletzungen wären verschuldet aufgetreten. Sie waren inzwischen in aller Regel promoviert und leiteten nun ihrerseits Graduierungsarbeiten an. Die eigene wissenschaftliche Arbeit sammelte die Befunde und deren Publikationen in Vorbereitung auf die nun angestrebte Habilitation. Im Studentenunterricht liefen die pathophysiologischen Seminare weiter. Zur Einübung in die späteren Hochschulehreraufgaben wurde ihnen ein Kapitel der Hauptvorlesung zu lesen übertragen. Das Manuskript dazu wurde der Institutsdirektorin vorgelegt. So lasen R. Kluge die Pathophysiologie der Verdauung und die der Atmung, H. Tegetmeyer die Pathophysiologie der animalischen Funktionen (peripheres Nervensystem, Sensorik und Informationsverarbeitung), und E. Maneck die Pathophysiologie des Kreislaufs. A. Schaefer las ab 1988 Abschnitte der Hauptvorlesung für Stomatologiestudenten: Pathophysiologie des Kreislaufs und Pathophysiologie des Schmerzes (12 bzw. 4 akademische Stunden) und hielt die zugehörigen Seminare. Sie alle hatten diese Kapitel der Hauptvorlesung für Humanmediziner bei H. Sch. bzw. für Zahnmediziner bei J. Schönfelder gehört, womit ein inhaltlicher Leitfaden für die eigene Vorlesung vorgegeben war.

Vergleicht man ihre Vorlesungsmanuskripte mit den entsprechenden Kapiteln der Vorlesung von H. Sch., so finden sich neben vielen Gemeinsamkeiten auch Abweichungen, die der eigenen Sicht der Referenten auf ihren Stoff geschuldet sind und die zeigen, in welcher Weise die ‚Freiheit der Lehre' im Institut praktiziert wurde. R. Kluge ordnete das Kapitel Verdauungspathophysiologie anders an. H. Sch. begann ihren Vorlesungsabschnitt mit der Besprechung der Ernährung, um dann von der Mundverdauung, der Pathophysiologie von Ösophagus und Magen den Verdauungstrakt bis zum Kolon zu verfolgen. R. Kluge begann mit der Besprechung der Pathophysiologie des Ösophagus, um die des Magens und Darms anzuschließen, gefolgt von der von Leber, Gallenwege und Pankreas. Ihre Vorlesung endete mit der Ernährung. Auch innerhalb der einzelnen Abschnitte war die Anordnung des Stoffs verändert: H. Sch leitete jedes Unterkapitel mit der Darstellung der Untersuchungsmethodik ein, um dann die Mechanismen von Funktionsstörungen und abschließend die Pathophysiologie häufigster Fehlfunktionen zu besprechen. R. Kluge begann jedes Unterkapitel mit der Darstellung der ‚Physiologischen Grundlagen', um dann die pathophysiologischen Abweichungen in ihren funktionellen Zusammenhängen darzustellen. Abgeschlossen wurde jeder Abschnitt mit der Beschreibung der diese Abweichungen erfassenden ‚Funktionsdiagnostik'. So kamen, bis auf die ‚Mundverdauung', alle Sachzusammenhänge aus der Vorlage auch bei R. Kluge vor, aber der methodische Weg zu ihnen war verändert.

Das umfangreiche Kapitel ‚Animalische Funktionen' (Pathophysiologie des peripheren Nervensystems, der Motorik, der Sensorik (Schmerz) und des Bewußtseinszustandes) las H. Tegetmeyer genau in der gleichen Einteilung des einzelnen Textabschnitte und Unterkapitel wie in der Vorlage von H. Sch. Aber sein Manuskript ist in jedem dieser Abschnitte erheblich im Umfang des angeführten Sachdetails erweitert, so dass es etwa den doppelten Umfang der Vorlage annimmt. Es macht den Eindruck, als habe er alles verfügbare, zum jeweiligen Sachzusammenhang Gehörige, zusammengestellt. Diese in sich völlig koherente Datenmasse konnte in keinem Falle in der für die animalische Pathophysiologie verfügbaren Vorlesungsstundenanzahl zu einer nachschreibbaren Darstellung kommen. Es musste also während der Vorlesung eine Auswahl aus der Stoffmasse getroffen werden, die, so wie der Textumfang der Vorlage, in den verfügbaren Zeitrahmen passte.

H. Tegetmeyer schloss an die animalische Pathophysiologie noch eine kurze Vorlesungfolge über die des Sterbens und den Tod an, die bei den Studenten besonderes Interesse fand. Sie war nötig geworden, weil mit der aufgekommenen intensivmedizinischen Möglichkeit, das Leben bewusstloser Menschen zu verlängern, eine Erweiterung des Begriffsumfangs von ‚Leben' und ‚Tod' eingetreten war. Er leitet seine Vorlesung mit der Beschreibung der „Formen des Sterbens: Physiologisches Sterben?" ein:

„1. Akutes Versagen vitaler Funktionen bei Gesundheit (Trauma, Gewalt, Vergiftung, O2-Mangel),
2. Versagen vitaler Funktionen wegen prognostisch infauster Krankheit (z. B. Karzinom),
3. Alterstod – ‚physiologisches Sterben'?".

Die „*Lebenserwartung*: genetisch determiniert (max. z. Zt. 130 Jahre geschätzt), aber sterben ist nicht Aufhören von Leben zu vorbestimmtem Zeitpunkt. *Zusammenwirken*: genet. Programm, Umweltfaktoren, Lebensweise, Krankheiten. (Moderne Diagnostik: Poly- oder Multimorbidität im Alter) führt zu: Regulationsreserve eingeschränkt – Sterben durch akute Dekompensation der Homöostase des Organismus durch (u. U. banale) Erkrankung oder relative Überbelastung." …

„Geschichte:

- Hippokrates beschreibt Anzeichen des drohenden Todes.
- Descartes (1596–1650): Lebensverlängerung möglich bei guter Kenntnis des Körpers und richtiger Ernährung.
- Aufklärung: Ende 18. Jahrhunderts … erste Lebensrettungsgesellschaften.

- Hufeland (1762–1836): Erweiterung des ärztlichen Bewährungsauftrages ‚Leben erhalten/Leiden erleichtern': auch bei unheilbarer Krankheit Sterbender und unheilbar Kranker mit eingeschlossen.

Moderne Wissenschaft → Lebensverlängerung

- Reanimatologie: Wiederbelebung
- Thanatologie: Sterbekunde

Wichtige Fragen:

- wann beginnt das Sterben, wie lange ist es reversibel?
- wann tritt der Tod ein? Kennzeichen und diagnostische Verfahren".

Damit ist die Disposition der weiteren, für die Studenten so interessanten Vorlesung angedeutet.

E. Maneck las das Vorlesungskapitel Pathophysiologie des Kreislaufs. Sie hielt sich genau an die Disposition in dem Manuskript von H. Sch; ihr Manuskript unterschied sich im Inhalt der Unterkapitel im manchen Details von der Vorlage, auch kam die Pathophysiologie des Lymphsystems bei ihr nicht zur Darstellung.

Der Wechsel des Vorlesenden im Verlauf einer Hauptvorlesung (sie war am Carl-Ludwigs-Institut unter H. Drischels Direktorat ab 1959 geübte Praxis) hatte für die Studenten Vor- und Nachteile. Die Vorteile bestanden im Wechsel der lesenden Person, er erweckt neue Aufmerksamkeit und damit auch erweitertes Sachinteresse. Von Nachteil ist, dass mit dem notwendig veränderten Vorlesungsstil auch die Sicht auf den Stoff eine andere wird, insbesondere dann, wenn auch inhaltliche Verschiebungen und Wichtungen des Stoffs damit verbunden sind. Insgesamt machten sich bei den wenigen wechselnden Vorlesenden in der Pathophysiologie für Humanmediziner (s. o.) und Zahnmediziner (A. Schäfer) keine Nachteile in der Stoffvermittlung bemerkbar. Für die Vortragenden selbst war, die Vorlesung halten zu sollen und zu können, eine wichtige und lehrreiche Erfahrung und eine Notwendigkeit auf dem eigenen Wege zum Hochschul*lehrer*. H. Tegetmeyer und R. Kluge habilitierten und wurden später berufen (s. o.), E. Maneck und A. Schäfer waren zu spät ins Institut eingetreten, um noch habilitieren zu können, sie nutzten ihre pathophysiologischen Kenntnisse später als funktionsdiagnostisch spezialisierte Fachärztinnen.

7 Die Gesellschaft für Pathologische und Klinische Physiologie der DDR

Am 28.12.1958 behandelte die „aus namhaften Vertretern bestehende Kommission“ beim ZK der SED unter Leitung des Abteilungsleiters Prof. K. Hager u. a. einen von den Professoren Rapoport und Mathies vorgelegten Bericht der Arbeitsgruppe „Experimentelle Fächer“. Darin heißt es u. a.:

„Zur Förderung des wissenschaftlichen Lebens wird empfohlen:

1. Die Gründung einer Dachgesellschaft für die theoretisch experimentellen Fächer der Medizin, die u. a. die Aufgabe der internationalen Vertretung hätte. In ihrem Rahmen sollten Arbeitgemeinschaften einzelner Disziplinen spezielle Belange des wissenschaftlichen Lebens der DDR vertreten und insbesondere der Entwicklung des wissenschaftlichen Nachwuchses dienen.
2. Verstärkung des Wissenschaftleraustausches, insbesondere mit den sozialistischen Ländern …
3. Förderung wissenschaftlicher Tagungen, insbesondere von Symposien mit spezieller Thematik der DDR.
4. Verbesserte Gestaltung einschlägiger medizinischer Literatur in der DDR“ [112, S. 57].

„Die Arbeitsgruppe Pathophysiologie der Atmung hat ab 1962, zunächst als Zentralorgan der Problemkommission Lungenkrankheiten und Tuberkulose, Ärzte und Wissenschaftler aus beiden Bereichen der experimentellen und klinischen Medizin zur gemeinsamen Entwicklungsarbeit zusammengeführt. … 1966 war die Gruppe Mitbegründer der Europäischen Gesellschaft der Physiologie der Atmung, während sie zugleich im nationalen Rahmen in die damalige Arbeitsgemeinschaft Klinische Pathologie und Klinische Chemie kooptiert wurde. Parallel laufend zu ihrer 15. Arbeitstagung fand 1968 die Gründung der Gesellschaft für Pathophysiologie der DDR statt. Der Ausgangskonzeption einer gleichwertigen Parallelentwicklung konnte die Gesellschaft allerdings erst 1972 wenigstens verbalen Ausdruck verleihen durch Erweiterung ihrer Bezeichnung zu ‚Gesellschaft für Pathologische und Klinische Physiologie‘, während ihre Hauptaktivität zunächst auf die Entwicklung von Hochschul-Lehrstühlen für Pathophysiologie ausgerichtet war, die mit der Primäraufgabe der Lehre weder aus räumlicher noch aus ausrüstungstechnischer Sicht für praxisrelevante klinisch/physiologisch/funktionsdiagnostische Aufgaben eingerichtet sind. …

Die Ausbildung zum Hochschulkader für Klinische Physiologie und Funktionsdiagnostik erfolgt im Rahmen der Facharztstandards Pathophysiologie. Es ist bisher [1984] jedoch nicht gelungen, die Ausbildungsrichtung Klinische Physiologie/Funktionsdiagnostik auch verbal in der Facharztbezeichnung zu fixieren".

„Bemerkenswert waren … unsere Nachwuchssymposien, die Heinrich Wosnitzka und Peter Wüstenberg in Greifswald begann, Hannelore Schwartze in Leipzig fortsetzte bis zu Rüdiger Schellenberg und Ulrich Zwiener in Magdeburg.

Die Gesellschaft hatte über lange Zeit drei Arbeitsgemeinschaften, später vier:

- AG Pathophysiologie der Atmung seit 1967 …
- AG Mathematische Modellierung von 1968–1974 …
- AG Periphere Zirkulation von 1981 bis jetzt …
- AG Haemorheologie seit 1987". [113, S. 3, 5].

Wie ersichtlich war die Fachgesellschaft mit Anliegen beschäftigt, die unmittelbar auch die Arbeit des Leipziger Instituts inhaltlich betrafen. Dazu gehörten auch die Vorbereitungen von Tagungen für Pathophysiologie 1969, 1965, 1979, 1984 mit internationaler Beteiligung in Leipzig und 1974 zusammen mit der ‚Gesellschaft der Physiologen' in Halle sowie als ‚Gemeinschaftstagung' unter Leitung von H. Sch. und P. Sch. 1989 in Leipzig [106].

H. Sch. war in den 80ger Jahren bis 1988 Mitglied des Vorstandes der Gesellschaft, ab da vertrat J. Schönfelder und später H. Tegetmeyer das Leipziger Institut im Vorstand. Die Einflussnahmen auf die Gestaltung der von dem Vorstand immer erneut diskutierten Aufgaben waren vielfältig.

So schrieb H. Sch. am 11.02.85 an den Vorsitzenden der Gesellschaft, U. Zwiener [Prof. und Ordinarius für Pathophysiologie] in Jena, zu dessen Plan für ein Lehrbuchmanuskript ‚Pathophysiologie', an dem mitzuarbeiten sie aufgefordert worden war: „Nach reiflicher Überlegung möchte ich zum geplanten Vorhaben, ein Pathophysiologiebuch zu schreiben, zweierlei erklären: Die Kapazität meiner Leistungsfähigkeit, die ich sehr realistisch beurteile, ist so beschaffen, dass ich ein gründliches und nur dadurch befriedigendes Manuskript vom vorgesehenen Umfang und in der vorgesehenen Zeit nicht liefern kann. Ich bitte sie deshalb, mich aus der Reihe der Autoren zu streichen und bin sicher, dass Herr Tiedt [Prof. und Ordinarius für Pathophysiologie in Erfurt] gern den Abschnitt Elektropathophysiologie des Herzens mit übernimmt.

Trotzdem möchte ich mir erlauben, ihnen zu sagen, dass ich mich auch mit der Konzeption des Buches nicht identifizieren kann. Funktion und Zielgruppe(n) sind mir nicht klar geworden. Auch scheint mir ein inhaltlicher Bruch vorzuliegen zwischen den die Organsysteme behandelnden Kapiteln und den beiden Abschnitten ‚Entwicklung' und ‚Arbeitsmedizin'.

Pathophysiologie der Entwicklung überstreicht ja wieder alle Organsysteme und noch dazu in drei voneinander sehr verschiedenen, in sich veränderlichen Funktionskomplexen (Fetal-, Neugeborenen- und Kindesalter). Es erscheint mir als ein Ding der Unmöglichkeit, auf 80 Manuskriptseiten etwas auch nur annähernd Substantielles zu schreiben. Ich würde stattdessen empfehlen, jedes organsystembezogene Kapitel mit einem Abschnitt zur Entwicklung einzuleiten. Die freiwerdenden 80 Seiten sollten für meine Einsicht unbedingt dem brisant praxisrelevanten Kapitel ‚Verdauung' zugeschlagen werden; bei der Verdauung spielen ja Funktionsstörungen weltweit eine fast so große Rolle, wie beim Kreislauf.

Ich kann nicht verstehen, wozu ein eigenes Kapitel zu arbeitsmedizinischen Problemen in einem Pathophysiologielehrbuch auftreten muß. Die durch berufsbedingte Noxen ausgelösten Pathomechanismen unterscheiden sich doch in nichts von den gleichen pathopysiologischen Funktionsabläufen anderer Ätiologie. Auch für arbeitsphysiologische Aspekte würde ich es für viel sinnvoller halten, sie in den organsystembezogenen Kapiteln mit zu behandeln.

Schließlich möchte ich Bedenken darüber äußern, dass außer dem Herausgeber Kapitelverantwortliche ernannt werden. Die Schwierigkeiten, ein gutes Vielmännerbuch herzustellen, halte ich für so groß, dass Abstimmungsfragen und die Aufforderung an die Autoren, bestimmte Abschnitte zu schreiben, allein dem Herausgeber überlassen sein müssten.

Ich denke, Sie kennen mich gut genug, um mich nicht mißzuverstehen. Bedenken Sie bitte auch unsere großen Studentenzahlen und die reichlich zu betreuenden Diplomanden und Doktoranden! Noch viele ähnliche Details könnte ich vorbringen, die meine Absage zusätzlich begründen würden. Stattdessen lassen Sie mich bitten: Nichts für ungut und alle guten Wünsche für's Gelingen".

Das Buch war noch nicht erschienen, als die Gesellschaft 1990 beschloss, sich aufzulösen (s. u.). An seiner Disposition änderten diese Bedenken nichts; es blieb auch bei dem Kapitel ‚Pathophysiologie der Entwicklung', das J. Schönfelder übernahm. Die Anforderungen, die H. Sch. an ein ‚Lernbuch' der Pathophysiologie stellte waren andere, sie sind oben, das Kapitel 6 einleitend, zitiert.

Im Zusammenhang mit der ständigen Diskussion um die Neugestaltung des Medizinstudiums waren die Fachgesellschaften und in ihnen vor allen die Fachvertreter ständig im Gedankenaustausch. Am 20. Juni 1985 schrieb H. Sch. an den Vorstandsvorsitzenden u. a. „Ich schlage vor, den Anspruch unseres Faches auf Erhöhung der Unterrichtszeit genauer und härter zu formulieren und mit der Forderung zu verbindenden, ‚Beleg' in eine ‚Abschlussprüfung' umzuwandeln. Diejenigen ‚wichtigen Teile der allgemeinen und speziellen Pathophysiologie', die noch durch Pathomorphologen und Internisten dargestellt werden, lassen sich doch benennen und der zu veranlagende Stundenumfang (z. B. 15–20 Stunden aus der Pathologischen Morphologie, die aus der zur Zeit in Leipzig geübten Vorlesungspraxis mit Sicherheit entbehrlich wären) angeben. Ich möchte zunächst eine Stundenzahlerweiterung im 3. Studienjahr befürworten, die das Fach Pathophysiologie in der Lehre stabilisieren und seine Autorität weiter heben würde. Im 5. Studienjahr könnte man vielleicht fakultative Veranstaltungen anbieten, die vermutlich umso lieber besucht würden, je weiter das Staatsexamen der großen Fächer heranrückt. Im Übrigen hat eine Gewichtsverlagerung von der Morphologie zu den physiologischen Fächern ja auch vor 15–20 Jahren erst in der Vorklinik [im 1. und 2. Studienjahr] stattgefunden, so dass dieser Entwicklungstrend im Unterricht unübersehbar ist. Andererseits glaube ich nicht, dass der … Hinweis auf das 200 Stunden umfassende Lehrprogramm in anderen sozialistischen Ländern, durchschlagend nützlich ist, weil Nicht-Eingeweihte die anteilige Inanspruchnahme durch pathophysiologischen oder -biochemischen Stoff [im 3. Studienjahr] gar nicht beurteilen können und bei uns im Stundenplan für beide Fächer [die Pathologische Physiologie und Pathobiochemie] ohne Praktikum immerhin 120 ausgewiesen sind".

Zum gleichen Gegenstand schrieb J. Schönfelder an Zwiener am 09.01.86 „in Übereinstimmung mit Frau Prof. Schwartze":

„Abbau der traditionell entstandenen Disproportionen des im Lehrplan vorgesehenen Stundenvolumens zwischen Path.Phys. (PP) und Path.Anatomie (PA).

PP : PA	**Humanmedizin**	**Stomatologie**
gegenwärtig	60 : 180	45 : 105
PP	2 Std./Woche im 5. und 6. Semester	3 Std. im 5. Semester
anzustreben sind:	90 : 150	60 : 90
	3 Std./Woche im 5. und 6. Semester	2 Std./Woche im 5. und 6. Semester

Die Ausbildung von Fachärzten für Pathologische Physiologie wird sich in den nächsten Jahren *vorwiegend* auf die pathophysiologischen Hochschuleinrichtungen beschränken. Deren Strukturen sollten deshalb so entwickelt werden, dass im Jahresdurchschnitt 5 Fachärzte in der Republik zum Abschluss geführt werden können, die dann entweder an den Instituten oder Abteilungen verbleiben, oder in klinischen Einrichtungen der Hochschulen, der Akademie der Wissenschaften oder des staatlichen Gesundheitswesens tätig werden können. Eine 6–12 monatige Tätigkeit während der Facharztausbildung in klinisch-funktionsdiagnostischen Einheiten ist anzustreben. Darüber hinaus sollten Arbeitmöglichkeiten für eine ein- bis zweijährige Ausbildung von Facharztkandidaten in den pathophysiologischen. Einrichtungen geschaffen werden und angeboten werden können".

So verliefen die Diskussionen zwischen dem Vorstand der Fachgesellschaft und der Leitung des Leipziger Instituts, waren doch die inhaltlichen Anliegen der Gesellschaft zunächst Gegenstand von Arbeitbesprechungen im Institut, ehe sie beantwortet wurden. Analog verfuhren die anderen pathophysiologischen Einrichtungen an den Hochschulen der DDR: in Berlin, Dresden, Erfurt, Greifswald, Halle, Jena, Magdeburg und Rostock. Deren Struktur und Personalbestand war schon wegen der unterschiedlichen Anzahl auszubildender Studenten ungleich. 1988 bestanden Institute für Pathologische Physiologie in Leipzig, Erfurt und Jena, eine selbstständige Abteilung in Greifswald, Abteilungen am Physiologischen Institut in Berlin und der Abteilung Biochemie in Halle und als Abteilung an der Inneren Klinik in Rostock. Sie alle unterrichteten nach dem gleichen Lehrplan im gleichen Stundenvolumen und brachten eine Fülle von Diskussionsstoff in die Vorstandssitzungen der Fachgesellschaft und deren alljährliche Mitgliederversammlungen.

1989 hatte H. Sch. auf dem 3rd. Bilateral Symposium on Heart Rhythm einen eingeladenen Hauptvortrag gehalten und war dort mit H. P. Koepchen (Prof. und Ordinarius für Physiologie an der FU, West-Berlin) in ein intensives Gespräch über die Pathophysiologie in den beiden deutschen Staaten gekommen, weil im Juni 1989 gerade ein Treffen von 31 Mitgliedern der Deutschen Physiologischen Gesellschaft in Blaubeuren stattgefunden hatte, an dem H. P. Koepchen aktiv mitgewirkt hatte und dessen Resultate im sog. Blaubeurener Papier vorlagen. Dort heißt es, man habe sich getroffen, „um zu diskutieren, ob und gegebenenfalls in welcher Weise das Lehr- und Forschungsgebiet ‚Pathophysiologie' stärker als bisher in der deutschen Physiologischen Gesellschaft verankert werden könnte. Zu Beginn des Jahres 1989 wurde an die Physiologischen Institute der [west-] deutschen Universitäten eine Anfrage gerichtet. Von 24 Instituten gingen Antworten ein. … An 10 von 24 medizinischen Fakultäten bestehen Abteilungen für Pathophysiologie, Klinische Physiologie oder Angewandte Physiologie. Davon sind 4 Abteilungen einem Physiologischen Institut zugeordnet, 3 gehören zur Inneren Medizin 2 zu einer Radiologischen Klinik und eine in die Arbeitsmedizin. Vierzehnmal wurden keine Angaben gemacht. Von 5 Physiologischen Instituten wurde mitgeteilt, dass an ihrer Fakultät Physiologen sich am Unterricht am Fach Pathophysiologie beteiligen, obgleich von fast der Hälfte aller Institute mitgeteilt wurde, dass der gesamte Unterricht im Fach Pathophysiologie von den Instituten für Physiologie übernommen werden könne. Die Antworten zeigen, dass nur 3 der 24 Institute nicht wünschen, dass Pathophysiologie institutionell dem Bereich Physiologie zugeordnet werde. … In 10 Antworten wird vorgeschlagen zu kooperieren und am Unterricht der Faches Pathophysiologie klinische Fächer zu beteiligen. …

Die Diskussionen des Gesprächskreises II fasste Herr Kollege Koepchen zusammen. Sein Bericht: Zunächst gab es den einhelligen Grundkonsens, dass eine Sektion Pathophysiologie in der Deutschen Physiologischen Gesellschaft gegründet werden sollte. … Eine vom Selbstverständnis der Physiologie abgeleitete *Definition des Faches Pathophysiologie* wäre etwa folgendermaßen zu formulieren: Die Pathophysiologie ist eine allgemeine Lehre von den Grundlagen von Dysfunktionen, aufbauend auf der Kenntnis der gesunden Funktion. Die Physiologie sollte grundsätzlich in der Lage sein, eine *allgemeine Pathophysiologie* in diesem Sinne zu erarbeiten und im Unterricht zu vertreten. … Ein Vertreter der Pathophysiologie muss bereit und in der Lage sein, mit klinischen Kollegen zu kooperieren. Dazu müsste die Verantwortung der Physiologie für das Fach Pathophysiologie allgemein anerkannt werden. … Hier muss auch auf die Erfahrungen von Modellen zurückgegriffen werden, die an manchen Orten bereits existieren.

Ohne hiermit bereits eine bestimmte Organisationsform festlegen zu wollen, lässt sich eine Inhaltsbeschreibung der Aufgaben einer institutionalisierten Pathophysiologie am besten an den Anforderungen illustrieren, die an einen Lehrstuhlinhaber (oder Abteilungsleiter) als Berufsvorausetzungen zu stellen wären. a) Er sollte auf einem Teilgebiet *pathophysiologischer Forschung* ausgewiesen sein. b) Er sollte fähig und bereit sein, das gesamte Fachgebiet im Unterricht zu vertreten und zwar im Sinne der oben definierten allgemeinen pathophysiologisch orientierten Lehre der Dysfunktionen. c) Er sollte fähig und bereit sein mit den mit speziellen pathophysiologischen Fragen befassten klinischen Kollegen zu kooperieren. … Es sollte versucht werden, die Deutsche Physiologische Gesellschaft zur Übernahme dieser Forderungen zu bewegen.

In der Frage des Unterrichts in Pathophysiologie für die Medizinstudenten waren wir uns darüber einig, dass dieser im ersten klinischen Studienabschnitt erfolgen müsste". [UAL, ZM 6272]

An das bezügliche Gespräch in Reinhardsbrunn und das ‚Blaubeurener Papier' anschließend schrieb H. Sch. ein Jahr später, am 20. Juli 1990, an H. P. Koepchen zum gleichen Gegenstand:

„Lieber Herr Koepchen!

Gestatten Sie bitte, dass ich mich ganz persönlich an Sie wende in einer mir dringlich erscheinenden Angelegenheit, mein Fachgebiet Pathologische Physiologie betreffend. Dem Protokoll der Verhandlungen der Deutschen Physiologischen Gesellschaft in Blaubeuren am 25. und 26.6.1989 entnehme ich, dass Sie die Diskussion des Gesprächskreises II leiteten, der sich mit der Gründung einer Sektion Pathophysiologie in der Deutschen Physiologischen Gesellschaft auseinandersetzte und im Ergebnis sowohl eine Definition des Faches Pathophysiologie vorlegte wie auch die von mir strikt geteilte Ansicht vertrat, dass ein Physiologe grundsätzlich in der Lage sein sollte, eine allgemeine Pathophysiologie zu erarbeiten und im Unterricht zu vertreten. Es wird außerdem postuliert, man solle bei dem Versuch der Realisierung von Forderungen nach pathophysiologischer Lehre und Forschung die örtlich sehr verschiedenen Gegebenheiten berücksichtigen und an einigen Universitäten bereits existierende Erfahrungen sich zunutze machen. Aus dem damaligen Gesprächskreis III wurde u. a. mitgeteilt, die bisherige Gewinnung von Prüfungsfragen gestalte sich schwierig.

Ich habe mehrere Jahre dem Vorstand der ‚Gesellschaft für Pathologische und Klinische Physiologie der DDR' angehört, bin seit 1980 zunächst der Leiter der selbständigen Abteilung und seit 1984 Direktor des damals an der Karl-Marx-Universität gegründeten Instituts für Pathologische Physiologie und als bei Herrn Drischel ausgebildete Physiologin im gleichen Jahr zum ordentlichen Professor für Pathologische Physiologie berufen worden. Auch gehöre ich der ‚Zentralen Fachkommission Pathophysiologie' an, die aus 5 durch den Direktor der Akademie für ärztliche Fortbildung berufenen Mitgliedern besteht und für die postgraduale Aus- und Weiterbildung, die in der DDR mit einem Facharztkolloquium vor der Zentralen Fachkommission beendet wird, verantwortlich ist. Wir verfügen also in Leipzig über eine mehr als 10jährige Erfahrung (das Fach wird für Humanmediziner im 1. klinischen Studienabschnitt zweisemestrig bereits seit 1975 gelesen) im pathophysiologischen Unterricht und der Ausbildung junger Ärzte und Naturwissenschaftler (3 Physiker) zum ‚Facharzt für Pathologische und Klinische Physiologie' bzw. zum ‚Fachphysiker für Medizin', wie die Bezeichnung für unsere postgradual und mit dem bestätigten Abschlusszertifikat versehenen Naturwissenschaftler ist.

Einem Rat des Rektors der Akademie für Ärztliche Fortbildung der DDR folgend, persönliche Kontakte in unkonventioneller Weise für die Diskussion zu Angelegenheiten des eigenen Fachgebietes zu nutzen, möchte ich Sie gerne bitten, für die in ihrem damaligen Gesprächskreis vorgeschlagene Berücksichtigung von bereits bestehenden Modellen, möglicherweise auch das ‚Leipziger Modell' Pathophysiologie mit in Betracht zu ziehen.

Bezüglich des Inhalts der Vorlesung darf ich Sie auf das beigefügte Verzeichnis verweisen. Durch sehr detaillierte Absprachen mit dem Lehrkollektiv des Carl-Ludwig-Instituts für Physiologie können wir auf fast allen Gebieten auf eine erneute Darstellung der physiologischen Grundlagen verzichten.

Ferner gibt es Absprachen mit den Kollegen, die wie wir im 3. Studienjahr lesen: Pathologie, Laborchemie, innere und chirurgische Propädeutik zu bestimmten großen Kapiteln, z. B. zum Schock. Diese Kontakte sind nicht immer so intensiv, wie ich es mir wünschte, was aber natürlich mit den örtlichen Gegebenheiten zusammenhängt. Unser Verständnis der Pathophysiologie ist sehr den reinen Grundlagen verpflichtet und schließt die Darstellung von funktionsdiagnostischen Methoden einschließlich der Bewertung der Messergebnisse mit ein. Es werden dabei aber beispielsweise nicht Stufenprogramme zur Diagnostik einzelner Krankheitsbilder angeboten oder gar Therapieempfehlungen gegeben. Das bedeutet, dass wir eine doch gut erkennbare Grenzlinie gegenüber den klinischen Fächern ziehen, an unserem pathophysiologischen Unterricht auch keine Kliniker beteiligen, sondern das Ziel verfolgen, die Studenten mit soliden, klinisch nutzbarem Verständnis für die pathophysiologischen Funktionsabläufe auszustatten, die der in der Klinik gelehrten Krankheitssymptomatik zugrunde liegen. Wir versuchen quasi die ‚reine Grundlagenlehre' der Physiologie analog zu vermitteln. Wie bei allen solchen Ansätzen sind gelegentlich fließende Übergänge unvermeidlich, wobei wir uns um tunlichste Zurückhaltung bemühen.

Insgesamt lesen wir 90 Stunden für Humanmediziner [im Sommer- und Wintersemester des 3. Studienjahrs] und separat 45 Stunden, im Wintersemester, ein gesondertes und spezifisch angepasstes Programm für Stomatologiestudenten. Im Sommersemester bieten wir 8 doppelstündige fakultative Seminare zu 8 verschiedenen Stoffkomplexen an, die für ausländische Studenten und für leistungsschwache deutsche Humanmediziner abgehalten werden. Leider haben wir aus räumlichen und personellen Gründen kein pathophysiologisches Praktikum. Pro Semester unterrichten wir rund 400 Studenten. Von diesen 400 werden 80 mündlich geprüft, so wie es in der DDR im Fach Physiologie an jeder Universität üblich ist. Diese mündlich Geprüften sind hauptsächlich Ausländer. Die übrigen Studenten schließen am Ende des 6. Semesters das Fach Pathophysiologie mit einer Belegarbeit ab, die nicht dem Multiple-Choice-Verfahren folgt. Ich erlaube mir ihnen den Katalog unserer Prüfungsfragen, der den Studenten nicht bekannt gegeben wird, beizufügen. Die Kurzfragen werden per Diapositiv in jeder Prüfungsgruppe von rund 40 Studenten projiziert und in schriftlicher Form stichwortartig in 6 Minuten beantwortet. Die Studenten schreiben die Fragen nicht ab, die Aufsichtsführung in den Prüfungsgruppen ist akribisch streng. Es werden 10 Kurzfragen gestellt und nach 1 Stunde ein Thema – der Themenkatalog ist hier ebenfalls beigefügt – projiziert, zu dessen Behandlung die Studenten 30 Minuten Zeit haben. Dabei wird erwartet, dass sie sich in gebundener Rede ausdrücken, so dass die Arbeiten neben dem Fachwissen, ähnlich wie im Gespräch, einen allgemeinen Eindruck vom intellektuellen Niveau des Prüflings vermitteln können. Diese Belegarbeiten beurteile ich für die Humanmediziner alle selbst (in diesem Studienjahr waren es 282) und für die Stomatologiestudnten mein Hochschuldozent und Stellvertreter, der den Unterricht bei den Zahnmedizinern übernommen hat. Dieses Verfahren garantiert einen einheitlichen Bewertungsmaßstab und ist eine ausgezeichnete Rückkopplung über den Unterrichtserfolg.

Mein Lehrkollektiv besteht aus 2 Hochschullehrern, 1 habilitierten Oberarzt und 3 Fachärzten für Pathologische und Klinische Physiologie. Die dargestellte Form unseres Studentenunterrichts setzt es unverzichtbar voraus, dass qualifiziertes, mit dem gesamten Unterrichtsstoff vertrautes Personal zur Verfügung steht. Seit dem Bestehen der Leipziger pathophysiologischen Einrichtung haben wir 8 Fachärzte ausgebildet, entweder für einen späteren Einsatz in klinischen Fächern, vorrangig zur Funktionsdiagnostik oder für Forschung und Lehre in unserem eigenen Fach. Der Gang der Facharztausbildung, die mit der schon erwähnten Facharztprüfung vor der Zentralen Fachkommission abschließt, ist straff organisiert und besteht in folgenden Abschnitten:

1. Jahr: Experimentelle Forschungsarbeit im Team und Formulierung einer eigenständigen Aufgabe, deren Ergebnisse zur Promotion führen, wenn der Absolvent nicht schon mit seiner Approbation gleichzeitig auch promoviert wurde. Die Ausbildung für den Unterricht erfolgt durch 1jährige Tätigkeit als Saalassis-

tent im Großen Physiologischen Praktikum des Carl-Ludwig-Instituts. Das ist in Leipzig leicht möglich, weil beide Physiologische Institute im selben Gebäude untergebracht sind. Die Kandidaten hören die gesamte Hauptvorlesung Physiologie.

2. Jahr: Fortsetzung der Experimente. Durchführung von 20 Seminaren zu 20 verschiedenen physiologischen Stoffkomplexen für Studenten des 3. und 4. Semesters. Vorlesungsassistenz in der Pathophysiologie-Vorlesung für Humanmediziner.

3. und 4. Jahr: Fertigstellung der Promotionsarbeit und ihre Verteidigung. 3. Jahr Seminarunterricht im Fach Pathophysiologie für 8 Stoffkomplexe. Im 4. Jahr Vorlesungsassistenz Pathophysiologie bei den Stomatologiestudenten.

Mein Institut hat bisher 11 Wissenschaftlerstellen: davon sind 3 durch Physiker besetzt und 2 durch Facharztkandidaten. Aber in dieser Beziehung scheinen uns erhebliche Änderungen ins Haus zu stehen.

Bitte, verzeihen Sie mir die Ausführlichkeit dieses Schreibens. Es ist aus der Sorge um die Zukunft meines schönen Fachgebietes im vereinigten Deutschland entstanden und aus der Überzeugung, dass wir mit unserer Form der studentischen und postgradualen Ausbildung für den ärztlichen Beruf und die medizinische Forschung nützlich sind.

Ich danke ihnen im Voraus dafür, dass sie mein Material möglicherweise für Diskussionen in der Deutschen Physiologischen Gesellschaft benutzen werden und bin mit freundlichen Grüßen …" [UAL ZM 6272]

Ab 1990 hatte die Gesellschaft für Klinische und Pathologische Physiologie der DDR zwei komplexe Probleme zu lösen: einmal das ihrer Anpassung an die andere Gesellschaftsstruktur der BRD und zum anderen die Bemühungen um den Erhalt des ‚Facharztes für Pathophysiologie', den es in der Weiterbildungordnung der nun für sie verantwortlichen Landesärztekammern nicht gab. Während der Vorstand der Gesellschaft, alle seine traditionellen Kontakte zu pathophysiologisch arbeitenden Wissenschaftlern in der BRD nutzte, die Gesellschaft zu erhalten und damit zu einer gesamtdeutschen werden zu lassen, wurde H. Sch. von den Vorständen aller pathophysiologischen Einrichtungen, organisiert über den Vorstand der Gesellschaft, am 8.2.91 gebeten, mit den nun zuständigen wissenschaftsorganisierenden Institutionen über den Erhalt der Facharztausbildung und die Überführung der Facharztanerkennung in die bundesdeutsche Weiterbildungsordnung mit dem Ziel zu verhandeln, sie auch in der BRD einzuführen. Der Inhalt und Verlauf dieser Bemühungen ergibt sich aus dem erhaltenen Schriftwechsel:

Am 7.3.90 schickte der Vorsitzende der Gesellschaft für Pathologische und Klinische Physiologie der DDR [U. Zwiener] an alle ihre Mitglieder ein Informationsblatt in dem es heißt:

„Die grundlegende Umgestaltung unseres Landes gibt unserer Fachgesellschaft auch die Chance einer rückhaltlosen Diskussion notwendiger Strukturveränderungen und bisheriger Mängel unserer Arbeit. Der Vorstand verstärkt hiermit den kritischen Dialog mit den Mitgliedern und will durch fortlaufende Zusendung der Informationsblätter eine größere Transparenz unserer Vorstandsarbeit erreichen. …

Entwicklungskonzeption der Gesellschaft

Der Vorstand diskutierte ausführlich Aufgaben unserer wiss. Gesellschaft im Lichte der gesellschaftlichen Entwicklung der beiden deutschen Staaten und im Zusammenhang mit der zu erwartenden Vereinigung Deutschlands.

Der Vorsitzende informiert über seine Unterstützung der Sektion Pathophysiologie der Deutschen Gesellschaft für Physiologie. Diese Sektion wird sich auch am Internationalen Kongress [für Pathophysiologie, 1991] in Moskau beteiligen, hat ca. 90 Mitglieder und verfolgt die Etablierung der Pathophysiologie an allen einschlägigen Hochschulen der Bundesrepublik. Ein Positionspapier ist beim Vorsitzenden einzusehen [Randbemerkung von H. Sch.: ‚vervielfältigen und versenden'] Dies verweist auch auf die Aktivitäten unserer Fachgesellschaft. Ziel ist es, gemeinsam mit der Sektion die systematische Etablierung unseres Fachgebietes im gesamtdeutschen Rahmen zu sichern. Die Gründung einer Gesamtdeutschen Gesellschaft für Pathophysiologie, wie in der Vorstandssitzung noch diskutiert, erscheint nach inzwischen erfolgten Rücksprachen mit den maßgebenden Kollegen der Bundesrepublik, noch nicht angebracht. Die vollständige Etablierung des Fachgebiets im gesamtdeutschen Rahmen findet dagegen eine sehr breite Unterstützung.

… Außerdem wurde darauf hingewiesen, dass dringend rechtliche Positionen geklärt werden sollten: So muß die Frage der Facharzt-Anerkennung, aber auch der tierexperimentellen Arbeit (Tierschutz-Gesetz) geklärt werden". …

Am 08.08.90 schreibt U. Zwiener:

„Bei der anstehenden Zusammenführung aller physiologisch arbeitenden Kollegen in Ost und West in der Deutschen Physiologischen Gesellschaft ist in den letzten Monaten von beiden Seiten mehr und mehr gefragt worden, ob dieser Rahmen allein den Wünschen aller Interessenten entspricht, also auch von Pathophysiologen und Klinischen Physiologen außerhalb der Hochschulinstitute.

Einerseits sollten sich alle physiologisch arbeitenden Wissenschaftler nicht durch unnötig aufgegliederte Fachgesellschaften und Disziplinen verzetteln; darüber sind sich alle mit der Leitung der Deutschen Physiologischen Gesellschaft einig. Deshalb empfehlen wir der ‚Kerngruppe' der experimentellen Pathophysiologen, wie sie an den Hochschulen der DDR systematisch aufgebaut wurde, in die Deutsche Physiologische Gesellschaft einzutreten. Der gemeinsame methodische Ausgangspunkt sollte als eine Art Klammer bei aller differenzierteren Entwicklung erhalten bleiben. …

Darf ich Sie nun um Ihre Meinung zu dieser Problematik fragen. Es geht uns dabei um die Eruierung tatsächlicher Bedürfnisse. Nur bei größerer Resonanz auf derartige Überlegungen zu einer Gesellschaft für Pathologische und Klinische Physiologie ist eine eigenständige Weiterführung gerechtfertigt. Dabei wäre jede Konkurrenzsituation zur Deutschen Physiologischen Gesellschaft unglücklich; vielmehr sollten dann koordinierende Strukturen und gemeinsam Mitgliedschaft in der International Union of Physiological Science (IUPS), die schon jetzt besteht, eine konzentrierte Aktion ermöglichen. In Abstimmung mit der IUPS und in Assoziation zu ihr wird auf dem nächsten Internationalen Pathophysiologie-Kongress in Moskau, 28.5.–1.6.91, eine Intern. Gesellschaft für Pathophysiologie gegründet.".

Deren 1. Vorsitzender, Prof. N. Kryzhanovsky, informiert am 20.03.1992 H. Sch. darüber, dass:

„International Society for Pathophysiology has been set up.

The International Society for Pathophysiology has been set up at the International Constituent Congress for Pathophysiology (Moscow, 1991). Establishment of the Society reflects the modern trends of biomedical science development.

Pathophysiology, as a biomedical science of the mechanism of development and elimination of pathological processes, began due to a necessity of experimental analysis of pathological processes. Pathophysiology originated independently in various countries which testifies to the objective necessity for appearance of pathophysiology owing to medicine development.

Modern pathophysiology ceased to be just experimental pathology; it has also a new quality, having become an integrative medical science. This feature is due to growing differentiation of medicine, and to an ever increasing body of diverse information about various pathological processes. All this brought a necessity for the birth of an integrative biomedical science. Pathophysiology became such a science. …

Therefore, the past Constituent Congress of the International Society was of special importance. At its numerous sections (about 20) and symposia (about 60) discussed were the problems of pathophysiology of cells, organs and systems, united by one main, characteristic of pathophysiology, topic: ‚Dysregulation and its Correction'.

The Society will have the following sections: pathophysiology of most important systems and organs, typical pathological processes (inflammation, hypoxia, adaptation, microcirculation, metabolic disorders, shock), cellular pathophysiology, ecological pathophysiology, … teaching. The Society sections will interact with the corresponding international scientific associations.

The International Society for Pathophysiology (ISP) will to publish the *International Journal of Pathophysiology*. The next congresses are to be convened in Japan in 20.–26. November 1994, in Kyoto, and then in Finland and Hungary."
[UAL ZM 6272]

Ungeachtet dieser sich anbahnenden internationalen Entwicklung der Pathophysiologie schreibt U. Zwiener am 09.10.90:

„Sehr verehrte Kollegin! Sehr verehrter Herr Kollege!

Seit Februar 1990 sind wir mit der Deutschen Physiologischen Gesellschaft und Gruppen von westdeutschen Pathophysiologen in Diskussion über Stellung und zukünftigen Weg der Pathophysiologie in Deutschland.

Eine Weiterführung unserer Fachgesellschaft im gesamtdeutschen Rahmen, hätte eine entsprechende positive Resonanz aus den westdeutschen Ländern vorausgesetzt. Diese halten wir nach einer Befragung durch uns mit inzwischen 53 Befürwortungen, 34 Verneinungen, aber 120 ausbleibenden Antworten gegenwärtig für nicht ausreichend. Für die Mitglieder unserer Gesellschaft dürfen wir wohl eine positive Haltung annehmen. Das würde aber insgesamt keine ausreichende Grundlage sein und damit eher die Gefahr der Zersplitterung der physiologischen Wissenschaften bedeuten.

Wir empfehlen Ihnen deshalb, in die Deutsche Physiologische Gesellschaft einzutreten, die sich stärker um die Etablierung der Pathophysiologie an den Universitäten und Hochschulen des deutschsprachigen Raums bemühen will. …

Entsprechend des Statuts bitten wir Sie über die Auflösung unserer Fachgesellschaft bzw. Ihren Beitritt zur Deutschen Physiologischen Gesellschaft zum 31.12.1990 zu entscheiden (beiliegender Vordruck)".

Ene analoge Empfehlung kam vom Vorsitzenden der „Gesellschaft der Physiologen der DDR", C. Pfeiffer (Prof. und Ordinarius für Physiologie) aus Rostock, am 06.11.1990:

„Sehr geehrte Frau Kollegin!

Da in absehbarer Zeit keine wissenschaftliche Versammlung der ‚Gesellschaft der Physiologen der DDR' mehr stattfinden wird und auch kein ausreichendes Interesse [einer] zum Zweck der Beratung über die Zukunft dieser Gesellschaft einzuberufenden Mitgliederversammlung besteht, hat der Vorstand beschlossen die Gesellschaft der Physiologen der DDR, eingetragen beim Stadtbezirksgericht Berlin Mitte unter der Nr. 777, nach § 12,2 des Statutes aufzulösen.

Den Mitgliedern wird empfohlen, die Aufnahme in die Deutsche Physiologische Gesellschaft zu beantragen, da nach der Satzung der DPG eine von uns vorgeschlagene Übernahme der organisierten Mitgliedschaft der Gesellschaft der Physiologen der DDR nicht möglich ist. Entsprechende Unterlagen mit den für Sie geltenden Aufnahmebedingungen werden Ihnen demnächst vom ständigen Sekretär dieser Gesellschaft, Prof. ten Bruggencate, zugesandt".

Dessen Brief an H. Sch. vom 05.11.90 lautet auszugsweise: … „Zu Ihrer Information erlaube ich mir, Ihnen ein Exemplar der Satzung der Deutschen Physiologischen Gesellschaft zuzusenden. Wie in § 6 beschrieben, ist eine individuelle Aufnahme unter Hinzuziehung von 2 Bürgen erforderlich.

Falls Sie aufgrund geringer auswärtiger Kontakte in der Vergangenheit Schwierigkeiten im Hinblick auf die Bürgen haben, sollten Sie mir – im Falle Ihres Interesses – dieses erläutern, und mir die (Aufnahme-)Unterlagen trotzdem schicken. Ich würde dann versuchen, individuell weiterzukommen".

H. Sch. hat diesen Brief nicht beantwortet.

Dienstag, 12.02.1991, aus dem

„Protokoll der (erweiterten) Vorstandssitzung vom 8.2.1991 in Jena

Im Folgenden brachte Doz. Schönfelder einen von Frau Prof. Schwartze ausgearbeiteten Antrag auf Anerkennung eines Gebietsarztes für Pathophysiologie zur Diskussion. Die Teilnehmer kamen überein, dass nach der einmütigen Zustimmung durch die Vertreter aller neuen Bundesländer ein Antrag an die Bundesärztekammer gerichtet werden wird und um Unterstützung aus den alten Bundesländern gebeten werden wird.

… Entsprechend dem Statut (siehe Protokoll der Vorstandssitzung vom 5.12.1990; 90% der Mitglieder der Gesellschaft stimmten für eine Auflösung) löst sich somit die Gesellschaft für Pathologische und Klinische Physiologie e. V. per 1.3.1991 auf".

Es war also am Schluss der Arbeit des Vorstandes der Gesellschaft noch die Bemühung übrig geblieben, doch wenigstens die Facharzt-Anerkennung für Pathophysiologie, durchzusetzen. Dazu schrieb H. Sch. am 21.02.1991:

„Lieber Herr Zwiener,

ich danke den Vorstandsmitgliedern der Gesellschaft für Pathologische und Klinische Physiologie für den an mich ergangenen Auftrag, im Namen *aller* Fachvertreter der neuen Bundesländer einen Antrag auf Gebietsarztweiterbildung und -anerkennung an die Kommission Weiterbildung der Bundesärztekammer zu richten. In der Anlage finden Sie die diesbezüglichen Papiere … Ich halte es für unbedingt erforderlich, daß in allen fünf neuen Ländern einschließlich Berlin die Kommission Weiterbildung und die Vorsitzenden der Ärztekammern von den jeweiligen Fachvertretern etwa in dem von mir formulierten Sinne angeschrieben werden. Die Vorsitzenden der Ärztekammern werden mit maßgeblicher Stimme am Bundesärztetag vom 30.04.–01.05.91 in Hamburg teilnehmen, der ja ein Gremium ganz außerhalb der wissenschaftlichen Gesellschaften ist, aber die gesetzgeberischen Festlegungen zur Musterweiterbildungsordnung vorzugeben hat.

Ich erlaube mir deshalb, die Lehrstuhlvertreter alle zu informieren und sie um entsprechende Schreiben zu bitten".

Die Anlagepapiere haben folgenden Wortlaut:

„Antrag zur Aufnahme der Fachrichtung ‚Pathophysiologie und Funktionsdiagnostik' als Facharztweiterbildung in die Musterweiterbildungsordnung der Bundesärztekammer.

Kurzbegründung

1. Eine wesentliche Aufgabe der Fachrichtung Pathophysiologie ist die Entwicklung und Erprobung neuer und methodenkritischer Anwendung etablierter funktionsdiagnostischer Verfahren.

Der Umgang mit dem sich ständig vergrößernden funktionsdiagnostischen Methodenspektrum erfordert ein biophysikalisches und physiologisches Verständnis für die Messvorgänge sowie eine pathophysiologische Bewertung der Messergebnisse. Das bisherige Niveau der studentischen Ausbildung in Hauptvorlesung, Seminaren, praktischen Übungen und Tutorials ist nur mit qualifiziert weitergebildetem akademischem Personal zu gewährleisten, das bei fehlender gut strukturierter Facharztweiterbildung zukünftig nicht zur Verfügung stehen könnte.

2. Auf dem Gebiet der Forschung gewinnen pathophysiologische modellbildende Aufgaben zur Ablösung von Tierversuchen an wachsender Bedeutung, deren Erfüllung die Arbeit eines breit weitergebildeten Facharztes braucht.

3. Der Facharzt für Pathophysiologie und Funktionsdiagnostik ist befähigt, einerseits hochspezialisierte Funktionsdiagnostik durchzuführen, andererseits die in der Anlage zur Weiterbildungsordnung festgelegten pathophysiologischen Gebietsinhalte den verschiedenen Weiterbildungsrichtungen zu vermitteln.

In Analogie zum Laboratoriumsmediziner, Radiologen oder Pathologen ist der Facharzt für Pathophysiologie und Funktionsdiagnostik für die hochspezialisierte Elektrodiagnostik, Kreislauf- und Lungenfunktionsdiagnostik sowie die gastrointestinale Funktionsdiagnostik verantwortlich und damit auch in der Lage, kassenärztlich abrechenbare Leistungen zu erbringen. Der im Gesamtbild der Europäischen Gemeinschaft erkennbare Trend zur Gemeinschaftspraxis führt durch die Beteiligung eines Facharztes für Pathophysiologie und Funktionsdiagnostik zum Angebot eines sinnvoll eingesetzten komplexen diagnostischen Leistungsspektrums hoher Qualität, zur Qualitätssicherung sowie zur Kostendämpfung im diagnostischen Sektor.

Im Auftrag aller Vertreter der Lehrstühle für Pathophysiologie in den neuen Bundesländern".

„Vorschlag für die Anlage zur Weiterbildungsordnung
Pathophysiologie und Funktionsdiagnostik

Definition
Die Pathophysiologie und Funktionsdiagnostik umfasst die Beratung und Unterstützung der in der Vorsorge und in der Krankenbehandlung tätigen Ärzte bei der Erkennung von Krankheiten und ihrer Ursachen, bei der Überwachung des Krankheitsverlaufs und bei der Bewertung therapeutischer Maßnahmen durch die Ausführung funktionsdiagnostischer physikalischer Untersuchungsverfahren am Patienten und die Bewertung der Messergebnisse unter Berücksichtigung des Lebensalters und der Kompensationsmechanismen, insbesondere bei Multimorbidität; insofern ist der Pathophysiologe für die Aufklärung pathogenetischer Mechanismen verantwortlich, die kausale Zusammenhänge zwischen ätiologischen und prädisponierenden Faktoren, Komplikationen und kausalen Therapieansätzen herstellen.

Weiterbildungszeit
5 Jahre; davon

- 3 Jahre auf dem Gebiet der experimentellen Pathophysiologie, abzuleisten in einem pathophysiologischen Institut oder Abteilung/Ordinariat.
- 2 Jahre auf dem Gebiet der Funktionsdiagnostik und klinischen Medizin, hiervon 6 Monate in einer klinischen Abteilung für Kreislauffunktionsdiagnostik, 6 Monate in einer Abteilung für pulmologische Funktionsdiagnostik, wahlweise 6 Monate in einer Abteilung für gastrointestinale Funktionsdiagnostik und 1 Jahr stationäre klinische Weiterbildung, davon 6 Monate Innere Medizin und wahlweise Kinderheilkunde, Anästhesiologie oder Neurologie.

Inhalt und Ziel der Weiterbildung
Vermittlung und Erwerb eingehender Kenntnisse und Erfahrungen in den theoretischen, biophysikalischen, physiologischen und medizinischen Grundlagen des Gebietes. Befähigung zur experimentellen Erforschung pathophysiologischer Funktionsabläufe, zur Beherrschung gebräuchlicher Untersuchungsverfahren und Messmethoden der Funktionsdiagnostik und ihrer komplexen Bewertung. Vermittlung und Erwerb von Kenntnissen der elektronischen Messwertverarbeitung".

Am gleichen 21.02.1991 schrieb H. Sch.:

„An den Vorsitzenden der Kommission Weiterbildung der Bundesärztekammer Prof. Dr. med. Sewering, Herbert-Lewin-Str. 1 Köln 41

Hochverehrter Herr Vorsitzender,

erlauben Sie bitte, dass ich mich im Namen aller Fachvertreter der Lehrstühle für Pathophysiologie der neuen Bundesländer und von ganz Berlin mit der Bitte an Sie wende, den hier beigefügten Antrag [s. o.] zur Aufnahme der Fachrichtung ‚Pathophysiologie und Funktionsdiagnostik' als Gebietsarztweiterbildung in die Musterweiterbildungsordnung der Bundesärztekammer wohlwollend zu prüfen. Dem Antrag ist ein Vorschlag für die Anlage zur Weiterbildungsordnung beigegeben, den wir nach dem Vorbild einer uns zur Verfügung stehenden Weiterbildungsordnung eines alten Bundeslandes erarbeitet haben. Jeder Lehrstuhlinhaber der infrage kommenden Universitäten wird sich über die Kommission Weiterbildung seiner zuständigen [Landes-] Ärztekammer auch an deren Vorsitzenden wenden, um unser Anliegen vorzutragen. Ich bitte um Entschuldigung dafür, dass wir Sie trotzdem persönlich mit diesem Antrag befassen! Die Kürze der gebotenen Zeit bis zur Bundesärztetagung 1991, auf dem wir gern das uns essentiell erscheinende Problem in die Diskussion einbringen möchten, führte zu diesem unkonventionellen Vorgehen.

Im Namen aller genannten Fachvertreter darf ich mich, hoch verehrter Herr Vorsitzender, im Voraus für ihr Entgegenkommen bedanken."

Am 30.08.1991 schrieb H. Sch. in der gleichen Angelegenheit an:

„Dr. med. Ingrid Hasselblatt-Diedrich,
1. Stellvertreter des Vorsitzenden des Hartmannbundes –
Verbandes der Ärzte Deutschlands e. V. Bonn-Bad Godesberg

Sehr verehrte Frau Kollegin!

Erlauben Sie bitte, dass ich Sie in ihrer Eigenschaft als Mitglied des Bundesärztekammervorstandes und zugleich als 1. Stellvertreterin des Hartmannbundes mit einer Angelegenheit der Musterweiterbildungsordnung befasse. Ich wende mich an sie im Namen der Inhaber aller Lehrstühle für Pathologische Physiologie in den neuen Bundesländern sowie in Übereinstimmung mit dem früheren Vorstand der ehemaligen Gesellschaft für Pathologische und Klinische Physiologie der DDR und bitte um ihre wohlwollende Unterstützung.

Die Fachdisziplin ‚Pathologische Physiologie und Funktionsdiagnostik' gehört zu den theoretisch medizinischen Fächern, die in der Bundesrepublik Deutschland keine Fachweiterbildung und demzufolge keine Facharztanerkennung besitzen. In der ehemaligen DDR wurden Fachärzte dieses Gebietes nach einer 5 jährigen Weiterbildungszeit anerkannt. Nachdem auf dem Bundesärztetag 1991 der von den neuen Bundesländern gestellte Antrag auf Aufnahme der Pathophysiologie in die Musterweiterbildungsordnung nicht abgelehnt, sondern an den Vorstand zur Entscheidungsfindung und Vorbereitung der Abstimmung für 1992 zurückverwiesen wurde, haben wir den unser Fach betreffenden Antrag zur Aufnahme und die Anlage zur Musterweiterbildungsverordnung überarbeitet und neu formuliert. In der Anlage darf ich ihnen beide Texte zusenden.

Unser Antrag wurde außerdem Herrn Prof. Dr. Sewering sowie den Weiterbildungsauschüssen aller Länderkammern der neuen Bundesländer zugeleitet und wird im Vorstand der Deutschen Physiologischen Gesellschaft verhandelt werden".

Dr. Hügle vom Hartmannbund, Verband der Ärzte Deutschlands, Bonn, antwortete am 5.11.91:

„Frau Dr. Hasselblatt-Diedrich hat mich gebeten Ihnen mitzuteilen, dass die Aufnahme der Fachrichtung ‚Pathophysiologie und Funktionsdiagnostik' in die Weiterbildungsordnung bis jetzt noch nicht vollzogen werden konnte. …

Sollten sich Änderungen ergeben oder die Fachrichtung doch noch in die Weiterbildungsordnung aufgenommen werden, so werden wir sie gern informieren".

Aber Änderungen ergaben sich nicht. Auch auf dem Deutschen Ärztetag 1992 in Köln wurde nicht beschlossen, die Fachrichtung ‚doch noch' in die Weiterbildungsordnung aufzunehmen. Und dabei blieb es. Damit endete auch die Facharztweiterbildung an den Instituten, deren Direktoren sich dafür, sie weiterzuführen, eingesetzt hatten. Und nicht nur das, deren weitere Existenz war nicht nur in Leipzig bedroht. So schreibt Wosnitzka u. a. am 26.6.91 aus Greifswald: „Im Moment aber geht es, zumindest bei uns hier in Greifswald, um das ‚Überleben' generell als Fachrichtung, ja als Fakultät, wie Sie vielleicht schon gehört haben werden. Da treten Fragen einer Weiterbildung erst einmal zurück, wofür Sie sicher Verständnis haben werden. Sobald wir aber wieder Boden unter den Füßen haben, können wir die Problematik wieder aufgreifen."

8 Die Schließung des Instituts für Pathologische Physiologie

Die Begründung und Chronologie der Schießung des Instituts für Pathologische Physiologie am 31.12.1992 ergibt sich aus dem Inhalt eines Briefwechsels, den H. Sch. mit der damaligen Bundesministerin für Frauen und Jugend, Dr. Angela Merkel, geführt hat. Der aufschlussreiche Text der gewechselten Briefe lautet vollständig:

22. April, 1992

„Sehr geehrte Frau Ministerin,

der Artikel ‚Die normalste Sache der Welt' von Georg Paul Hefty (Frankfurter Allgemeine Zeitung Nr. 81 vom 4. April 1992) und der Fragebogen ‚Angela Merkel' im Frankfurter Allgemeine Magazin, Heft 630 vom 27. März 1992, haben mich davon überzeugt, dass ich Sie um Rat und Unterstützung in einer den Universitätsbereich Medizin der Leipziger Universität betreffenden Angelegenheit bitten sollte. Ich darf ihnen den Sachverhalt vortragen:

Die Medizinische Fakultät der Universität Leipzig ist 1990 575 Jahre alt geworden. Während dieser langen Zeit bin ich die einzige Ärztin, die als ordentliche Professorin eine eigene Einrichtung an dieser Fakultät (jetzt Universitätsbereich) leitet. Als ich 1984 – nach einer offensichtlichen ‚Probezeit' von drei Jahren als Leiterein der bereichsselbständigen Abteilung Pathophysiologie – mit 51 zum Lehrstuhlinhaber für dieses Fach und Direktorin des neu gegründeten Institutes für Pathologische Physiologie berufen wurde, nahm ich den Ruf in der Überzeugung an, eine Bresche in die männerdominierten ualttraditionsschweren Leitungsstrukturen zu schlagen und nur die erste im Amt, jedoch keineswegs die einzige zu sein. Aber gerade eine solche Entwicklung bahnt sich mit der von der Landesregierung Sachsen und dem Universitätsbereich Medizin angestrebten Strukturreform an.

Mein Institut hatte sich aus einem Anfang von drei wissenschaftlichen Mitarbeitern heraus bis 1990 auf 11 Wissenschaftler (8 Mediziner, 3 Physiker) und 5 technische Kräfte entwickelt. Das Forschungsprofil wird ausschließlich durch pathophysiologische Untersuchungen des Neugeborenen-, Kindes- und Jugendalters geprägt. Das im Anhang beigefügte Verzeichnis der Veröffentlichungen der letzten fünf Jahre weist das Forschungsanliegen und die Produktivität des Instituts aus.

Der akademische Unterricht wird über 2 Semester im 3. Ausbildungsjahr mit 105 Vorlesungs- und 128 Seminarstunden für ca. 450 Studenten gehalten. Die Berechnung des Currikularwertes ergibt bei dem vorhandenen Personalbestand eine Aufnahmekapazität von nur 221 Studenten. Darüber hinaus werden 7 fakultative Veranstaltungen angeboten und eine Vorlesung bei Toxikologen gehalten. Das Gesamtleistungsspektrum des Instituts ist nie Gegenstand meiner vorgesetzten Dienststellen gewesen. Die Evaluierungskommission des Wissenschaftsrates besuchte das Institut für Pathologische Physiologie bedauerlicherweise nicht.

Die Landesregierung des Freistaates Sachsen hat dem Universitätsbereich Medizin empfohlen ‚zu konzentrieren', was wohl nur als eine ökonomisch motivierte Anweisung verstanden werden kann, wenn es sich um unpolitische, medizinische Fachrichtungen handelt. Die Bereichsleitung, bestehend aus dem Prorektor, dem Dekan, dem Direktor für medizinische Betreuung und dem Verwaltungsdirektor (alle Ämter sind selbstverständlich mit Männern besetzt, auch dem Fakultätsrat mit 23 Mitgliedern gehört nicht eine Frau an) hat daraufhin, ohne mich zu konsultieren, beschlossen, das Institut für Pathologische Physiologie aufzulösen und als einen Arbeitsbereich unter der Leitung einer C3-Professur an das Carl-Ludwig-Institut für Physiologie anzuschließen, dessen gesamter Unterricht im 2. Studienjahr, also vor dem Physikum liegt. Forschungsgegenstände und Unterrichtsinhalte der beiden Institute sind gänzlich verschieden. Vorgeblich aus Termingründen wurde dieser Beschluss einen Werktag vor der Beendigung meines vierwöchigen Jahresurlaubs dingfest gemacht. Eine Woche später übergab der Dekan die Strukturreformbeschlüsse der Bereichsleitung mit der inzwischen eingeholten Billigung des Fakultätsrates, dem zuständigen Staatssekretär bei dem Ministerium für Wissenschaft und Kunst in Dresden. Meiner Bitte um ein Gespräch mit Spectabilis Prof. Geiler wurde erst einen Tag später stattgegeben, obwohl ich bereits 4 Tage vorher, also bevor der Strukturreformbeschluss an die Landesregierung ging, wieder im Dienst war und darum nachgesucht hatte. Bei diesem Gespräch mit dem Dekan wurde mir mitgeteilt, dass die Entscheidung über die Auflösung meines Instituts ohne Kenntnis des Lehrinhalts (wörtlich: ‚Was ist Pathophysiologie denn?') und ohne Einsicht in die Leistungsfähigkeit der Forschung des Instituts nur aufgrund der Empfehlung zur ‚Konzentration' gefallen ist.

Es ergibt sich aus der gesamten Verfahrensweise für mich der unabweisbare Eindruck, dass ein Gremium ‚gestandener' Männer rein formal mit einer sog. kleinen Einrichtung verfahren ist, von deren weiblicher Leitung Zurückhaltung, aber kein Widerstand im Interesse von Sachlichkeit, Wissenschaftstrend und studentischer Ausbildungsqualität, d. i. Verantwortungsbewusstsein für kommende Ärztegenerationen, zu erwarten sei. Dieser Eindruck hat durchaus etwas zu tun mit der allgemein mangelnden Einsicht in die überfällige Gleichstellung unter den Hochschullehrern am Universitätsbereich Medizin in Leipzig.

Eine C3-Professur pflegt in den alten Bundesländern in der Medizin mit 2, höchstens 3 Assistentenstellen verbunden zu werden. Diese Besetzung in einem zukünftigen ‚Arbeitsbereich Pathophysiologie' bedeutet auch das absolute Aus der Forschung auf dem in Gesamtdeutschland sonst so gut wie nicht vertretenen Gebiet der Pathophysiologie des Neugeborenen-, Kindes- und Jugendalters, dessen Ergebnisse schon jetzt auf breiter Basis in den USA und England erarbeitet werden, wie es einem nicht zu übersehenden Trend moderner Wissenschaftsentwicklung entspricht. Auch insofern fällt meine Bitte in den Bereich Ihres Ressorts, sehr geehrte Frau Ministerin.

Ich darf am Rande erwähnen, dass ich nie Mitglied einer Partei war und unter meinen Mitarbeitern nur ein einziges ehemaliges SED-Mitglied habe.

Für die Ausführlichkeit meines Schreibens möchte ich mich entschuldigen und nochmals herzlich die Ministerin und Wissenschaftlerin um Rat und Beistand bitten.

Mit vorzüglicher Hochachtung und freundlichen Grüßen
Prof. Dr. med. Hannelore Schwartze-Köhler".

„Bundesminister für Frauen und Jugend
Leiter Ministerbüro Bonn, 06.05.92

Sehr geehrte Frau Professor Schwartze-Köhler,

im Auftrag von Frau Bundesministerin Dr. Merkel danke ich für Ihr Schreiben vom 22. April 1992.

Frau Dr. Merkel lässt aufgrund ihrer Zuschrift zurzeit überprüfen, ob und inwieweit in der auch in Sachsen vorgesehenen Strukturreform noch Veränderungen möglich und erwünscht sind.

Sobald Frau Dr. Merkel Näheres bekannt wird, werden Sie entsprechend unterrichtet."

„Dr. Angela Merkel, MdB
Bundesministerin für Frauen und Jugend

Bonn, 11 Juni 1992

Sehr geehrte Frau Professor Schwartze-Köhler,

unter Bezugnahme auf ihre Anfrage von 22. April 1992 und den Zwischenbescheid vom 6. Mai teile ich ihnen aufgrund meiner Recherchen im Lande Sachsen folgendes mit:

Der Freistaat Sachsen modernisiert sein Hochschulwesen nach den Empfehlungen der dortigen Hochschulstrukturkommission. Dieser Prozess der ‚Konzentration' ist auch mit Entlassungen verbunden. Unstreitig dürfte sein, dass über 20.000 Angestellte für etwa 45.000 Studenten auf Dauer weder sinnvoll noch finanzierbar sind. Nach meinem Kenntnisstand wird ein Abbau auf ca. 11.000 Dauerstellen für realistisch angesehen. Hinzu kommen noch über 7.000 Stellen an Universitätskliniken. Ganz selbstverständlich soll auch der Arbeitsbereich Pathologische Physiologie weitergeführt werden. Mit einem Lehrstuhl und drei Dauerstellen erscheint dieser Arbeitsbereich nach den mir übermittelten Informationen durchaus in der Lage, Forschung und Lehre wie jede westdeutsche Universität zu organisieren. Parallel dazu sollten Dritt-Mittel-Projekte mit angebunden werden.

Da nach den Plänen der Landesregierung des Freistaates Sachsen offenbar auch Ihre Stelle von dem notwendigen Abbau betroffen ist, bedauere ich, Ihnen konkret nicht behilflich sein zu können.

Mit freundlichen Grüßen
Dr. Angela Merkel

22.08.92

„Sehr geehrte Frau Ministerin,

für ihren informativen Brief vom 11.06.92 sowie für ihre daraus hervorgegangenen außerordentlich freundlichen Bemühungen, meine Anfrage vom 22.4.1992 betreffend, bin ich Ihnen sehr dankbar.

Die Diskrepanz aus meinen ihnen dargelegten Vorstellungen zum Fachgebiet Pathophysiologie in der medizinische Lehre und Forschung zu den nun offenbar bereits von der Landesregierung Sachsen getroffenen Personalentscheidungen ergibt sich aus der unterschiedlichen Approbationsordnung für Ärzte in der ehemaligen DDR, nach der hier bisher noch verfahren wird, und der in der BRD, die eine wesentlich breitere heilpraktische Ausbildung auf Kosten einer reduzierten theoretischen Grundlagenunterrichtung der medizinischen Wissenschaften fordert. Im Lichte der Übernahme der Approbationsordnung der BRD in die neuen Länder erscheint dann tatsächlich die Personalschrumpfung in meinem Fachgebiet gerechtfertigt.

Soviel ich bisher weiß, soll vom Studienjahr 1993/94 an nach dem westlichen Studienplan Medizin verfahren werden. Die Änderungen schlagen dann allerdings erst im Studienjahr 1995/96 für die Pathophysiologie zu Buche, während die mit der Personalreduktion verbundene Strukturreform der Universität 1992 abgeschlossen werden muß.

Selbstverständlich werden wir für die Forschung Drittmittel einwerben und damit hoffentlich erfolgreich sein.

Mit nochmaligem Dank und freundlichen Grüßen
Prof. Dr. Hannelore Schwartze-Köhler".

Die erwähnten Unterschiede in den Approbationsordnungen von DDR und BRD ergeben sich unmittelbar aus dem Vergleich der ‚Gebiete der Weiterbildung'. Bis 1991 konnte man sich in der DDR zum Facharzt in allen klinischen Hochschuldisziplinen und auch in allen medizinisch-wissenschaftlichen Grundlagendisziplinen, die Staatsexamensfächer waren, weiterbilden, so in der Anatomie, Biochemie, Physiologie, Pathophysiologie, Pathobiochemie, Pathologie usw. Nicht so in der BRD, in der fast ausschließlich in den *klinischen* Hochschuldisziplinen Fachärzte ausgebildet werden. Somit fällt auch die theoretische Facharztausbildung in ihren Teilabschnitten und mit dem sie abschließenden Facharztkolloquium weg. Da sich die theoretischen Fachärzte ja keineswegs nur für das Verbleiben an dem sie ausbildenden Hochschulinstitut, sondern mehrheitlich für die Spezialanforderungen in den Kliniken spezialisierten, war eine Verwissenschaftlichung auch des Klinikbetriebes angestrebt. Die Facharztweiterbildung dauerte mindestens 4 in der Regel 5 Jahre und für Kliniker war eine theoretische, für Theoretiker eine klinische Zwischenausbildung wünschenswert. Die Facharztweiterbildung in den alten Bundesländern erfolgte nur in den klinischen Hochschuldisziplinen mit den Ausnahmen eines möglichen Facharztes für Pathologie oder für Rechtsmedizin.

Mit den „Auswirkungen des Einigungsvertrages auf die Berufsausübung als Arzt im Gebiet der ehemaligen DDR, Stand 21. September 1990", kommen, wie beispielsweise die Kammerversammlung der Sächsischen Landesärztekammer am 23.02.1991 beschloss, außer der Pathologie und Rechtsmedizin, keine theoretischen Facharztdisziplinen mehr vor.

Das waren die wissenschaftspolitischen Rahmenbedingungen, die die Schließung des Instituts begleiteten. H. Sch. fasste am 18.3.1993 zusammen:

„Das Institut für Pathologischen Physiologie der Universität Leipzig verfügte über 15 Planstellen, davon 10 Wissenschaftler- und 5 technische Stellen. Mehrere Jahre waren 11 Wissenschaftler, stets Diplomanden und externe Doktoranden beschäftigt. Insgesamt wurden 10 Wissenschaftler im Laufe des Bestehens des Instituts zu Fachärzten für Pathophysiologie und Funktionsdiagnostik bzw. Fachnaturwissenschaftlern für Medizin weitergebildet [121, S. 132]". Da in der Bundesrepublik Deutschland kein „Facharzt für Pathophysiologie und Funktionsdiagnostik" ausgebildet wird, wurde nach dem 3.10.1990 auch in der ehemaligen DDR diese Weiterbildungsrichtung nicht weitergeführt.

Zum 31.8.1993 wurde die Direktorin des Instituts aus Altersgründen abberufen. Frau Prof. Dr. sc. med. Hannelore Schwartze war in der 575jährigen Geschichte der Leipziger Medizinischen Fakultät der erste weibliche Direktor einer medizinischen Einrichtung gewesen. Der Lehrstuhl für Pathologische Physiologie wird in Leipzig nicht wieder besetzt, das Institut für Pathologische Physiologie geschlossen. Seit Dezember 1992 erfolgt durch Umsetzungen und Entlassungen der systematische Personalabbau. Die verbliebenen 4 Beschäftigen sind verpflichtet, den Unterricht im Sommersemester noch zu Ende zu führen.

H. Sch. verabschiedete sich und ihr Institut zum Jahreswechsel 1992/93 von ihren nationalen und internationalen Kollegen, mit denen eine langjährige wissenschaftliche Zusammenarbeit bestanden hatte.

Am 10.3.1977 hatte sie an I. Ruttkay-Nedecky, Slowakische Akademie der Wissenschaften in Bratislava, geschrieben:

„Sehr geehrter Herr Dozent Ruttkay!

Ich möchte mich bei Ihnen sehr herzlich für ihr so ausführliches und mehr als wohlwollendes Gutachten meiner Dissertation [B, Habilitationsschrift] bedanken. Über das große Lob, das sie meiner Arbeit zollen, habe ich mich natürlich sehr gefreut, darüber hinaus aber ganz besonders über Ihr persönliches Interesse an meinen Ergebnissen. Selbstverständlich ist es eine Ehre für mich, Ihnen das Gutachterexemplar zu überlassen, denn etwas Besseres, als zu wissen, dass erarbeitete und zusammengetragene Daten jemandem nützlich sein können, kann einem ja nicht begegnen. Vielen Dank für alles!"

Und nun schrieb sie am 21.12.92:

„Lieber Herr Ruttkay!

Meine Mitarbeiter und ich senden ihnen und allen slowakischen Freunden im Institut in Bratislava herzliche Weihnachtsgrüße. Wir wünschen Ihnen gutes Gelingen, Gesundheit und Zufriedenheit für 1993!

Mir diesem Brief endet unsere so erfreuliche Zusammenarbeit mit Ihnen, die über all die Jahre für uns wissenschaftlich wichtig, menschlich wohltuend und – wie ich glaube – ertragreich war.

Am 31. Dezember 1992 wird das Institut für Pathologische Physiologie der Leipziger Universität aus ‚Etatgründen' geschlossen. Bis zum Ende 1993 haben 3 wissenschaftliche Mitarbeiter und ich sowie eine technische Kraft den laufenden Unterricht (450 Studenten) zu Ende zu führen, die Prüfungen abzunehmen und den Bestand des Instituts aufzulösen.

Viele freundliche Grüße Ihre H. Schw." [UAL ZM 6481]

Den vielen in- und ausländischen Kollegen, mit denen das Institut über die Jahre produktiv verbunden war, schickte sie im August 1993 die in den Anhang I (s. dort) aufgenommene Liste der „Veröffentlichungen aus dem Institut für Pathologische Physiologie der Universität Leipzig 1992–1993" sowie der „Vorträge 1979–1993" mit folgendem Vorwort:

„1819 wurde der Stückeschreiber Kotzebue ermordet, ein Ereignis, das zur endgültigen und konsequenten Durchsetzung der Metternichschen restaurativen Politik in Deutschland Anlass gab. 1818 war der Physiologische Lehrstuhl an der Leipziger Universität vakant geworden. Er wurde bis 1865 nicht wieder besetzt, der Physiologieunterricht vom Fachgebiet P a t h o l o g i e mit erledigt.

1990 erfolgte der Anschluss der DDR an die Bundesrepublik, die politischen Verhältnisse wurden bürgerlich-konservativ in ganz Deutschland. 1993 war der Lehrstuhl für Pathologische Physiologie altershalber vakant. Er wird nicht wieder besetzt werden, das Institut für Pathologischen Physiologie wird geschlossen. Der Unterricht soll nach den Vorschlägen des Universitätskanzlers von den Fächern Physiologie und P a t h o l o g i e getragen werden.

Diese auffällige Parallelerscheinung drängt den Gedanken auf, dass theoretisch-medizinische Disziplinen mit dem Anspruch auf ein nicht nur kausal geradliniges, Zustände beschreibendes Denken, wie es in morphologisch ausgerichteten Fachrichtungen geübt werden muß, sondern vor allem auf Forschen und Lehren von mit Hilfe der allgemeinen Bewegungs- und Entwicklungsgesetze der Natur und des Denkens zu begreifenden Regulationsvorgängen, vermaschten Regelkreisen und zeitabhängigen Prozessen, keine förderliche Grundlage in konservativen Gesellschaftsformationen haben.

Die Mitarbeiter des Instituts für Pathologische Physiologie der Leipziger Universität danken ihren Freunden und Kollegen, die durch Wohlwollen, Diskussionen oder direkte Zusammenarbeit unsere wissenschaftlichen Ergebnisse und unsere Erfolge im Studentenunterricht ermöglicht haben und verabschieden sich mit dieser letzten Liste der Veröffentlichungen, die nach 1991 erschienen sind, und mit dem Verzeichnis der wissenschaftlichen Vorträge, die seit 1979, dem Gründungsjahr der Einrichtung, gehalten wurden.

Leipzig, im August 1993 Prof. Dr. sc. med. Hannelore Schwartze“

Am 3. August 1993 wurde H. Sch. 60 Jahre alt. Ihr Geburtstag war überschattet von der Auflösung und Schließung des Instituts, der Sorgen mit und um die Mitarbeiter. J. Schönfelder und Th. Eifrig veröffentlichten eine Laudatio [120], Universitätsleitung, Dekan der Medizinischen Fakultät und zahlreiche Kollegen aus dem In- und Ausland gratulierten schriftlich, aber zum Feiern war Niemandem zumute.

Denn im Jahr 1993 war neben dem auslaufenden Studentenunterricht und der Weiterbetreuung noch laufender Promotionsarbeiten (s. u.) das Institut auch technisch aufzulösen, eine Aufgabe, die der Institutsdirektorin angelastet wurde. 2013 schreibt sie [40, S. 9] darüber: „Meine letzte Tätigkeit hat in der ‚Abwicklung‘ meines schönen Instituts bestanden: Vermitteln des Personals (niemand wurde arbeitslos) an andere Arbeitsplätze, soweit mir das möglich war, Verschenken der z. T. völlig neuen Messinstrumente an andere Einrichtungen und der Möbel …, die Ausräumung aller Schränke und die Beseitigung ihres Inhalts".

So übernahm Dr. Wiemer den gesamten Aktenbestand ins Leipziger Universitätsarchiv (unter den heutigen Signaturen UAL ZM 06267 – 06275a und ZM 76481 – 76488), aus dessen Auswertung und den, im Privatarchiv von H. Sch. erhaltenen und nach Abschluss dieser Institutsgeschichte ebenfalls ins Universitätsarchiv überstellten Materialien, diese Darstellung beruht.

Auch Inhalt und Form der Verabschiedung eines Ordinarius am Ende seiner Amtszeit hatte sich ab 1990 an der Leipziger Universität verändert. Bis dahin erfolgte sie im Rahmen eines Festaktes im großen Saal des Leipziger Gewandhauses, der vertragsgemäß als Auditorium Maximum genutzt wurde. Hier fand zu Studienjahresbeginn die feierliche Immatrikulation der Studenten aller Fakultäten an ihrem ersten Studientag durch den Rektor statt. An seine Rede schloss er die Verabschiedung der anwesenden emeritierten Ordinarien mit einer kurzen Würdigung ihrer Lebensleistung an, um anschließend die ebenfalls anwesenden neu berufenen Professoren öffentlich vorzustellen und mit guten Wünschen in ihr Amt einzuführen. In dieser Form hatte auch H. Sch. 1984 ihr hohes Amt übernommen. So zu verfahren entsprach der „5. Anweisung über die Aufgaben, die Leitung und die Organisation der medizinischen Institute an den Universitäten und Medizinischen Akademien vom 31. März 1982" des Ministeriums für Hoch- und Fachschulwesens der DDR. Der § 8 der Anweisung lautet: „Das Institut wird durch den Direktor geleitet. Er ist dem Prorektor für Medizin für die Erfüllung der ihm übertragenen Aufgaben verantwortlich und rechenschaftspflichtig. Der Direktor wird aus dem Kreis der hauptamtlichen Hochschullehrer nach Zustimmung des Ministers vom Rektor ernannt und entpflichtet. Er ist weiterhin führend in Lehre und Forschung tätig. Der Direktor muß gleichzeitig Leiter einer Struktureinheit sein".

Im Juni 2013 schrieb H. Sch. über ihre Abberufung:

„Vergleiche mit den bei der Abwicklung meines Instituts und meiner Abberufung angewendeten Verfahren bieten sich besonders zu § 8 an. Ich bin zum 31. August 1993 von einem Staatssekretär Noack, einem bundesdeutschen Leihbeamten, im Ministerium für Wissenschaft und Kultus der Sächsischen Staatregierung in Dresden, mit Dank und Anerkennung abberufen, nicht emeritiert, worden. … Sämtliche Rechte und Pflichten an der Leipziger Universität waren für mich damit erloschen. Post wurde nicht nachgesandt, keinerlei Einladungen zu Veranstaltungen der Universität haben mich je erreicht. Das Entlassungsschreiben wurde mir eines Tages im August morgens nach 8 Uhr, nachdem ich eine Weile auf dem Flur gewartet hatte, im schäbigen Dienstzimmer vom damals Dekan Geiler übergeben. … Eine Tasse Kaffee oder einen Blumenstrauß gab es nicht. Im Dezember hätte ich 30 Jahre an der Leipziger Universität gedient“ [40].

„Es bleibt mir nur noch Klarheit darüber zu schaffen, unter welchen sozialen und politischen Verhältnissen ich meine medizinische Berufstätigkeit und mein Familienleben betrieben habe. Meine Herkunftsfamilie lebte seit 1959 komplett in Westdeutschland und hätte es mehr als gern gesehen, wenn wir zu ihnen gestoßen wären. Als 1961 ‚die Flucht in den Westen‘ sehr erschwert bis unmöglich geworden war, trug mein Vater in sein Tagebuch ein, wie sehr wir es doch nun bereuen müssten, für immer im Osten eingesperrt zu sein. Er war im Unrecht. Wir haben bewusst den sozialistischen Staat für unsere Entwicklung und vor allem auch für die unserer Kinder gewählt. Es ging uns um den Inhalt unserer Berufe und nicht um Geld und eine rasche oberflächliche Karriere. Der absolute Anspruch auf Wissenschaftlichkeit in *allen* Bereichen war für uns ein faszinierendes Lebenskonzept, für das manches bequeme andere, nach außen betrachtet bessere, aufzugeben war. Wir brauchten keinen unbegrenzten Konsum, aber einen – wie wir meinten – sinnvollen, auf Humanität gerichteten Lebens*inhalt*, der neue Kriege, Konkurrenzdenken, lebensbedrohende Armut, Obdachlosigkeit und Gleichgültigkeit in den menschlichen Beziehungen verhindert und der Wissenschaftlichkeit und Vernunft in allen sozialen Belangen dient. Für mich gehört selbstverständlich eine Gesellschaft ohne Sexismus und der effektiven Bemühung um verwirklichte Gleichberechtigung dazu“ [40].

Epilog

Als es 1991/92 feststand, dass, in Durchführung des „Sächsischen Hochschulerneuerungsgesetz vom 25. Juli 1991“, das Institut geschlossen werden würde, suchten die aktuell verbliebenen wissenschaftlichen Mitarbeiter nach Möglichkeiten einer Zweitfacharztausbildung oder nach anderen Arbeitsverhältnissen, in denen sie ihre Spezialkenntnisse nutzen konnten. Es waren das diejenigen, die in Forschung und Lehre die Pathophysiologie verkörpert hatten, habilitiert waren (J Schönfelder, Th. Eifrig, H. Tegetmeyer) oder ihre Habilitation anstrebten (R. Kluge, E. Maneck, A. Schaefer). Ferner liefen die Experimente von 8 externen Promotionsarbeiten aus, deren schriftliche Fassungen noch bis zum Abschluss betreut werden mussten. Für J. Schönfelder und Th. Eifrig fanden sich nach 1993 keine ihrem Wissen und Können entsprechenden Arbeitsfelder mehr. J. Schönfelder wurde zum Leiter des „Kinderschutzbundes“ in Leipzig und konnte so sein entwicklungsphysiologisches Wissen zum Teil einbringen. Th. Eifrig fand als theoretischer Physiker an seiner Mutterfakultät, die ebenfalls im strukturwandelbedingten Stellenabbau begriffen war, keine Stelle und war schließlich in der Berufsweiterbildung tätig. H. Tegetmeyer durchlief eine Zweitfacharztausbildung an der Universitätsaugenklinik, blieb an ihr tätig und wurde als Oberarzt an der Klinik und Poliklinik zum Professor für Augenheilkunde berufen. Analog verlief der weitere Entwicklungsweg von R. Kluge. Sie fand eine Ausbildungsstelle in der Klinik für Nuklearmedizin an der Universität Leipzig, beendete ihre noch im Institut begonnene Habilitationsschrift [77], blieb an der Klinik tätig und wurde als Leitende Oberärztin zur Professorin ihres Faches berufen. A. Schaefer hatte zusammen mit H. Tegetmeyer in der neuropathophysiologischen Abteilung des Instituts unter J. Schönfelder gearbeitet. Sie entschloss sich zu einer Zweitfacharztausbildung in Neurologie/Psychiatrie und wurde an der Neurologischen Klinik der Universität weitergebildet, um später weiter klinisch tätig zu sein. Schließlich ließ sich E. Maneck zur Internistin mit ausgeprägtem funktionsdiagnostischem Profil ausbilden und blieb als solche ambulant tätig. Als das Institut geschlossen wurde, waren beide noch nicht lange genug experimentell tätig gewesen, um das Versuchsmaterial für ihre Habilitationsschriften schon erarbeitet haben zu können.

U. Diez nutzte ihre in der Diplom- und Promotionsarbeit am Institut erworbenen Experimentalerfahrungen über die kardiopulmonale Entwicklung als Grundlage für ihre am Umweltforschungszentrum Leipzig-Halle GmbH angefertigte Habilitationsschrift [116], die 2003 an der Medizinischen Fakultät der Universität Leipzig verteidigt wurde und sie als Spezialistin für Pädiatrische Umweltmedizin auswies.

Inzwischen waren die bei der Institutsschließung noch ausstehenden 8 Promotionsarbeiten zum Abschluss gekommen und erfolgreich verteidigt worden, so dass sich das unmittelbare produktive Nachleben des Instituts noch über etwa 10 Jahre nach seiner Schließung erstreckte.

In diese Zeit fielen auch Vorträge über noch nicht publizierte Daten, die H. Sch. auf Symposien in Nijmegen (Niederlande) [117] und Smolenice (Slovakei) [119] hielt, sowie deren und weiterer Veröffentlichungen aus dem Institut [119, 120, 121, 122, 123, 124].

Ihre eigene sich anschließende wissenschaftliche Arbeit gehört nicht mehr zur Geschichte der Pathophysiologie und wird nur vollständigkeitshalber angefügt. H. Sch. beschrieb sie 2013 [40]:

„Zu lesen, viel schöne Literatur, hatte ich nie aufgehört, geschrieben aber nur wissenschaftliche Texte für insgesamt rund 100 Publikationen. Ich nahm deshalb ein uraltes Vorhaben wieder auf, die literaturwissenschaftliche Bearbeitung der ‚Blechtrommel' [von G. Grass]. … 2009 erschien das Buch mit 429 Seiten über die ‚Blechtrommel' im literaturwissenschaftlichen Westberliner Verlag Frank & Timme." … „In dieser Arbeit wird gefragt, ob eine wissenschaftliche Analyse des Romans mit dem Urteil des Nobelkomitees, dass ‚er im munterschwarzen Fabeln das vergessene Gesicht der Geschichte gezeichnet hat', übereinstimmen kann und inwieweit das verbreitete Buch ein wichtiger Vermittler der Erinnerung an Opfer, Verbrechen, Verantwortung und Verursachung von Nationalsozialismus und Krieg, Nachkrieg und Restauration ist" [125]. Das Buch ist inzwischen zum Standardwerk geworden.

Als zweites ist 2014 im gleichen Verlag ein sprachwissenschaftliches Buch, von ihr aus der Handschrift transkribiert und herausgegeben, erschienen, die „Geschichtliche Grammatik der Deutschen Sprache von R. von Raumer, Sommersemester 1851" [126]. Es erschien posthum.

Denn am 22. Oktober 2013 ist Hannelore Schwartze-Köhler gestorben.

„Universität und Universitätsklinikum trauern um
Frau Professorin em. Dr. med. habil
Hannelore Schwartze-Köhler
geb. 3. August 1933, gest. 22. Oktober 2013

In tiefer Anteilnahme nehmen wir Abschied von Frau Professorin Schwartze-Köhler, die als Wissenschaftlerin, Ärztin und Hochschullehrerin die Fächer Physiologie und Pathophysiologie an der Universität Leipzig maßgeblich mitgeprägt hat. Als Leiterin des ehemaligen Instituts für Pathologischen Physiologie war sie die erste Frau an der Leipziger Medizinischen Fakultät, die ein Direktorat innehatte.

Die Universität und das Universitätsklinikum Leipzig werden ihr stets ein ehrendes Andenken bewahren"

Das ist der Text der Traueranzeige, den die Rektorin der Universität, der Medizinische Vorstand des Universitätsklinikums, der Dekan der medizinischen Fakultät und der Direktor des Carl-Ludwig-Instituts für Physiologie – einen Tag nach der Beisetzung – am 16/17. November 2013 in der Leipziger Volkszeitung erscheinen ließen.

Zusammenfassung

In der 484jährigen Geschichte der Physiologie an der Universität Leipzig ist die des „Institut(s) für Pathologische Physiologie" eine kurze Episode. Die Entwicklung zu einer Subspezialisierung, die aus der Physiologie heraus zur Gründung eines zweiten physiologischen Instituts führte, war in den siebziger Jahren des vergangenen Jahrhunderts durch die zunehmende Physiologisierung der klinischen Arbeit vorbereitet gewesen, wie sie seit den fünfziger Jahren an der Leipziger Universität vor allem durch den Internisten Max Bürger, den Gynäkologen Robert Schröder und den Kinderkliniker Albrecht Peiper auch in ihren Vorlesungen vertreten worden ist. In den sechziger und siebziger Jahren wurde sie in allen klinischen Disziplinen zu einem deutlicher Trend, dem auch in der studentischen Ausbildung entsprochen werden musste. Deshalb wurde in der Mitte der siebziger Jahre von den Medizinischen Fakultäten der Universitäten und den Medizinischen Hochschulen in der DDR vom Ministerium für Hoch- und Fachschulwesen gefordert, eine Vorlesung über pathologische Physiologie für Medizinstudenten nach dem Physikum im ersten klinischen Studienjahr abzuhalten. In Leipzig wurde dieser Auftrag an das Physiologische Institut weitergeleitet. Dessen Direktor, Prof. Hans Drischel, beauftragte den Leiter des entwicklungsphysiologischen Laborbereiches des Instituts, Peter Schwartze, diese Vorlesung zu halten. Als zwei Jahre später für Studenten der Zahnmedizin ebenfalls eine fachspezifische Pathophysiologie-Vorlesung gefordert war, wurde Hannelore Schwartze aus dem gleichen Laborbereich beauftragt, sie zu lesen. Beide erschienen wegen ihrer kinderklinischen Erfahrungen besonders geeignet, das physiologische Grundlagenwissen der klinischen Ausbildung der Studenten nutzbar zu machen. Aus diesen Lehraufträgen und dem klinikzugewandten Inhalt der Forschungsarbeiten des entwicklungsphysiologischen Laborbereichs ergab sich 1979 dessen Umstrukturierung in die, nun aus dem Carl-Ludwig-Institut für Physiologie ausgegliederte, selbständige „Abteilung Pathophysiologie" und deren Weiterentwicklung zum „Institut für Pathologische Physiologie". Die beiden nun nebeneinander im gleichen Gebäudekomplex in der Liebigstraße 27 arbeitenden und lehrenden Institute ergänzten sich wechselseitig im akademischen Unterricht in der Nutzung von Forschungsgeräten und Labortechniken.

Ab 1990 wurde im Rahmen der ‚Hochschulerneuerung' zunehmend deutlich, dass die bundesdeutsche Hochschullandschaft ein Ausbildungsprogramm zum

Facharzt für Pathophysiologie nicht kannte. Ein solches einzuführen hatte gerade erst begonnen, zum Diskussionsgegenstand in der ‚Deutschen Physiologischen Gesellschaft' zu werden. Auch ergab sich im Verlauf der Hochschulerneuerung ein verändertes Finanzierungskonzept der Forschung, das mit Einsparungen verbunden war. Diese beiden Gegebenheiten führten zu der Entscheidung, mit der Abberufung der Institutsdirektorin Prof. Dr. Hannelore Schwartze-Köhler aus Altersgründen, das Institut 1992 zu schließen.

Wie die Forschungskonzeption des Instituts entstand, wie sie sich ergebnisträchtig entwickelte, und damit zum attraktiven Inhalt der wissenschaftlichen Arbeit einer zunehmenden Zahl von Mitarbeitern und Studenten wurde und wie nach 1990 schließlich auf allen Ebenen versucht wurde, Bedingungen zu schaffen, das Institut doch noch zu erhalten, ist Gegenstand der Beschreibung seiner Geschichte.

Die Produktivität des Instituts auf dem Gebiet der Entwicklungspathophysiologie, im akademischem Unterricht und in der Nachwuchsförderung, die Fülle weiterzuverfolgender Ansätze zur wissenschaftlichen Vertiefung der Physiologisierung der klinischen Ausbildung und schließlich die Gemeinsamkeit der Leistung der Mitarbeiter bei der Verwirklichung der Wissenschaftskonzeption des Instituts, rechtfertigen und begründen die Beschreibung seiner Geschichte.

Literatur

[1] Schwartze, P.: Georg Schiltel und die Anfänge der Physiologie in Leipzig. Wiss. Z. KMU, Leipzig, Math. Nat. R. 31: 272–276 (1982).

[2] Schröer, H.: Carl Ludwig, Begründer der messenden Experimentalphysiologie, 1816–1895. Stuttgart: Wissenschaftliche Verlagsgesellschaft, 1967.

[3] Schwartze, P.: Bürgers Bemühungen um ein produktives Verhältnis von forschender Physiologie und Innerer Medizin. Z. gesamte Inn. Med.: 41: 574–576 (1986).

[4] Bürger, M.: Altern und Krankheit. Leipzig , Georg Thieme Verlag, 1947.

[5] Bürger, M.: Einführung in die Pathologische Physiologie. 5. Aufl., VEB Georg Thieme, Leipzig, 1956, S. 7.

[6] Schwartze, P.: Albrecht Peipers bleibender Beitrag zur Physiologie des wachsenden Gehirns. S. 47–54 in ‚Symposium in memoriam Albrecht Peiper aus Anlaß seines Geburtstages vor 100 Jahren'. Karl-Marx-Universität, als Manuskript gedruckt, 1989.

[7] Weingärtner, L.: Albrecht Peiper – Mensch und Arzt. S. 30–46 in ‚Symposium in memoriam Albrecht Peiper aus Anlass seines Geburtstages vor 100 Jahren'. Karl-Marx-Universität als Manuskript gedruckt, 1989.

[8] Noack, H. und H. Schwartze-Köhler: Zur Frage des leistungssteigernden Einflusses der Geschlechtshormone (Untersuchungen an kastrierten Ratten). Theorie und Praxis der Körperkultur, Heft 10: 912–919 (1958).

[9] Noack, H. und P. Schwartze: Veränderungen von Schilddrüse, Nebenniere und Hypophyse bei kastrierten und unkastrierten erwachsenen Ratten im Schwimmversuch. Endokrinologie 37: 119–133 (1959).

[9a] Schönfeld, K. und P. Schwartze: Das infektanfällige Kind und seine Behandlung unter besonderer Berücksichtigung der Mundatmung. Dt. Ges: Wes. 35: 1516–1522 (1963).

[10] Schwartze, P.: Bericht über einen Fall von doppelseitiger Nierenvenenthrombose im frühen Säuglingsalter. Kinderärztl. Praxis 32: 321–324 (1964).

[11] Schwartze P.; Hettwer, E.: Bericht über einen weiteren Fall von AH3-Vergiftung im Kindesalter. Dt. Ges: Wes: 19: 1208–1209 (1964).

[12] Schwartze, P.; Göpfert, E. und H. Beyer: Analyse der akuten AH3-Vergiftung im Tierversuch. Med. exp. 10: 169–178 (1964).

[13] Schubert, E.; Schwartze, H. und Schwartze, P.: Beobachtungen zur Beeinflussung der elektrischen Aktivität isolierter Herzen von Winterfröschen durch AH3. Med. exp. 11: 16–22 (1964).

[14] Küchler, G. und P. Schwartze: Die Wirkung des Antihistaminikums AH3 auf den Ionengehalt und das Membranpotential der Skelettmuskulatur von Sommerfröschen. Acta biol. med. germ. 14: 669–677 (1965).

[15] Aresin, L.: EEG und EKG bei menschlichen Embryonen in: Verh. d. Ges. f. Exp. Med. d. DDR, Hrsg.: H. Lohmann, Bd. 2 Biologie der Lebensalter, Verlag Volk und Gesundheit, Berlin, 1963.

[16] Schwartze, H.; Schwartze, P. and E. Schubert: Investigation of Foetal Vectorcardiogram in Regard to the Pathophysiology of Cardiac Malformations with Hypoxia. IV. Congressus Cardiologicus Europapaeus, Pragae. Abstracta, 1964, p. 296.

[17] Schubert, E.; Schwartze, H.; Schwartze, P.: Vergleichende Untersuchungen zu Vectorcardiogramm sowie Lage und Aufbau am menschlichen fötalen Herzen. Archiv für Kreislaufforschung, 49: 266–277, (1966).

[18] Schwartze, H. und E. Schubert: Untersuchungen zur morphologischen und vektorkardiographischen Entwicklung des Säugetierherzens. S. 77–79 in Neue Ergebnisse der Elektrokardiologie Hrsg. E. Schubert, Jena: G. Fischer, (1966).

[19] Doll, E.: Das normale Neugeborenen-VKG und seine weitere Entwicklung in den ersten Lebensmonaten. Zschr. Kreislaufforschg. 45: 99–110 (1956).

[20] Einthoven, W.; Fahr, G. und A. De Waart: Über die Richtung und die manifeste Größe der Potentialschwankungen im menschlichen Herzen und über den Einfluss der Herzlage auf die Form des Elektrokardiogramms. Arch. Ges. Physiol. 150: 275–315 (1913).

[21] Milnor, W. R.: The normal vectorcardiogram and a system for the classification of vectorcardiographic abnormities. Circulation 16: 95 (1957).

[22] Schwartze, H. und I. Girlich: Beiträge zur Anwendung der Vektorkardiographie als entwicklungsphysiologische Untersuchungsmethode.

I. Über Möglichkeiten mathematischer Bearbeitung von Messdaten aus Vektorkardiogrammen. Acta biol. med. germ. 24: 301–311 (1970).

[23] SCHWARTZE, H.: Beiträge zur Anwendung der Vektorkardiographie als entwicklungsphysiologische Untersuchungsmethode. II. Über Beziehungen zwischen Herzentwicklung und räumlichem Vektorkardiogramm in der postnatalen Ontogenese des Meerschweinchens. Acta biol. med. germ. 24: 313–325 (1970).

[24] DRISCHEL, H.: Einführung in die Biokybernetik. Unter Mitarbeit von P. Elze, G. Isenberg, W. Kirmse, P. Lässig, P. Schwartze, R. Sinz, J. Stebel, F. Thoss, N. Tiedt, S. Waurick und D. Wirth. Berlin: Akademie-Verlag 1973.

[25] SCHWARTZE, P. und W. HASCHKE: Einige elektrophysiologische Aspekte der Lernprozesse. Das deutsche Gesundheitswesen 20: 855–860 (1965)

[26] LORENZ, K.: Über tierisches und menschliches Verhalten. Aus dem Werdegang der Verhaltenslehre. Gesammelte Abhandlungen, 2 Bde, München: Piper, 1965.

[26a] ANOCHIN, P. K.: Biologie und Neurophysiologie bedingter Reflexe. 544 S. Moskau: Medizina, 1968, (russ.).

[27] GÖPFERT, E.; HASCHKE, W. und P. SCHWARTZE: Das EEG während der Ausbildung bedingter Abwehrreflexe in Urethannarkose. Acta biol. med. germ. 14: 711–719 (1965).

[28] SCHWARTZE, P. und W. HASCHKE: Das EEG des Kaninchens unter Urethan nach Mittelhirndurchtrennung. Verh. Dtsch. Ges. exp. Med. 14: 88–92 (1966).

[29] SCHWARTZE, P. and E. GÖPFERT: Urethane induced changes of the electrical activity of rabbit brain in postnatal development. Activitas nervosa superior 7: 37–40 (1965).

[30] SCHWARTZE, P.: Ontogenetische Entwicklung der bioelektrischen Aktivität des Gehirns mit besonderer Berücksichtigung der durch weckende Reize und Pharmaka hervorgerufenen Veränderungen. Acta Universitatis Palcieanae Olomucensis 41: 161–172 (1966).

[31] ARESIN, L. und P. SCHWARTZE: Experimentelle Untersuchungen über die Reaktion des embryonalen menschlichen Gehirns auf Sauerstoffmangel und Sauerstoffzufuhr. Arch. Gynäkol. u. Geburtshilfe 162: 264–270 (1964).

[32] SCHWARTZE, P.: Die durch O2-Mangel verursachten Änderungen der elektrischen Spontanaktivität kortikaler und subkortikaler Strukturen

beim Kaninchen in der postnatalen Ontogenese. Wissenschaftliche Zeitschrift der Karl-Marx-Universität, Mathematisch-Naturwissenschaftliche Reihe 16: 473–477 (1967).

[33] Schwartze, P. und E. Göpfert: Das hypoxiebedingte EEG-Arousalstadium unter dem Einfluss von Pentobatbital und Urethan. Experientia 23: 217 (1967)

[34] Bernhard, C. G.; Kaiser, I. H. and G. M. Kolmodin: On the development of cortical activity in fetal sheep. Acta Physiol. Scand. 74: 333–349 (1959).

[35] Schwartze, P.: Experimentelle Untersuchungen über die Elektroontogenese des Gehirns unter besondere Berücksichtigung der Beziehungen zwischen elektrographischer Weckreaktion und der Entwicklung des Riechsinnes. Habilitationsschrift, Leipzig, 1968.

[36] Schwartze, P. und G. Hoheisel: Die Synapsen an den Mitralzelldendriten im Bulbus ofactorius des wachsenden Kaninchens. Acta. Anat. 96: 591–599 (1976).

[37] Schwartze, H. und P. Schwartze: Physiologie des Foetal-, Neugeborenen- und Kindesalters. Eine Einführung. 629 S., Berlin: Akademie Verlag und Stuttgart, New York: Gustav Fischer Verlag, 1977.

[38] Peiper, A.: Chronik der Kinderheilkunde, 2. Auflage, Leipzig: Thieme Verlag, 1955.

[39] Preyer, W.: Specielle Physiologie des Embryo. Untersuchungen über die Lebenserscheinungen vor der Geburt. Leipzig: Th. Griebens Verlag, 1885.

[40] Schwartze, H.: Selbstbesinnung. Unveröffentlichtes Manuskript, 2012/13.

[41] Schwartze, P.: Hans Drischel – der Physiologe und akademische Lehrer. Wissenschaftliche Zeitschrift der Karl-Marx-Universität. Mathematisch-Naturwissenschaftliche Reihe 29: 81–90, 1980.

[42] Ministerium für Gesundheitswesen, Akademie für Ärztliche Fortbildung. Weiterbildung zum Facharzt, Band 3 der Reihe Dokumente zur Aus- und Weiterbildung der Ärzte, Zahnärzte, Krankenschwestern und anderen medizinischen Fachkräfte im Gesundheits- und Sozialwesen der Deutschen Demokratischen Republik, 1978.

[43] Schwartze, H.: Grundlagenuntersuchungen zu ontogenetisch bedingten Veränderungen des kardioelektrischen Feldes und seinen Beziehun-

gen zu anderen Entwicklungsparametern. Dissertation zur Promotion B am Bereich Medizin der Karl-Marx-Universität, Leipzig 1977.

[44] Schwartze, H.; Schönfelder, J.; Schwartze, P. und S. A. Nadirashwili: Über zwei experimentelle Verfahren aus der physiologischen Grundlagenforschung, die der Gewinnung isolierter überlebender Meerschweinchenfeten dienen. Zbl. Gynäkol. 94: 1505–1513, 1972.

[45] Schreiner, H.-J. und H. Schwartze: Über die postnatale Entwicklung des Herzens, untersucht an vektorkardiographischen Registrierungen von isolierten, durchströmten Meerschweinchenherzen. Neue Ergebnisse der Elektrokardiologie II, S. 71–74, 1974.

[46] Schwartze, H.: Mathematische Beschreibung des prä- und postnatalen Herzkammerwachstums von Cavia cobaya. Verh. Anat. Ges. 71: 253–257, 1977.

[47] Schönfelder, J. und P. Schwartze: Die Entwicklung des Fallumkehrreflexes in der Ontogenese des Kaninchens. Acta biol. med. germ. 25: 109–114, 1970.

[48] Schwartze, P und J. Schönfelder: Die Elektookulographie am wachsenden Kaninchen. Z. med. Labortechnik 17: 22–25, 1976.

[49] Schönfelder, J. und P. Schwartze: Zur Ontogenese des korneo-retinalen Potentials beim Kaninchen. Acta biol. med. germ. 40: 337–339, 1981.

[50] Schwartze, P.; Schönfelder, J. und R. Klöppel: Die Dimensionen des Vestibularapparates des wachsenden Kaninchens. Verh. Anat. Ges. 71: 201–208, 1977.

[51] Schwartze, P; Schönfelder, J.: und F. Thoss: Frequenzganganalyse vestibulär ausgelöster Augenbewegungen beim postnatal wachsenden Kaninchen. S. 181–188 in Biokybernetik V. Hrsg. von H. Drischel und P. Dettmar, Jena: Fischer Verlag, 1975.

[52] Schönfelder, J. und P. Schwartze: Elektromyographische Untersuchungen des Musculus rectus nasalis beim postnatal wachsenden Kaninchen während der Drehung des Tieres in der Horizontalebene. Acta biol. med. germ. 34: 1369–1376, 1975.

[53] Schwartze, P. und J. Junghanns: Durch Körperdrehung in der Horizontalebene ausgelöster Nystagmus beim postnatal wachsenden Kaninchen. Acta biol. med. germ. 38: 1183–1191, 1979.

[54] SCHWARTZE, P.: Vestibulo-motorische Reaktionen als Parameter der Hirnfunktionsentwicklung. Wiss. Zschr. der Humboldt-Universität zu Berlin, Math. Nat. R. 28: 350–352, 1979.

[55] Ministerium für Gesundheitswesen, Akademie für Ärztliche Fortbildung der DDR. Weiterbildung zum Facharzt. Band 3 der Dokumente der Aus- und Weiterbildung der Ärzte ... Berlin: 1978.

[56] SCHWARTZE, H.: How does aeration of the lungs after birth influence chest surface potentials of the cardiac electric field? In Measuring and Modelling of the Cardiac Electrical Field, Bratislava: VEDA, 252–255, 1980.

[57] SCHWARTZE, H.; TH. EIFRIG; R. KLUGE und M. KLUGE: Untersuchungen an der fetalen und neonatalen isolierten Meerschweinchenlunge zum Einfluss des elektrischen Gewebswiderstandes auf das EKG. Pädiatr. Grenzgeb. 31: 141–146, 1993.

[58] DELLAS, S.; TH. EIFRIG und H. SCHWARTZE: Experimental Simulation of the Postnatal Decrease of Pulmonary Vascular Resistance: Effect on ECG. Electrocadiology '87, E. SCHUBERT (Ed.) Abh. Akad. Wiss. der DDR, Abt. Mathematik – Naturwiss. – Technik. Nr. 1 N, Jahrgang 1988, 335–338. Berlin: Akademie-Verlag, 1988.

[59] SCHWARTZE, H.: Neuere Befunde zur Fetalentwicklung der Lunge: Struktur, Surfactant, Lungenflüssigkeit. Zentralblatt. Gynäkol. 112: 331–335, (1990).

[60] SCHWARTZE, H.: Die fetalen Atembewegungen und ihre Regulation. Zentralblatt Gynäkol. 112: 523–527, (1990).

[61] SCHWARTZE, H.: Zur Physiologie und Pathophysiologie der pulmonalen postnatalen Adaptation. Teil 1: Physiologie. Pädiatr. Grenzgeb. 30: 345–354, 1991. Teil 2: Pathophysiologie Pädiatr. Grenzgeb.30: 355–368, 1991.

[62] SCHWARTZE, H. und J. VOIGT: Das rote Blutbild bei wachsenden Meerschweinchen (*Cavaia cobaya*). I. Mitteilung: Prä- und perinatale Veränderungen im Knochenmark und Blut. Folia Haematol., Leipzig 113: 383–397, 1986.

[63] SCHWARTZE, H.; MICHAEL, B.; MEYER, C. und J. VOIGT: Das rote Blutbild bei wachsenden Meerschweinchen (*Cavia cobaya*) II. Mitteilung: Erythropoese und rotes Blutbild in der postnatalen Entwicklungsperiode. Folia Hämatol. Leipzig 113: 398–414, 1986.

[64] FRANK, E.: General Theory of heart-vector projections. Circulat. Res. 2: 258–270, 1954.
[65] FRANK, E.: Measurements and significance of cancellation potentials on human subject. Circulation 11: 937–951, 1955.
[66] EIFRIG, Th.: Zur Theorie des kardioelektrischen Feldes in der postnatalen Wachstumsperiode. Habilitationsschrift, Karl-Marx-Universität Leipzig, 1989.
[67] SCHWARTZE, H.: Perinatal development of the equivalent dipole: related to naturally occurring alterations of the electrical conductivity of tissues? Electrocardiology 1988 Ed. H. Abel, Amsterdam 1989. S. 213–215.
[68] PAWLOW, I. P.: Ausgewählte Werke. Berlin: Akademie Verlag, 1953.
[69] SCHWARTZE, H. and F. THOSS: Applicability of two different lead systems in studies of the electrical activity of hearts of newborn guinea pigs. J. Electrocardiology 14: 9–12, 1981.
[70] EIFRIG, TH.; SCHWARTZE, H. and A. JOEL: Experiences with the Nelson lead system in physiological animal experiments. Electrocardiology '81, Budapest, Z. Antalóczy and I. Préda (eds.) pp. 461–464.
[71] RIDWELSKI, K.: Richtungs- und Magnitudenfehler im Frank-EKG nach Elektrodenplazierungsungenauigkeiten – Experimente an infantilen und juvenilen Ratten. Dissertation A, Karl-Marx-Universität, Leipzig, 1988.
[72] E. MANECK; R. KLUGE; T. ELIAS; M. KLUGE; H. SCHWARTZE-KÖHLER: Verbessert die zusätzliche Korrektur physikalisch korrigiert abgeleiteter Elektrokardiogramme die EKG-Diagnostik? Herz/Kreisl. 25: 110–113, 1993.
[73] SCHWARTZE, H.; TH. EIFRIG; K. RIDWELSKI und E. MANECK: Die Elektrokardiographie in der Pädiatrie. Teil 1: Methodenkritische Überlegungen und experimentelle Befunde. Pädiatr. Grenzgeb. 31: 27–41, 1992.
[74] KLUGE, R.; MANECK, E.; TH. EIFRIG; S. SIKORRA und H. SCHWARTZE: Die Elektrokardiographie in der Pädiatrie. Teil 2: Empfehlung eines neu eingeführten Ableitungs- und Auswerteverfahrens. Pädiatr. Grenzgeb. 31: 43–65, 1992.
[75] HÜBSCHMANN, B.: Das kardioelektrische Dipolmoment junger Erwachsener – Normwertstudie mit dem modifizierten NELSON-Ableitungssystem. Dissertation zur Erlangung des akademischen Grades Dr. med. der Medizinischen Fakultät der Universität Leipzig, 1995.

[76] Kluge, R.; Schwartze, H. and Th. Eifrig: Measurement of cardiac dipole moment in children. Reflection of cardiac growth. Electrocadiology '91, Proceedings of the XVIIIth International Congress on Electrocardiology. (J. Jagielski and M. Gornicki Eds.) Warsaw, Poland, 24.–26. August 1991, pp. 197–200.

[77] Kluge, R.: Beitrag zur Diagnostik der rechtsventrikulären Hypertrophie durch Weiterentwicklung der vektorkardiographischen Methode. Habilitationsschrift, Leipzig 1994.

[78] Diez-Schwartze, U.; Schwartze, H. und K. Ridwelski: Auswirkungen von belastendem Schwimmtraining vor der Pubertät auf die Entwicklung der Schwimmausdauer, der Herzgröße, des motorischen Schwimmmusters und des Schlaf-Wach-Verhaltens. Med. Sport, Berlin 29: 137–141, 1989.

[79] Ridwelski, K. und U. Schwartze: Motorische Schwimmmuster, Schwimmverhalten, Dauerleistung und körperliches Wachstum in der postnatalen Entwicklung (Tierexperiment mit Albinoratten). Diplomarbeit, Leipzig, 1983.

[80] Schwartze, U.; Schwartze, H. und K. Ridwelski: Einfluss von belastendem Training auf die Entwicklung des motorischen Schwimmmusters und des Schlaf-Wach-Verhaltens in der postnatalen Ontogenese der Albinoratte. Biomed. Biochim. Acta 47: 257–264, 1988.

[81] Schwartze, U. and H. Schwartze: Quantitative electrocardiography and vectorcardiography in postnatally developing rats. Journal of Electrocardiology 24: 54–62, 1991.

[82] Schwartze, U.: Veränderungen elektrokardiographischer Befunde und des Schlaf-Wach-Verhaltens unter komplexer Belastung in der postnatalen Ontogenese der Ratte. Dissertation zur Erlangung des akademischen Grades Dr. med. der Fakultät für Medizin der Karl-Marx-Universität Leipzig, 1987.

[83] Diez, U. und H. Schwartze: Die Pathogenese der Anthrazyklin-Kardiomyopathie, eine Literaturübersicht. Pädiatr. Grenzgeb. 35: 37–47, 1996.

[84] Diez, U.; I. Girlich; H.-J. Häusler; U. Bierbach; K. Rieske and H. Schwartze: Anthracycline-induced cardiomyopathy in children: reliable early non-invasive diagnosis by elektrocadiology. Pädiat. Grenzgeb. 36: 245–255, 1997.

[85] Schirmer, E.: Der Einfluss chronischer prä- und postnataler Kohlenmonoxid-Exposition auf das Herz-Kreislaufsystem von Meerschweinchen. Dissertation zur Erlangung des akademischen Grades Dr. med., Karl-Marx-Universität, Leipzig, 1989.

[86] Joel, A.: Das EKG in der postnatalen Ontogenese des Meerschweinchens unter Berücksichtigung verschiedener Wachstumseinflüsse. Dissertation zur Erlangung des akademischen Grades Dr. med., Karl-Marx-Universität, Leipzig, 1984.

[87] Schirmer, E.: Effect of mild chronic hypoxia on the infantile heart: ECGs of guinea pigs pre- and postnatally treated with carbon monoxide. Biomed. Biochim. Acta 48: 118–121, 1989.

[88] Schönfelder, J.: Ontogenese vestibulo-motorischer Reaktionen unter besonderer Berücksichtigung der postnatalen Entwicklung des vestibulo-okulären Reflexes. – Eine tierexperimentelle Untersuchung. Habilitationsschrift, Bereich Medizin, Karl-Marx-Universität Leipzig, 1980.

[89] Schaefer, A.: Die passiv elastischen Eigenschaften des Gelenksystems des Bulbus oculi in der Ontogenese. Diplomarbeit, Leipzig, 1979.

[89a] Schaefer, A.: Die passiv mechanischen Eigenschaften des Gelenksystems des Bulbus oculi während der Ontogenese. Dissertation zur Erlangung der Promotion A, Leipzig 1985

[89b] Schaefer, A. und J. Schönfelder: Die passiv mechanischen Eigenschaften des Gelenksystems des Bulbus oculi während der Ontogenese des Kaninchens. Gegenbauers Morph. Jahrb. 129: 425–429, 1983

[90] Schwartze, P. and H. Tegetmeyer: Physiological and morphological studies of otolith organs in postnatal growing rabbits. St. Trojan and F. Štasny (eds.) Ontogenesis of the Brain, Vol. 3, 449–455, Praha, 1980

[91] J. Schönfelder und P. Schwartze: Zur Ontogenese des korneo-retinalen Potentials beim Kaninchen. Acta biol. med. germ. 40: 337–339, 1981.

[92] Schönfelder, J. und P. Schwartze: Methode zur Ableitung des Elektromyogramms von den äußeren Augenmuskeln bei wachen Labortieren in der Wachstumsperiode. Z. med. Labortechnik 16: 7–11, 1975.

[93] Tegetmeyer, H.: Der Einfluß einer perinatalen Hypoxiebelastung auf die postnatale Entwicklung motorischer Funktionen, insbesondere der Bewegungen von Auge und Kopf. Dissertation zur Erlangung des akademischen Grades Dr. sc. med. der Karl-Marx-Universität Leipzig, 1989.

[94] Schwartze, Th.: Entwicklung und Erprobung einer Methode zur Ableitung des Elektromyogramms von Extremitätenmuskeln bei frei beweglichen wachen Kaninchen während der postnatalen Ontogenese mit Hilfe chronisch implantierter Elektroden. Diplomarbeit, Medizinische Fakultät, Karl-Marx-Universität, Leipzig, 1986.

[95] Schwartze, Th.: Untersuchungen der postnatalen Entwicklung motorischer Reaktionen bei Fallreizungen an normalen und hypoxisch belasteten Versuchstieren mit Hilfe einer elektromyographischen Methode. Dissertation zur Erlangung des akademischen Grades Dr. med. der Fakultät für Medizin der Karl-Marx-Universität, Leipzig 1989.

[96] Schwartze, P. and J. Schönfelder: Perinatal changes and postnatal development of statoreceptor stimulation induced behaviour. Experimental Brain Research, R37, 1977.

[97] Tegetmeyer, H. und Schwartze, P.: Tonic vestibular control of eye position in postnatal developing rabbits. Acta Otolaryngol. 94: 289–297, 1982.

[98] Schwartze, Th. und H. Tegetmeyer: Die postnatale Entwicklung von EMG-Reaktionen der Extremitätenmuskulatur bei Fallreizungen. I. Untersuchungen am normalen Kaninchen. Biomed. Biochim. Acta 50: 907–913, 1991.

[99] Schwartze, Th.; Tegetmeyer, H. und J. Schönfelder: Die postnatale Entwicklung von EMG-Reaktionen der Extremitätenmuskulatur bei Fallreizungen. II. Untersuchungen am frühpostnatal belasteten Kaninchen. Biomed. Biochim. Acta 50: 915–920, 1991.

[100] Schwartze, Th.; Tegetmeyer, H. and H. Schwartze: Vestibulo- motor reactions during free fall and in the landing phase of normal and perinatally hypoxic rabbits. Pp. 319–321, in Vertigo, Nausea and Hypoacusia due to Head and Neck Trauma. Eds C.-F. Claussen and M. V. Kirtane. Excerpta Medica, Amsterdam – London – New York – Tokyo, 1991.

[101] Tegetmeyer, H.: Die postnatale Entwicklung der Koordination und Dynamik spontaner Augen- und Kopfbewegungen: Auswirkungen einer akuten Hypoxiebelastung. Ergebn. Exp. Med. 53: 277–280, 1990.

[102] Schönfelder, J. und A. Schaefer: Zur differenten Hypoxieempfindlichkeit vestibulärer Neurone. Ergebn. exp. Med. 53: 216–220, 1990.

[103] Schönfelder, J. and W. Gründer: The effect of O2-lack on the cerebrum in neonatal rabbits: first results on an in vivo NMR 31P-spectroscopic study. Exp. Pathol. 42: 235–238, 1991.

[104] Pudell, A. und H. Tegetmeyer: Anwendung einer Induktionsspulenmethode zur Analyse der postnatalen Entwicklung von Kaubewegungen beim frei beweglichen Kaninchen. Ergbn. Exper. Med. 53: 286–290, 1990.

[105] Pudell, A. und H. Tegetmeyer: Einfluss eines perinatalen Sauerstoffmangels auf die Entwicklung der Unterkieferbewegungen. Untersuchungen am Kaninchen mit einer Induktionsspulenmethode. In: Kurzreferate, 7. Interdisziplinäres Symposium der Oral-Anatomie. Rostock, 1991.

[106] Schwartze, H. und P. Schwartze (Hrsg.): Moderne Entwicklungsforschung in Experiment und Klinik. Zur Physiologie und Pathophysiologie der Wachstumsperiode. Berlin: Verlag Gesundheit GmbH, 1991.

[107] Aristoteles' Metaphysik, übersetzt von E. Rolfes, 2. Aufl., Erste Hälfte Leipzig: Felix Meiner, 1920.

[108] Prüfungsordnung vom 3. Januar 1975. Gesetzblatt der Deutschen Demokratischen Republik, Teil I, Nr. 10, S. 183–191, 1975.

[108a] Anordnung über das Diplomverfahren – Diplomordnung – Gesetzblatt der Deutschen Demokratischen Republik 1976, Teil I, Nr. 7, S. 135.

[109] Keller, K.: Vergleich der Elektrogramme des Nelson-Ableitungssystems mit dem Frank-Ableitungssystem bei Säuglingen und Pubertätskindern. Diplomarbeit, Leipzig, 1989.

[110] Anweisung zur Facharzt-/Fachzahnarztordnung vom 11. August 1978. Verfügungen und Mitteilungen des Ministeriums für Gesundheitswesen, Nr. 7, 1978.

[111] Ministerium für Gesundheitswesen, Akademie für Ärztliche Fortbildung der DDR. Weiterbildung zum Facharzt. Dokumente zur Aus- und Weiterbildung der Ärzte, Zahnärzte, Krankenschwestern und anderen medizinischen Fachkräfte im Gesundheits- und Sozialwesen der DDR. Berlin: VEB Verlag Volk und Gesundheit, 1980.

[112] Matthes, Th.; Rohland, L. und H. Spaar: Die medizinisch wissenschaftlichen Gesellschaften der DDR. Geschichte – Funktion – Aufgaben. Berlin: VEB Verlag Volk und Gesundheit, 1981.

[113] Konzeption Klinische Physiologie und Funktionsdiagnostik, Stand 1984.

[114] Zwiener, U.: Rede zur Abschlußsitzung der Gesellschaft Pathologische und Klinische Physiologie e. V. am 8. Februar 1991 in Jena., Manuskript.

[115] Becker, C.: Die Einrichtung von Ordinariaten an der Leipziger Medizinischen Fakultät und deren Besetzung im Zeitraum 1415 – 1990. Informationen aus dem Carl-Sudhoff-Institut, Leipzig, 1990.

[116] Diez, U.: Einfluß ausgewählter Schadstoffbelastungen auf die kardiopulmonale Entwicklung bis zum Ende des ersten Lebensjahres – ein Beitrag zur pädiatrischen Umweltmedizin. Habilitationsschrift, Leipzig, 2002.

[117] Schwartze, H.; E. Maneck; Th. Eifrig; K. Alemu and E. Garcia-Brand: Exercise Electrocardiography with the NELSON Lead System. Proc. of the XXIInd International Congress on Electrocardiology Nijmegen, the Netherlands, 25.–29. June 1995, Univ. Press Nijmegen.

[118] Maneck, E und H. Schwartze-Köhler: Akute körperliche submaximale Belastung verändert die Erregungsausbreitung über das Herz. Herz/Kreisl. 28: 217–221 (1996)

[119] Diez, U.; I. Girlich; H.-J. Häusler; U. Birbach; K. Rieske and H. Schwartze: A Report on Pathological Changes of the Dipole Moment in Children Suffering from Anthracycline Cardiomyopathy. Abstract, International Symposium Long Term Changes of the Cardiac Electrical Field, Physiological and Pathological Factors. Smolenice Castle near Bratislava, September 21–25, 1996, Bratisl. lek. Listy 97: 521–525 (1996).

[120] J. Schönfelder und Th. Eifrig: Hannelore Schwartze-Köhler, Hochschullehrerin und Pathophysiologin am 3. August 1993 60 Jahre alt. Pädiatr. Grenzgeb. 31: 501–503 (1993).

[121] Schwartze, H.: Institut für Pathologische Physiologie. S. 132–133 in G. Geiler und G. Leutert (Hrsg.): Medizinische Fakultät der Universität Leipzig 1415–1990. Hamburg: Germa Press, 1990.

[122] Diez, U.; Girlich, I.; Häusler, H.-J.; U. Bierbach and H. Schwartze: A reliable non-invasive diagnostic method for anthracycline-induced cardiomyopathy in children: first eperiences. Pädiat. Grenzgeb. 35: 31–36 (1996).

[123] Diez, U. and H. Schwartze: Die Pathogenese der Anthracyklin-Kardiomyopathie, eine Literaturübersicht. Pädiatr. Grenzgeb. 35: 37–47 (1996).

[124] Diez, U.; I. Girlich; H.-J. Häusler; U. Birbach; K. Rieske and H. Schwartze: Anthracycline-induced cardiomyopathy in children: reliable early non-invasive diagnosis by electrocardiology. Pädiat. Grenzgeb. 36: 245–255 (1997).

[125] Schwartze-Köhler, H.: „Die Blechtrommel" von Günther Grass: Bedeutung, Erzähltechnik und Zeitgeschichte. Strukturanalyse eines Bestsellers der literarischen Moderne. Berlin: Frank & Timme, 2009.

[126] Raumer, R. von: Geschichte der Grammatik der Deutschen Sprache. Aus der Handschrift transskribiert und herausgegeben von Hannelore Schwartze-Köhler. Berlin, Frank & Timme, 2014.

[127] Briefe von und an Hegel. Band I: 1785–1812. Herausgegeben von J. Hoffmeister. Berlin: Akademie-Verlag, 1970, S. 229–230.

Anhang 1

Um die Zuordnung der Geschichte des Instituts für Pathologische Physiologie zur Geschichte der Physiologie an der Medizinischen Fakultät in Leipzig zu erleichtern, sind nachfolgend die Ordinarien der Physiologie von 1531–1980 aufgelistet. Die beigefügten Bemerkungen können zu einer ersten Orientierung über weiterführende Literatur zu Leben und Werk der jeweilig interessierenden Person dienen.

Offensichtlich hat auch die Entwicklungspathophysiologie in unterschiedlich zeitlichem Abstand immer wieder Bearbeiter gefunden: so publizierte Welsch (19) über physiologische und pathophysiologische Besonderheiten des Kindesalters, Schacher (27) über Fötalphysiologie, Ettmüller (28) über den Fetalkreislauf, Ludwig (33) über Kinderernährung und Gehler (37) über fetale Atmung. Das Forschungsprogramm des Instituts für Pathologische Physiologie stand in dieser Tradition.

Über pathophysiologische Funktionsaspekte des erwachsenen Organismus schrieben – bei den über Jahrhunderte hin wechselnden Ordinariaten – viele Physiologen, wobei es sich bis 1781, dem Beginn der Professur von Platner (38), dem *ersten* nur für Physiologie berufenen Ordinarius, wesentlich um klinisch-pathophysiologische Probleme handelte.

Die Ordinarien für Physiologie an der Medizinischen Fakultät der Universität Leipzig 1531–1980

1.) **Schiltel, Georg** (1470–1545): Ordinarius für Physiologie an der Universität Leipzig von 1531–1537, danach für Pathologie (1537–1543) und Therapie (1543–1545). Kurze Beschreibung der Umstände, die zur Stiftung des Lehrstuhls für Physiologie 1531 führten, in: Schwartze, P.: „Georg Schiltel und die Anfänge der Physiologie in Leipzig“ (Wiss. Zschr. Karl-Marx-Univ. Leipzig, Math. Naturwiss. Reihe 31: 272–276 (1982)).

Lit.: De morbo hydropico, Lipsiae, 1528.

2.) **Rothe, Sebastian** (?–1555): Ordinarius für Physiologie von 1537–1543, danach für Pathologie (1543–1545) und Therapie (1545–1555), keine Schriften nachweisbar.

3.) **Reusch, Johann Martin** (?–1544): Ordinarius für Physiologie von 1543–1544.

4.) **Drembach, Martin** (1500–1571): Ordinarius für Physiologie von 1544–1552, danach für Pathologie (1552–1555) und Therapie (1555–1571).

Lit.: Questiones cum conclusionibus ac problematis, Lipsiae 1575, Universitätsbibliothek Leipzig (UB) Sign. Allg. Path. 314.

Arbeitsgebiet: Allgemeine Physiologie und Pathophysiologie.

5.) **Klein, Balthasar** (?–1556): Ordinarius für Physiologie von 1552–1556.

6.) **Scheibe, Simon** (1521 in Leipzig, gest. 01.10.1597 in Leipzig): Ordinarius für Physiologie von 1556–1579, danach für Pathologie (1579–1585) und Therapie (1585–1597). 1551 in Leipzig zum Magister phil. promoviert, zum Dr. med. in Bologna (wann?). Weitere Angaben zur Biographie bei Rivinus, siehe unter Nr. 11.

Lit: De morborum generibus, Lipsiae 1583, UB Sign.: 4 Allg. Path. 554.

Arbeitsgebiet: Nosologie.

7.) **Barth, Michael** (ca. 1500–1584): Ordinarius für Physiologie von 1580–1584, zuvor für Chirurgie (1573–1579). Die Magisterprüfung von Valentin Weigel über die Mondfinsternis und die dabei vorkommenden Erscheinungen leiteten im Wintersemester 1558/59 der Prokanzler Magister Jacob Lotgen sowie Michael Barth, Georg Masbach (siehe Nr. 8) und Caspar Jungermann (siehe S. 502–503 in Wolgast, Siegfried: „Philosophie in Deutschland zwischen Reformation und Aufklärung 1550–1650", Akademie-Verlag, Berlin, 1988).

Lit.: Poematum libri 2, Lipsiae, 1551, UB Sign.: CAM 32; De patriarchis, UB Sign.: Pract. Theol. 718:2; Annaeberga libri 3, UB Sign.: Hist. Sax. 2139, 2140; De homine, Disputatio, Lipsiae 1568.

Arbeitsgebiete: Allgemeine Physiologie, neulateinischer Dichter, Philosophie, Theologie, Geschichte.

8.) **Masbach, Georg** (1526–1593, siehe auch unter Nr. 7.): Ordinarius für Physiologie von 1584–1593.

Lit.: De melancholia, Lipsiae 1583, UB Sign.: Spec. Path. 3134.

Arbeitsgebiet: Hirnphysiologie.

9.) **Bruno, Christoph** (1556–1619): Ordinarius für Physiologie von 1594–1608, danach für Pathologie (1608–1616) und Therapie (1616–1619).

Lit.: De differentia partium humani corporis a materia desumpta, Lipsiae, 1596, UB Sign.: 4 Anat. Phys. 390; Oratio panaegyrica in festivam — introductionem magnifici rectoris academiae Lipsiensis Christofori Meureri Anno 1609, Lipsiae 1610; De febrilibus in genere et in specie, Lipsiae 1613, UB Sign.: Spec. Path. 219.

Arbeitsgebiet: Thermoregulation.

10.) **Feig, Georg** (?–1613): Ordinarius für Physiologie von 1608–1613.

11.) **Schilling, Sigismund** (geb. am 24.06.1572 in Frankenstein in Schlesien, gest. 14.01.1622 in Leipzig): Ordinarius für Physiologie von 1613–1617, davor für Chirurgie (1609–1613), danach für Pathologie (1617–1619) und ab 26.02.1619 bis 14.01.1622 für Therapie und Dekanus perpetuus. Rivinus (s. u. Nr. 24) gibt in „Series decanorum facultatis medicinae Lips", Rede gehalten beim Antritt der Professur für Therapie am 30.12.1719, weitere Lebensdaten: 27.01.1597 Magister der Philosophie, 31.01.1599 Promotion zum Dr. med. in Basel, 1602 medizinische Habilitation über „De artritidis praeservatione et curatione" (UB Sign. adh. 4 Spez. Path. 494/14) in Leipzig, ab 27.02.1602 Mitglied der Medizinischen Fakultät Leipzig, 1602 Mitglied des Koll. Beati Virginis, 1614 und 1620 Rektor der Universität, 1616 Kollegiat des Großen Fürstenkollegs.

Lit.: Vollständiges Verzeichnis der zahlreichen Schriften bei J. C. Rosenmüller in Abhandlung II über S. Schilling der Abfolge von 8 Abhandlungen „De viris quibusquam, qui in Academia Lipsiensi anatomes peritia inclarverunt" vom 23.06.1815. Interessengebiet: Blutphysiologie.

12.) **Hartung, Valentin** (?–1625): Ordinarius für Physiologie von 1617–1619, danach für Pathologie (1619–1625).

Lit.: Αγαλλιαμα in soll. jubil. prim. anni saecularis toti academiae secundi festivitatem p. p. factum et affixum ad. d. Pauli, Lips. 1609, UB Sign.: 4 Univ. 330; Epithaphia anniversaria quaterna illuster Saxioniae ducibus, Lipsiae 1614,

UB Sign.: adj. 8 Aesth. u. Kstg. 603/4. Interessengebiete: Medizin- und Universitätsgeschichte.

13.) **Kest, Franz** (?–1643): Ordinarius für Physiologie von 1619–1626, danach für Pathologie (1626–1633) und Therapie (1633–1643).

Lit.: De menstrue purgationis defecta, Lipsiae 1626, UB Sign.: Spec. Path. 1208 i II/3. Interessengebiet: Uterusphysiologie.

14.) **Zeidler, Johann** (geb. am 16. 08. 1596 in Löwenberg in Schlesien, gest. am 13. 11. 1645 in Leipzig, beigesetzt in der Paulinerkirche): Ordinarius für Physiologie vom 01.02.1625 bis 21.10.1631, danach für Chirurgie (1631–1643) und Therapie (1643–1645). Studierte in Leipzig, 28.01.1619 Magister der Philosophie, 01.05.1623 Promotion zum Dr. med. und praktizierte danach in Dresden und Eilenburg, 05.01.1624 Mitglied der Medizinischen Fakultät, 21.04.1625 Kollegiat des Kleinen Fürstenkollegs, 1628, 1636 und 1640 Rektor der Universität, 16.10.1643 Decemvir der Universität.

Lit.: Vollständiges Verzeichnis der Schriften bei Rosenmüller, siehe unter Nr. 10 Auswahl: De tusci, Lipsiae 1631, UB Sign.: Adh 4 Spec Path. 2399/3; De rerum lithiasi, Lipsiae 1638, UB Sign.: Adh.4 Spec. Path. 2634/6; De phtisi, Lipsiae 1639, UB Sign.: Adh. 4 Spec. Path. 767/2; De incubo, Lipsiae 1643, UB Sign.: 4 Spec. Path. 2820.

Interessengebiet: Nosologie.

15.) **Heintze, Johann** (?–1643): Ordinarius für Physiologie von 1631–1634, danach für Pathologie (1634–1643).

16.) **Michaelis, Johann** (geb. am 10.06.1606 in Svest in Westfalen, gest. am 29.11.1667, beigesetzt in der Paulinerkirche): Ordinarius für Physiologie vom 04.06.1634 bis 1643, zuvor ab 04.01.1633 ao. Prof. für Chirurgie, danach für Pathologie (1643–1646) und Therapie (1646–1667). 1633 Kollegiat des Kleinen Fürstenkollegs, ab 28.05.1643 Dekanus perpetuus. Seit 1641 Leibarzt des Herzogs Wilhelm von Altenburg und seit 1662 des Kurfürsten Johann Georg II von Sachsen. Erb- und Gerichtsherr auf Benndorf. Er machte in Leipzig die chemischen Medikamente zuerst bekannt, gab auch selbst neue Kompositionen an und stand als Chemiker in hohem Ansehen. Die Gesammelten Schriften wurden 1668 in Leipzig und 1698 in Nürnberg herausgegeben (siehe Rosenmüller unter Mr. 10).

Lit.: Opera quotquot haberi potuerunt omnia, Editio altera, Norimb. 1698, UB Sign.: 4 Allg. Med. Lit. 574; Leichenpredigt für Friedrich Berlich, Leipzig 1655, UB Sign.: 4 Farn. Morb. et ai 650 (K).

Interessengebiet: Physiologische Chemie, Pharmazie.

17.) **Boczo, Heinrich** (keine Lebensdaten). Ordinarius für Physiologie 1643.

18.) **Lange, Christian** (1619–1662): Ordinarius für Physiologie von 1644–1647, danach für Chirurgie (1647–1654) und Pathologie (1654–1662).

Lit.: Genio thermarum Caroli IV Imp. monumentum, Lipsiae 1653, UB Sign.: Balneol 366; Miscellanea curiosa medicae I–VI, Lipsiae 1655–1657, UB Sign.: Allg. med. Lit. 464m; Facies hypocratica, Jenae, 1784, UB Sign.: Allg. Path. 3300, 3353.

Interessengebiete: Balneologie, Nosologie.

19.) **Welsch, Gottfried** (geb. am 12.11.1618, gest. am 05.09.1690 in Leipzig, beigesetzt in der Paulinerkirche): Ordinarius für Physiologie vom 29.01.1647 bis 1654, danach für Chirurgie (1654–1663), Pathologie (1663–1668) und Therapie (1668–1690). Studium in Leipzig, 24.01.1639 Magister der Philosophie, Reisen in Italien, Frankreich, Holland und England, 13.11.1644 Mitglied der Fakultät, 01.09.1662 Kollegiat des Großen Fürstenkollegs, 23.04.1663 Decemvir der Universität, 1665 Rektor der Universität, 28.01.1668 Dekanus perpetuus, 14.06.1670 Kollegiat des Kleinen Fürstenkollegs. Weitere Daten zu Leben und Werk bei Rosenmüller (siehe Nr. 11) I. c. Abhandlung III über Welsch und Bohn vom 12.01.1816.

Lit.: Hist. med. novum isthmum puerperarum morborum continens, Lipsiae 1655, UB Sign.: Gebh. Frhk. 1000; De anasarca, Lipsiae, UB Sign.: Spec. Path. 757/3; De cachexia, Lipsiae 1662, UB Sign.: Spec. Path. 770/8; De singularibus, Lipsiae 1663, UB Sign.: Allg. Path. 1801; De nutritione infantis, Lipsiae 1667, UB Sign.: Gebh. Frhk. 1719/3; De gemellis et partu numeriosione, Lipsiae 1667; Anatomia cerebri, Lipsiae, 1674; Vernünftige Urteile über tödliche Wunden, UB Sign.: St. Arz. 1181c; sowie ein Lehrbuch für Hebammen und Kindsmütter.

Interessengebiete: Hirnanatomie, physiologische und pathophysiologische Besonderheiten des Kindesalters, Nosologie.

20.) **Rivinus, Andreas** (1601–1656): Ordinarius für Physiologie 1655–1656. Es gibt einen neulateinischen Dichter gleichen Namens und mit den Lebensdaten

1600–1656, ob dieser und der Physiologe Andreas Rivinus die gleiche Person ist, bleibt offen.

Lit.: Αγευπνια et quavis adeo vigiliae e tota quasi medicinae oeconomia discuit, Lipsiae 1844, UB Sign.: Allg. Path 1160/3.

Interessengebiet: Allgemeine Krankheitslehre.

21.) **Ursinus, Leonhard** (geb. am 21.01.1618 in Nürnberg, gest. am 02.02.1664 in Leipzig): Ordinarius für Physiologie von 1656–1664. Am 27.10.1643 in Leipzig zum Dr. med. promoviert.

Lit: De corporis humani proportione, Lipsiae 1643; De rigore febrili, Lipsiae 1658, UB Sign.: Spec. Path. 204.

Arbeitsgebiete: Anthropometrie, Hirnpathophysiologie.

22.) **Friese, Martin Friedrich** (?–1700): Ordinarius für Physiologie 1664–1682, danach für Pathologie (1682–1700), Dekanus perpetuus 1690–1700.

Lit.: De hysteralgia seu dolore uteri, Lipsiae o. J., UB Sign.: Geburtsh, Fr.kr. 1488; De medicinae incertitudine, Lipsiae 1689, UB Sign.: Allg. med. Lit. 251; De medicinae necessitate, Lipsiae 1680, UB Sign.: Allg. Med. Lit. 257

Arbeitsgebiete: Uterusphysiologie, Allgemeine Physiologie

Bohn, Johann (1640–1718): Ordinarius für Chirurgie (1668–1691) danach für Therapie (1681–1718), Dekan von 1700–1718, war einer der bedeutensten Physiologen an der Leipziger Universität

Biographie in Sichl's Annalen, Band 1, S. 234 ff, dort auch ein Publikationsverzeichnis. Siehe auch Rosenmüller: „De viris quibusquarn academia lipsiensi et cetera", Abhandlung III, Welch et Bohn vom 12.01.1816, siehe unter Nr. 11. Sein Hauptwerk: „Circulus anatomico-physiologicus sive oeconomia corporis animalis", Lipsiae 1680, erschien in zwei weiteren Auflagen (2. ed. 1686, 3. ed. 1710), es ist Marcello Malpighi gewidmet. Die „Exercitationes physiologica", Lipsiae, ab anno 1688 ad 1677, sowie „De motu cordis", Lipsiae 1690, weisen Bohn als einen der originellsten Physiologen seiner Zeit aus. Die „Philos. et Anat. Opera" des Fabricius ab Aquapendente, des Entdeckers der Venenklappen, gab Bohn neu heraus. Der Kongress Gesellschaften für Physiologie und Pathologische und Klinische Physiologie der DDR, der 1989 in Leipzig ausgerichtet wurde, erinnerte einleitend an die Bedeutung Bohn's für die Entwicklung der beiden physiologischen Disziplinen (siehe [106], der Vortrag wurde nicht gedruckt).

23.) **Amann, Paul** (geb. 30.08.1634 in Breslau, gest. 1691): Ordinarius für Physiologie von 1682–1691, davor seit 1674 Extraordinarius für Botanik und Anatomie. Studium in Leipzig, 1660 Lizentiat der Medizin in Leipzig, Reisen nach Holland und England, 20.10.1662 zum Dr. med. promoviert über: „De rabie canina".

Lit.: Character plantarum, Lipsiae 1676, UB Sign.: Bot. 1247, 1247b; sowie zahlreiche weitere botanische Publikationen.

Arbeitsgebiete: Medizinbezogene und reine Botanik.

24.) **Rivinus, Augustus Quirinus** (geb. 09.12.1652 in Leipzig, gest. 30.12.1723 in Leipzig): Ordinarius für Physiologie 1691–1701, danach für Pathologie (1701–1719) und Therapie (1719–1721). Studium in Leipzig bei Ettmüller, Welsch (s. Nr. 19) und Bohn, 26.01.1671 Magister phil.; Reise nach Holland, Fortsetzung des Studiums an der Universität Helmstedt bei dem Polyhistor Prof. Corning. 15.10.1676 Promotion zum Dr. med. ebendort über „De diabete" 25.09.1677 Habilitation in Leipzig: „Disputatio de fermento ventriculi acido". Ab 09.07.1688 Mitglied der Medizinischen Fakultät. 29.04.1691 Ordentlicher Professor für Physiologie und Botanik, 1699 und 1709 Rektor der Universität, ab 13.12.1791 Dekanus perpetuus. Weitere Daten zu Leben und Werk bei Rosenmüller (siehe Nr. 11), IV. Abhandlung vom 18.07.1816.

Lit.: De visu, Lipsiae 1686, UB Sign.: Anat. Phys. 2556/2; De acido ventriculi fermento, Lipsiae 1677, UB Sign.: Anat. Phys 1840; Introductio generalis in rem herbariam, Vol. I–III, Lipsiae 1690, 1691 und 1699; Academiae Lipsiensis Rectores seculo I, II, III, Lipsiae 1709, UB Sign.: Grohs2 152, 161; Series decanorum facultatis med. Lips. 1415–1719, UB Sign.: Univ.364; sowie ca. 50 kleinere Schriften.

Arbeitsgebiete: Sinnesphysiologie, Botanik, Universitäts- und Medizingeschichte.

25.) **Schamberg, Johann Christian** (geb. 21.04.1667 in Leipzig, gest. 04.08.1706 in Leipzig): Ordinarius für Physiologie vom 21.02.1701 bis 01.07.1703, davor ao. Prof. für Chemie, danach Ordinarius für Anatomie und Chirurgie (1703–1706). Studium der Medizin in Leipzig, dann des Bergwesens in Freiberg und wieder der Medizin in Leipzig, Altdorf und Leiden. 05.10.1689 Promotion zum Dr. med. in Leipzig. 1702 und 1706 Rektor der Universität. Erbauer des neuen Anatomischen Theaters.

Lit.: De gustu, Lipsiae 1689, UB Sign.: Anat. Phys. 1628; De arduo et difficili medicinae studio, Lipsiae 1699; De respiratione laesa, UB Sign.: Spec. Path. 1388; Physiologia ad praxim riquiritur, Lipsiae 1701, UB Sign.: Allg. med. Lit. 251.

Arbeitsgebiete: Allgemeine und Pathologische Physiologie, Physiologie des Geschmacks, Pathophysiologie der Atmung, Verbesserung des Medizinstudiums.

26.) **Pauli, Johann Wilhelm** (geb. am 19.02.1658 in Leipzig, gest. am Typhus am 13.07.1723 in Leipzig): Ordinarius für Physiologie vom 02.11.1703 bis 03.09.1706, von diesem Tage an für Chirurgie und Anatomie, ab 1719 bis 1723 für Pathologie. Ab 1675 Studium in Leipzig und Wittenberg, ab 1677 Medizinstudium in Leipzig. 1681 Studienreise durch Deutschland, Frankreich, Holland, Italien und die Schweiz: Kontakte mit zahlreichen wissenschaftlich bedeutenden Männern. 15.04.1676 Baccalaureus, 1678 Magister, 1680 Baccalaureus Med., 24.11.1681 Promotion zum Dr. med. Verzeichnis der zahlreichen Veröffentlichungen in: Sicul, Annalen III, S. 407–415; Joecher, Die Leipziger Annalen.

Lit.: De anorexia, Lipsiae 1696, UB Sign.: Spec. Path. 1741/2; De dolore capitis, Lipsiae 1697, UB Sign.: Spec. Path. 2918/8; De glandulis, Lipsiae 1709, UB Sign.: Anat. Phys 1480; De hysterotonia, Lipsiae 1709, UB Sign.: Gebh. Frh. 1297/2; De motu animali, Lipsiae 1717, UB Sign.: Anat. Phys. 1040; De nutratione naturali et praeternaturali, Lipsiae 1709, UB Sign.: Anat. Phys. 1908; De translocatione fluidorum ex ventriculo et intestines, Lipsiae 1719, UB Sign.: Anat. Phys. 1840.

Arbeitsgebiete: Physiologie der Ernährung, Verdauung und der Körperbewegungen.

27.) **Schacher, Polycarp Gottlieb** (geb. 26.01.1674 in Leipzig, gest. 04.03.1734 in Leipzig): Ordinarius für Physiologie vom 23.09.1706 bis 13.12.1719, danach bis zum 23.07.1723 für Anatomie und Chirurgie, bis zum 13.12.1723 für Pathologie und ab 17.04.1724 für Therapie. Studium in Leipzig, 07.07.1694 Baccalaureus der Medizin, 1795 Magister der Philosophie, Reisen durch Belgien, Frankreich und England, 02.10.1696 Lizentiat und 12.11.1696 Promotion zum Dr. med. in Leipzig. 14.05.1707 Assessor der Medizinischen Fakultät, 1719 Rektor der Universität, ab 17.04.1724 Dekanus perpetuus.

Angaben über Leben und Werk bei: Rosenmüller, l.c. (siehe Nr.11), Abhandlung VI vom 24.01.1817 sowie Schwartze, P., Wiss. Zeitschr. der Karl-Marx-Univ. Leipzig, Nat. Wiss. Reihe 37: 512–513 (1988).

Lit.: Von dem Staare, Leipzig 1701, UB Sign.: Chir. 3228; De partibus corporis humani externus et internus, Lipsiae 1715, UB Sign.: Anat. Phys. 390; De signis graviditatis, Lipsiae 1717, UB Sign.: Gebh. Frhk. 274; Foetus vita privatus in utero, Lipsiae, 1717, UB Sign.: Gebh. Frhk. 820; De morbus foetorum, Lipsiae 1722,

UB Sign.: Gebh. Frhk. 574; De conceptione, Lipsiae 1728, UB Sign.: Anat. Phys. 2082/8; sowie zahlreiche Dissertationsthesen.

Arbeitgebiete: Uterus- und Fetalphysiologie.

28.) **Ettmüller, Michael Ernst** (geb. am 26.08.1673 in Leipzig, gest. 25.09.1732 in Leipzig): Ordinarius für Physiologie 1719–1724, danach für Pathologie (1724–1732). Studium in Leipzig, ab 1692 in Wittenberg, ab 1694 wieder in Leipzig, Magister im gleichen Jahre. Reisen nach England, Holland und durch Deutschland. 20.04.1699 Promotion zum Dr. med. in Leipzig, 1702 ao. Prof. für Medizin, 1706 ao. Prof. für Anatomie und Chirurgie, 1710 Arzt am Jakobs-Spital und Assessor der Med. Fak., 1724 Decemvir der Universität und Mitglied des Großen Fürstenkollegs, 1730 Direktor der Kaiserlichen Acad. Naturae curiosorum. Angaben zu Leben und Werk bei Rosenmüller I. c. (siehe Nr.11), Abhandlung IV vom 18.07.1816.

Lit.: Epistola de cerebri corticalis substantia, Amstelodami, 1699, UB Sign.: Allg. Path. 1330/12; De circulatione sanguinis in foetu, Lipsiae 1715. UB Sign.: Anat. Phys. 2197; De ventriculo humano obs., Lipsiae 1721, UB Sign.: Anat. Phys. 1705; De sanitate, Lipsiae 1723, UB Sign.: Anat. Phys. 2602; De scabie, Lipsiae 1731, UB Sign.: Allg. Path. 316; Epistola problematica, Amstelodami 1739, UB Sign. Anat. Phys. 454/2, sowie zahlreiche Dissertationsthesen.

Arbeitsgebiete: Physiologie der Verdauung, des Gehirns und des Fetalkreislaufs.

29.) **Platner, Johann Zacharias** (geb.16.08.1694 in Chemnitz, gest. 1747): Ordinarius für Physiologie vorn 25.08.1724 bis 1734, danach bis 1737 für Anatomie und Chirurgie, 1737 für Pathologie und 1747 für Therapie. 1712 Studium in Leipzig, 1715 Bekanntschaft mit Thomasius in Halle, 1716 Bergstudiurn in Chemnitz, 11.02.1717 Magister Phil. in Leipzig, 25.09.1717 Promotion zum Dr. med. in Halle über „De medio directione motium vitalium". Reise über Nürnberg nach Paris, in die Schweiz (Bekanntschaft mit Albrecht von Haller) und nach Leiden (Bekanntschaft mit Boerhaeve). Ab 1720 ständig in Leipzig, 28.02.1721 ao. Prof. für Anatomie, 1737 Rektor der Universität. Beschreibung von Leben und Werk in „Friderici Platneri brevis commentario de vita Joh. Zacheriae Platneri", Lipsiae 1749; Verzeichnis der zahlreichen Schriften in Progr. funebr. post Sacros Triados festum a 1748.

Lit.: De arte gymnastica veterum, Lipsiae 1724, UB Sign.: Hyg. 409; De arte obstetrica veterum, Lipsiae 1735, UB Sign.: Allg. med. Lit 585; Von der Wundarzneikunst UB Sign.: Chir. 2942; De chirurgia oculi, Lipsiae 1735, UB Sign.: Allg. med. Lit. 585; De musculo digastrica maxillae inferioris, Lipsiae 1737, UB Sign.: Anat. Phys. 1871; sowie zahlreiche weitere Schriften über Chirurgie und Anatomie.

Arbeitsgebiete: Ophthalmologie, Chirurgie, Medizingeschichte.

30.) **Hebenstreit, Johann Ernest** (geb. am 16.06.1702 in Nauenhof bei Neustadt/Orla, gest. 1757 in Leipzig): Ordinarius für Physiologie vom 20.11.1733 bis 1737, danach für Anatomie und Chirurgie bis 1747, für Pathologie bis 1748 und Therapie bis 1757. 1723 Studium in Leipzig 1726, Baccalaureus der Medizin, 11.02.1723 Magister, 1730 Promotion zum Dr. med. 1730–1733 Reise nach Afrika auf kurfürstlichen Befehl, 1748 Dekanus perpetuus. Bibliographie der zahlreichen Schriften in „Progr. funebr. vom 09.12.1757 (P. P. Dom. XX p. Tria. a. c. 1758)".

Lit.: De deutitione secunda juniorum, Lipsiae 1738; De usu partium, carmen, seu physiologica metrica, ad modurn Titi Lucretii Cari, Lipsiae 1739; De corpore delicti medici secantis culpa incerta, Lipsiae 1743, UB Sign.: St. Arz. 470; Antropologia forensis, Lipsiae 1753, UB Sign.: St. Arz. 649.

Arbeitsgebiet: Forensische Medizin.

31.) **Quellmaltz, Samuel Theodor** (geb. am 11.05.1696 in Freiberg/Sa, gest. am 10.02.1758 in Leipzig): Ordinarius für Physiologie 1737–1747, danach für Anatomie und Chirurgie (1747–1748), Pathologie (1748–1758) und Therapie (1758). Studium in Freiberg und Leipzig, 1722 Baccalaureus der Medizin, 1748 Decemvir der Universität und Mitglied des großen Fürstenkollegs. Verzeichnis der Schriften bei Meusel, S. 579.

Lit. Anweisung zu einer neuen, der Gesundheit dienlichen Art der Bewegung, Leipzig 1735; Hominem electricum expendit, Lipsiae, 1744, UB Sign.: Anat. Phys. 856; De generatione, Lipsiae, 1748, UB Sign.: Anat. Phys. 2069; De arteriae pulmonalis motu, Lipsiae, 1748, UB Sign.: Anat. Phys. 1244; Hominem electricum expendit, Lipsiae 1744, UB Sign.: Anat. Phys. 856; De viribus electricalis med., Lipsiae, 1753, UB Sign.: Mat. med. 637.

Arbeitsgebiete: Physiologie von Lungenkeislauf, Entwicklung und Erregung.

32.) **Güntz, Justus Gottfried** (geb. 01.03.1714 in Königstein, gest. am 23.06.1754 in Dresden): Ordinarius für Physiologie vom 17.04.1747 bis 1748, danach für Anatomie und Chirurgie bis 1751. 1732 Studium in Leipzig, 1737 Magister, 1738 Promotion zum Dr. med. und ao. Prof. für Anatomie und Chirurgie. Mitglied der Akademien der Wissenschaften zu Paris, Stockholm und Rouen.

Lit.: Opuscula academica, Jahr?, UB Sign.: Allg. med. Lit. 556; De oscillatione, Lipsiae 1738, UB Sign.: Allg. med. Lit. 556/15; De arteria mammilaria interna, Lipsiae 1743, UB Sign.: Anat. Phys 1234; De sanguinis motu per diversis cerebri membranae sinu, Lipsiae 1747, Sign.: Anat. Phys. 1228; De maxiilae articulo et motu, Lipsiae 1748, UB Sign.: Anat. Phys. 1032; Observationes anatomicae de cerebro dissectione Vol. I–III, UB Sign.: Anat. Phys. 2390r. Arbeitsgebiete: Kreislaufphysiologie, Hirnanatomie, Gelenkmechanik.

33.) **Ludwig, Christian Gottlieb** (geb. 03.04.1709 als Sohn eines Schuhmachers in Brieg, gest. am 07.05.1773 in Leipzig): Ordinarius für Physiologie von 1748 bis 02.10.1754, danach bis 1758 für Anatomie und Chirurgie, 1758 für Pathologie und vom 13.03.1758 bis 15.03.1773 für Therapie. Beginn des Studiums in Leipzig, ging 1731 nach Holland um in Ermanglung künftiger Stipendien, seine Armut dort in der Feme leichter ertragen zu können oder nach Ostindien zu reisen. 1731 Teilnehmer an der Expedition von Hebenstreit (siehe Nr. 30) nach Afrika als Botaniker, Rückkehr 1733. 1735 Magister und Promotion zum Dr. med. in Leipzig, 26.09.1740 ao. Prof. für Medizin. 1746 vererbte ihm sein Gönner, Prof. Walter, den Hauptanteil seines Vermögens. Prof. Ludwig gründete 1752 eine Zeitschrift, die im Umfang von 4 Heften a 12 Bogen unter dem Titel „Commentarii de rebus in scientia naturali et medicina gestis" erschien. Ab 15.03.1758 Dekanus perpetuus. Ludwig war mit Albrecht von Haller befreundet, er setzte sich ab 1763 für die Anwendung der Perkussion in der klinischen Diagnostik ein, die 1761 von Auenbrugger inauguriert worden war. Ein Verzeichnis seiner zahlreichen Schriften bei Meusel im Katalogsaal der UB.

Lit.: De glandarum differentia, Lipsiae 1740, UB Sign.: Anat. Phys. 1480; De nutritione puerperarum non lactantiam, Lipsiae 1767, UB Sign.: Gebh. Fhk. 457; De physiologia per phaenornena pathologiae therapeuticae illustranda, Lipsiae 1755, UB Sign.: Anat. Phys. 332; ferner eine Pharmakopoe, gerichtsmedizinische Schriften sowie über 100 Arbeiten über diverse klinische Gegenstände.

Arbeitsgebiete: Pathophysiologie, Ernährungs- und Verdauungsphysiologie.

34.) **Plaz, Anton Wilhelm** (geb. 01.01.1708 in Leipzig, gest. 26.02.1784 in Leipzig): Ordinarius für Physiologie vom 15.03.1754 an, zuvor seit 17.07.1733 ao. Prof. für Botanik und seit 23.08.1749 ord. Prof. für Botanik. Ordinarius für Anatomie und Chirurgie 1758, für Pathologie (1758–1773) und ab 27.06. 1773 bis

26.02.1784 für Therapie. 27.03.1723 Studienbeginn in Leipzig, 1723 Baccalaureus phil., 1725 Baccalaureus med., 12.06.1733 Promotion zum Dr. med. in Leipzig. 1753, 57, 61, 67, 71, 75 und 1779 Rektor der Universität. Leben und Werk wurden gewürdigt in A. G. Plazio viro magnifioo gratulator famuli medica Lipsiae 1775, UB Sign.: Vit N 1835. Verzeichnis der zahlreichen Schriften bei Meusel.

Lit.: De signis mortis, Lipsiae 1765–67, UB Sign.: Anat. Phys. 2637m; De medicina per hypotheses corrupta, Lipsiae 1774, UB Sign.: Allg. med. Lit. 251; De magnetismo et electricitate fascini experte, Lipsiae, 1779, UB Sign.: Anat Phys. 856.

Arbeitsgebiete: Erregungsphysiologie, Botanik.

35.) **Pohl, Johann Christoph** (geb. am 26.06.1706 in Lobendau bei Liegnitz, gest. 26.08.1780): Ordinarius für Physiologie 1758–1763, danach für Anatomie und Chirurgie (1763–1773) und Pathologie (1773–1780). Ab 1727 Studium in Leipzig, 1732 Magister, 1734 Promotion zum Dr. med., 1746 Assessor der Med. Fak., 1747 ao. Prof. der Medizin. 1764, 1770 und 1778 Rektor der Universität. Kreis-, Amt- und Landphysikus. Verzeichnis der zahlreichen Schriften bei Meusel.

Lit.: De motu humorum in corporis animalis, Lipsiae 1767, UB Sign.: Anat. Phys. 900; De communicatione cellularum in contextus cellularis, Lipsiae 1768; De atrophia infantum, Lipsiae 1780, UB Sign.: Geb. Fhk. 1779/4

Arbeitsgebiete: Physiologie des Kreislaufs und der Flüssigkeitsbewegungen in und zwischen den Kompartimenten des Organismus, Kinderkliniker.

36.) **Bose, Ernst Gottlob** (geb. am 30.04.1723 in Leipzig, gest. 1788): Ordinarius für Physiologie 1763–1773, danach für Anatomie und Chirurgie (1773–1781), Pathologie (1781–1784) und Therapie (1784–1788). Studierte auch Philosophie, Mathematik, Physik und Geschichte.

Lit.: De assimilatione alimentorum, Lipsiae, 1748, UB Sign.: Anat. Phys. 1893.

Arbeitsgebiet: Verdauungsphysiologie.

37.) **Gehler, Johann Carl** (1732–1796): Ordinarius für Physiologie 1773–1781, danach für Anatomie und Chirurgie (1781–1784), Pathologie (1784–1789) und Therapie (1789–1796).

Lit.: De prima foetus respiratio, Lipsiae 1773, UB Sign.: Anat. Phys. 2192; De situs foetus in utero, Lipsiae 1791, UB Sign.: Gebh. Frhk. 370.

Arbeitsgebiet.: Fetalphysiologie, Frauenheilkunde.

38.) **Platner, Ernst:** Ordinarius für Physiologie 1781–1818, Dekan 1796–1810. Begründer der experimentellen Psychologie und damit Vorläufer von Wilhelm Wundt an der Universität Leipzig. In seiner Zeit auch wegen seiner philosophischen Vorlesungen und Veröffentlichungen ein berühmter Hochschullehrer. Fichte hat Platners „Lehrbuch der Logik und Metaphysik" (1795) eine Vorlesung gewidmet, die G. W. F. Hegel in seinem Brief aus Bamberg an Niethammer vom 20.05.1808 erwähnt [127]. Schiller kritisierte Platner im „Musen-Almanach für das Jahr 1797", Cotta, Tübingen, in den Xenien auf den Seiten 214, 215 und 271: „Der kurzweilige Philosoph. Eine spaßhafte Weisheit docirt hier ein lustiger Doctor / Bloß dem Namen nach Ernst, und in dem lustigsten Saal." Platner hatte sein Auditorium im Rokokostil mit Blumengirlanden ausmalen lassen. „Verfehlter Beruf. Schade, daß ein Talent hier auf dem Katheder verhallet, / Das auf höherm Gerüst hatte zu glänzen verdient". Platner war ein philosophischer Eklektizist. Deshalb erinnert ihn Schiller unsanft daran, dass er in seinem Beruf als Arzt mehr, als als Philosoph hatte leisten können. „Im Platner'schen Hörsaal sitzen in der vordersten Reih' Grafen und Prinzen allein": darauf nimmt Schiller Bezug: „Hörsäle auf gewissen Universitäten. Prinzen und Grafen sind hier von den übrigen Hörern gesondert / Wohl! denn trennte der Stand nirgends, er trennte doch hier". Aufschlussreich für die Achtung und Anerkennung, die Platner erfuhr, ist die Schilderung des jungen Studenten Jean Paul in dem Konzept eines Briefes aus Leipzig vom November 1781: „Um Ihnen Platnern zu malen, müst' ich er selbst oder noch mehr sein. Man mus ihn hören; man mus ihn lesen, um ihn bewundern zu können. Und dieser Man, der soviel tiefe Philosophie mit soviel Anemlichkeit, soviel gesunden Menschenverstand mit so grosser Gelersamkeit, soviel Kentnis der alten Griechen mit der Kentnis der Neuern vereinigt, der als Philosoph, als Arzt, Aestetiker, und Gelerter gleich gros ist, und eben soviel Tugend als Weisheit, eben soviel Empfindsamkeit als Tiefsin besitzt, dieser Mann ist nicht nur dem Neide ieden schlechten Kopfes, sondern der Verfolgung mächtiger Dummköpfe und der heimlichen Verläumdung ausgesetzt. Er hat schon viel Streitgkeiten gehabt; und noch mer Feinde zugezogen. Er wurde einmal vor's Konsistorium in Dresden gefordert, um sich wegen der Beschuldigung des Materialismus zu verantworten" (Jean Paul's „Sämtliche Werke", Dritte Abteilung, Erster Band, „Briefe 1780–1793", Berlin 1956, S. 29–30).

Lit.: Philosophische Aphorismen, 2 Bde., Leipzig 1776–1782; Anthropologie für Ärzte und Weltweise, Leipzig 1772; Lehrbuch der Logik und Metaphysik, Leipzig 1795.

Arbeitsgebiete: Subjektive Sinnesphysiologie, experimentelle Psychologie, Philosophie.

39.) **Kühn, Karl Gottlob** (1754–1840): Ordinarius für Physiologie und Pathologie 1820–1840, davor für Anatomie und Chirurgie (1802–1804), Therapie (1804–1812) und Chirurgie (1812–1820).

Nach der Neustrukturierung der Medizinischen Fakultät wurde ab 1820 Physiologie und Pathologie als *ein* Lehrfach gelesen.

Lit.: Corpus medicorum graecorum, Leipzig ab 1821, enthaltend den griechischen Originaltext und dessen lateinische Übersetzung, sowie ausführliche Register, noch immer die letzte vollständigste Ausgabe u.a. des Werks von Galen (22 Bde.), 1968 in Hildesheim nachgedruckt. Die neuesten Entdeckungen in der physikalischen und medizinischen Elektrizität, Leipzig, 1796. UB Sign Phys. Chem 1062 I.

Arbeitsgebiete: Elektrophysiologie, Geschichte der Medizin im klassischen Altertum.

40.) **Weber, Ernst Heinrich** (geb. 24.06.1795 in Wittenberg, gest. 26.01.1878 in Leipzig): Ordinarius für Anatomie 1821–1840, und ab 1840 auch Ordinarius für Physiologie. Das Ordinariat für Physiologie legte er 1866 nieder, das für Anatomie 1871. Diese kurzzeitige Wahrnehmung der beiden wichtigen vorklinischen Ordinariate durch *einen* Hochschullehrer hat die falsche Überzeugung begründet, die Physiologie habe sich aus der Anatomie entwickelt. Studium und Promotion (1815) in Wittenberg, 1817 Habilitation in Leipzig. In der strengen Anwendung der Gesetze der Physik auf biologische Phänomene ist Weber einer der Begründer der modernen Physiologie. Er ist der Entdecker des nach ihm und Fechner benannten psychophysiologischen Gesetzes. Die zusammen mit seinem Bruder Eduard Weber 1825 veröffenlichte „Wellenlehre" wurde zu einer Grundlage der Kreislaufphysiologie.

Lit.: Annotationes anatomicae et physiologicae, Lipsiae, 1851; De pulsu, resorptione, auditu et tactu, Lipsiae 1834.

Arbeitsgebiete: Physiologie des Kreislaufs und der Resorption, Sinnesphysiologie.

Ab 1865 wird die Physiologie wieder als eigenes Lehrfach gelesen.

41.) **Ludwig, Carl Friedrich Wilhelm** (geb. 29.12.1816 in Witzenhausen, gest. 24.04.1895 in Leipzig): Ordinarius für Physiologie an der Universität Leipzig

1865–1895, zuvor ab 1849 für Anatomie und Physiologie in Zürich und ab 1855 für Physiologie und Zoologie am Josephinum in Wien. Studium in Marburg und Erlangen, 1839 Promotion zum Dr. med. in Marburg (Dissertationsthema: „De olei jegoris aselli partibus efficiacibus"), 1842 Habilitation, ebenfalls in Marburg über: „De viribus physicis secretionern urinae adjuvantibus", 1846 Prof. für vergleichende Anatomie ebendort. In Leipzig wurde 1869 die von Ludwig konzipierte „Neue Physiologische Anstalt" ihrer Bestimmung übergeben. Damit stand Ludwig und seinen zahlreichen Gästen und Schülern aus aller Welt ein Institut zur Verfügung, das alle Zweige der messenden Experimentalphysiologie zu entwickeln ermöglichte. Über Ludwigs weltweite Wirkung – seine Schüler bzw. zeitweiligen Mitarbeiter wurden zu Gründern physiologischer Institute in den USA, England, Italien, Rußland, Polen, Schweden usw. – gibt die Monographie von Heinz Schröer: „Carl Ludwig, Begründer der messenden Experimentalphysiologie", Stuttgart, 1967, Auskunft. Dort findet sich auch ein vollständiges Verzeichnis seiner Schriften. Ergänzende Beiträge wurden anlässlich des Jubiläums der 100. Wiederkehr der Eröffnung der „Neuen Physiologischen Anstalt" und Umbenennung des Physiologischen Instituts der Universität Leipzig aus diesem Anlass in „Carl-Ludwig-Institut für Physiologie" 1969, publiziert. Sie behandeln insbesondere Ludwigs Wirkung in Rußland und in den englischsprechenden Ländern. Unter dem Direktorat Carl Ludwigs erlangte die Leipziger Physiologie Weltgeltung durch die Fülle origineller experimentalmethodischer Entwicklungen und erhobener Daten.

Lit.: siehe Schröer I.e., S. 294–313.

Arbeitsgebiete: Messende Experimentalphysiologie, insbesondere isolierter Organe, Physiologie von Herz, Kreislauf, Atmung, Speicheldrüsen, Nervensystem, Energiewechsel.

42.) **Hering, Ewald** (geb. 05.08.1834 in Altgersdorf/Lausitz, gest. 26.01.1918 in Leipzig): Ordinarius für Physiologie an der Universität Leipzig 1895–1918, zuvor als Nachfolger Carl Ludwig's Professor der Physiologie und medizinischen Physik am Josephinum in Wien (1865–1870) und in der Nachfolge J. E. Purkinje's Prof. für Physiologie an der Universität Prag (1870–1895). Einzelheiten seines bemerkenswerten Entwicklungsganges vom begabten, wissenschaftlich arbeitenden Studenten bis zum als Nachfolger Ludwig's und Purkinje's favorisierten Hochschullehrer beschrieben: Schwartze, P., Hanitzsch, R. und Rossberg, F. : Der Physiologe Ewald Hering, Leben und Werk (Wiss. Zeitschr. Karl-Marx-Univ.

Leipzig, Math. Naturwiss. R. 35: 235–239 (1986)). Dort findet sich auch ein weiterführendes Literaturverzeichnis der Schriften von und über Hering.

Lit.: Beiträge zur Physiologie, Leipzig, 1861–1864; Die Lehre vom binokularen Sehen, Leipzig, 1868; Die Selbststeuerung der Atmung (Sitz. Ber. Kaiser). Akad. Wiss. Wien, Math. Naturwiss. Classe, Abt.II, 57; 672–677 (1868)); Zur Lehre vom Lichtsinne IV, Grundzüge einer Theorie des Farbensinnes. (ebendort, Abt. Hl, 70: 169–204 (1875)); Fünf Reden, Leipzig, 1920.

Arbeitsgebiete: Sinnes- und Atemphysiologie.

43.) **Garten, Siegfried** (1871–1923): Ordinarius für Physiologie von 1916–1923.

Lit.: Die Bedeutung unser Sinne für die Orientierung im Luftraume: Akademische Antrittsvorlesung gehalten am 30. Juli 1917; mit Zusätzen und Literaturnachweis. Leipzig: Engelmann, 1917. Sign.: UB Anat. 2491-h

Arbeitsgebiet: Sinnes- und Kreislaufphysiologie.

44.) **Gildemeister, Martin** (1876–1943): Ordinarius für Physiologie von 1924–1943. Leben und Werk würden einer eingehenden Untersuchung bedürfen, hat doch G. die unter Carl Ludwig 1869 errichtete „Neue Physiologische Anstalt", über das Jahr 1933 bis zu ihrer Totalzerstörung 1943 geleitet, in einer Periode also, in der der Niedergang der deutschen Wissenschaft und Kultur auch zur Ruinierung der traditionsreichen Physiologie in Leipzig führte. Gildemeister richtete 1934 für seinen jüdischen Doktoranden Bernhard Katz (geb. 1911) ein Empfehlungsschreiben an den Nobelpreisträger Sir Hill vom Physiologischen Institut der Universität in London. Es bewirkte, dass Katz dort eine Anstellung bekam. Sir Bernhard Katz erhielt 1970 den Nobelpreis für Medizin und Physiologie, er ist die bedeutendste Persönlichkeit, die im 20. Jahrhundert aus dem Leipziger Physiologischen Institut hervorgegangen ist. Sir Bernhard Katz wurde 1990 zum Ehrendoktor an der noch Karl-Marx-Universität ernannt und besuchte aus diesem Anlass auch das Carl-Ludwig-Institut für Physiologie, sehr zur Ehre und Freude der Mitarbeiter.

Lit.: „Die Zulässigkeit des X2-Kriteriums für kleine Versuchszahlen" zusammen mit Bartel L. van der Waerden in „Berichte über d. Werke der mathematisch-naturw. Klasse der Sächsischen Akademie der Wissenschaften zu Leipzig". Bd. 95, S. 145–150, 1943, Leipzig: Hirzel. UB Sign.: 1945 A 566.

Arbeitsgebiet: Sinnesphysiologie.

45.) **Kramer, Kurt** (1906–1985): Ordinarius für Physiologie von 1944–1945. Kramer konnte nur den Vorlesungsbetrieb notdürftig aufrechterhalten. Er befand sich bei Kriegsende wegen seiner Beteiligung an luftfahrtmedizinischen Untersuchungen in Süddeutschland, das von der US-Armee besetzt wurde. Er kehrte nicht in die sowjetische Besatzungszone an das Physiologische Institut in Leipzig zurück. Nach längerem Aufenthalt in den USA war Kramer bis zu seiner Emeritierung Ordinarius für Physiologie in München.

Arbeitsgebiet: Kreislaufphysiologie.

1945–1952 wurde das Institut kommissarisch von a.o. Prof. Sulze geleitet, der unter Prof. Garten ins Institut eingetreten war. Es war provisorisch in einem ehemaligen Messehaus in der Härtelstrasse, dem späteren Poliklinischen Institut, untergebracht bis ab 1960 schrittweise der Umzug in den Neubau des Physiologischen Instituts in der Liebigstraße 27 erfolgen konnte.

46.) **Bauereisen, Erich** (1913–1985): Ordinarius für Physiologie in Leipzig von 1952–1959, danach bis zu seiner Emeritierung in Würzburg. Bauereisen konzipierte den Plan für den Neubau des Institutes in der Liebigstraße 27. Es sollte für kreislaufphysiologische Untersuchungen besonders geeignet sein und enthielt 2 große Operationssäle, Sterilisationsanlagen usw. Vor der Fertigstellung des Neubaues folgte Bauereisen einem Ruf nach Würzburg. Er hinterließ einen Teil seiner Sonderdrucksammlung, ausgewerteter wissenschaftlichen Materialien und seiner wissenschaftlichen Privatbibliothek im Institut, das er nicht wieder betreten hat. Unter dem Direktorat von Bauereisen begann eine wissenschaftliche Erholung des Instituts. Auf den Gebieten der Physiologie des Kreislaufs (Bauereisen), Blutes (Gerbstädt) und des Auges wurde erfolgreich gearbeitet. Die im Institutsarchiv gesammelt vorliegenden Publikationen aus diesen Jahren geben über das Geleistete Auskunft. Bauereisen war ein die Studenten anziehender Hochschullehrer, unter seinem erfolgreichen Direktorat nahm die Zahl der Doktoranden und wissenschaftlichen Mitarbeiter zu.

Arbeitsgebiet: Kreislaufphysiologie.

47.) **Drischel, Hans** (geb. 08.06.1915 in Köln am Rhein, gest. am 15.05.1980 in Leipzig): Professor mit vollem Lehrauftrag und Direktor des Physiologischen Instituts der Universität Leipzig 1959–1961, 1961–1980 Professor mit Lehrstuhl für Physiologie ebendort, zuvor ab 1968 Professor mit Lehrauftrag für Physiologie an der Universität Greifswald. In Vorbereitung der Würdigung seiner Lebensleistung anlässlich des bevorstehenden 65. Geburtstags erschien als Heft 2 der Mathematisch-Naturwissenschaftlichen Reihe des 29. Jahrgangs der Wissenschaftlichen Zeitschrift der Karl-Marx-Universität (1980) eine Sammlung von Arbeiten seiner Schüler und Freunde, der eine kurze Beschreibung von Leben und Werk „Hans Drischel – der Physiologe und akademische Lehrer" vorangestellt ist (S. 81–90). Der Inhalt dieses Textes war mit dem Jubilar eingehend besprochen; er war deshalb auch aus seiner Sicht authentisch. Ein vollständiges Verzeichnis seiner Veröffentlichungen ist dem Artikel beigegeben.

Die Leistungen der zahlreichen Mitarbeiter und Doktoranden des Instituts sind in den alle fünf Jahre gedruckten Veröffentlichungsverzeichnissen des Instituts ausgewiesen.

Unter dem Direktorat Drischel's gewann das Institut mit dem Forschungsschwerpunkt „Biokybernetik" seine internationale Bedeutung zurück. Die von Prof. Drischel 1967, 69, 71, 73 und 1977 in Leipzig veranstalteten Internationalen Biokybernetik-Symposien belegen das nachdrücklich.

1969 wurde das Physiologische Institut anlässlich der 100 jährigen Wiederkehr der Eröffnung der „Neuen Physiologischen Anstalt" (s. o. Nr. 41), in „Carl-Ludwig-Institut für Physiologie", umbenannt. 1979 ging aus dem Institut die „Abteilung Pathophysiologie" hervor.

Lit.: siehe Publikationsverzeichnis l. cit. oben.

Arbeitsgebiet: Biokybernetik.

Anhang 2

Die Verzeichnisse der Veröffentlichungen und der Vorträge aus der ‚Abteilung für Patholphysiologie' und dem ‚Institut für Pathologische Physiologie' von 1979 bis 1993 ergänzen den Text ihrer Geschichte, indem bei weitem nicht alle wichtigen Untersuchungen und die chronologische Abfolge in der sie und von wem sie ausgeführt wurden, dargestellt werden konnten. Will man sich die wissenschaftliche Arbeit der im Text zitierten oder aufgeführten Autoren vollständig und im Zusammenhang mit ihrer wissenschaftlichen Entwicklung vergegenwärtigen, dann gibt die Chronologie der Veröffentlichungen und geben deren Titel die jeweils erwünschte Auskunft.

Darüber hinaus dokumentieren die Verzeichnisse die studentische Mitarbeit in der Forschung in der Form ihrer Diplom- und Promotionsarbeiten sowie der daraus hervorgegangenen Veröffentlichungen und so das Promotionsgeschehen über die Jahre am Institut.

1979
Veröffentlichungen

Schwartze, H.: Cardiac electrical field properties of the perinatal period. In: Macfarlane, P. W. (ed.) Progress in Electrocadiology, Kent 1979, pp. 55–59.

Schwartze, P. und J. Schönfelder: Neurophysiologische Mechanismen labyrinthär gesteuerter Augenbewegungen. In: Abhdlg. a. d. Geb. Augenheilkd. Bd. 48 (Hrsg. H. Drischel und W. Kirmse) Leipzig: Georg Thieme Verlag, S. 61–78 (1979)

Schwartze, P. und J. Junghanss: Durch Körperdrehung in der Horizontalebene ausgelöster Nystagmus bei postnatal wachsenden Kaninchen. Acta biol. med. germ. 38: 1183–1191 (1979).

Diplomarbeit

Schaefer, A.: Die passiv mechanischen Eigenschaften des Gelenksystems des Bulbus oculi in der Ontogenese. Diplomarbeit (1979).

1980
Veröffentlichungen

SCHÖNFELDER, J.: Die Ontogenese vestibulo-motorischer Reaktionen unter besonderer Berücksichtigung der postnatalen Entwicklung des vestibulo-okulären Reflexes. – Eine tierexperimentelle Untersuchung. Habilitations-Schrift, Bereich Medizin Karl-Marx-Univ. Leipzig (1980).

SCHÖNFELDER, J.: The postnatal development of eye muscle contraction latency after ampullar nerve Stimulation in rabbits. Proc. IUPS Congress Budapest, Vol. XIV, 888, (1980).

SCHWARTZE, H.: How does aeration of the lungs after birth influence chest surface potentials of the cardiac electric field? In: „Measuring and Modelling of the Cardiac Electrical Field", Bratislava, 1980, pp. 252–255.

SCHWARTZE, P. (Hrsg.): „Stand und Perspektive der Biokybernetik". Festschrift, Prof. Drischel zum 65. Geburtstag. Wiss. Z. Karl-Marx-Univ. Leipzig. Math.-Naturwiss. R. 29, H. 2 (1980)

SCHWARTZE, P.: Hans Drischel, der Physiologe und akademische Lehrer. Wiss. Z. Karl-Marx-Univ. Leipzig. Math.-Naturwiss. R. 29, 81–90 (1980).

SCHWARTZE, P.: Mechanismen und physiologische Parameter der Hirnfunktionsstörungen. Pädiatrie und Grenzgeb. 19: 31–24 (1980).

SCHWARTZE, P.: Functional and morphological properties of the lateral vestibular ampulla during postnatal development of the rabbit. Proc. IUPS Congress Budapest Vol. XIV, 690 (1980).

TEGETMEYER, H.: Development of tonic vestibular reflexes of the eyes in postnatal growing rabbits. Proc. IUPS Congress Budapest Vol. XIV, 742 (1980).

Diplomarbeiten

MEYER, C.: Über Veränderungen der Erythropoese in der postnatalen Entwicklung des Meerschweinchens. Diplomarbeit (1980)

MICHAEL, B.: Postnatale Veränderung des roten Blutbildes beim Meerschweinchen. Diplomarbeit (1980).

TENNER, K.: Augenbewegungen bei Halsmuskelreizung in der Ontogenese. Diplomarbeit (1980).

Veröffentlichungen

aus dem Institut für Pathologische Physiologie der Karl-Marx-Universität Leipzig

(Direktor: Prof. Dr. sc. med. H. Schwartze)

1981–1986

Institut für Pathologische Physiologie der Karl-Marx-Universität
Liebigstraße 27, Leipzig 7010.

	Brachmann A.	s. unter Nr. 31
	Dellas, S.	s. unter Nr. 24, 25
	Drescher, R.	s. unter Nr. 31
1.	Eifirg, Th.; Schwartze, H.	The electrical resistivity of lung tissue filled either with air or with fluid. – In: Models and Measurements of the Cardiac Electric Field / Ed.: E. Schubert. – New York, London: Plenum Press, 1982. – S. 135–139
2.	Eifrig, Th.; Schwartze, H.; Joel, A.	Experiences with the Nelson lead system in physiological animal experiments. – In: Electrocardiology '81 / Eds. Z. Antaloczy; J. Préda. – Budapest: Akadémiai Kiado, 1982. – S. 461–464
3.	Eifrig, Th.; Schwartze, H.; Joel, A.	On characteristic variations of the ECG in the newborn period. – In: Electrocardiology '83 / Eds.: I. Ruttkay-Nedecky; P. Magfarlane. – Amsterdam, Oxford, Princeton: Excerpt Medica, 1984. – S. 55–58
4.	Eifrig, Th.; Joel, A.; Schwartze, H.	Das EKG in der Postnatalperiode – der Einfluß verschiedener Wachstumsprozesse. – In: Ergebn.exp. Med. – Berlin 46(1985). – S.274–284
	Eifrig, Th.	s. unter Nr. 6, 7, 24, 25
	Gaunitz, U.	s .unter Nr. 31
	Goetze, R.	s. unter Nr. 31
5.	Gottschalk, M.	Zur kardiorespiratorischen Wirkung von Ketaminhydrochlorid beim Meerschweinchen (Cavia cobaya). – In: Arch.exper.Vet.med. – Leipzig 40(1986)2. – S. 260–271
	Grübsch	s. unter Nr. 31
	Günther, K.-P.	s. unter Nr. 28
6.	Joel, A.; Eifrig, Th.	Entwicklung des maximalen Dipolmoments des Herzens in Abhängigkeit vom postnatalen Herzwachstum. – In: Gegenbaurs morphol. Jahrb. – Leipzig 129(1983)4. – S. 419–424

7. Joel, A.; Eifrig, Th.; Schwartze, H. — Development of the maximal dipole moment of the heart in dependence on the postnatal heart growth. – In: Electrocardiology '83 / Eds.: I. Ruttkay-Nedecky; P. Magfarlane. – Amsterdam, Oxford, Princeton: Excerpt. Medica, 1984. – S. 63–67

Joel, A. — s. unter Nr. 2, 3, 4, 24, 25

8. Kluge, R. — Änderungen der Compliance im intakten Thorax mit steigendem Insufflationsdruck und die Grenze der physiologischen Dehnbarkeit: Untersuchungen am Meerschweinchen. – In: Biomed.-Biochim. Acta. – Berlin 43(1984)10. – S. 1135–1144

Meyer, C. — s. unter Nr. 27

Michael, C. — s. unter Nr. 27

Ridwelski, K. — s. unter Nr. 32

9. Schaefer, A.; Schönfelder, J. — Die passiv mechanischen Eigenschaften des. Gelenksystems des Bulbus oculi während der Ontogenese des Kaninchens. – In: Gegenbaurs morph. Jahrb. – Leipzig 129 (1983)4. – S. 425–429

10. Schönfelder, J.; Schwartze, P. — Zur Ontogenese des korneo-retinalen Potentials beim Kaninchen. –In: Acta biol.med.germ. – Berlin 40(1981). – S. 337–339

11. Schönfelder, J. — Die Ontogenese vestibulo-motorischer Reaktionen unter besonderer Berücksichtigung der postnatalen Entwicklung des vestibulo – okulären Reflexes. – In: Dt. Gesundh.-Wesen. – Berlin 37 (1982). – S. 670

12. Schönfelder, J. — Die Ontogenese vestibulo-motorischer Reaktionen. In: Wiss.Z. Karl-Marx-Univ. Leipzig, Math.-Naturwiss. R. – Leipzig 31(1982). – S. 286

13. Schönfelder, J. — Die Leitungszeit im N.oculomotorius während der postnatalen Entwicklung des Kaninchens. – In: Gegenbaurs morph. Jahrb. – Leipzig 129(1983). – S. 431–436

14. Schönfelder, J. — The development of air-righting reflex in postnatal growing rabbits. – In: Behav. Brain Res. – Amsterdam 11 (1984). – S. 213–221

15. SCHÖNFELDER, J. Die postnatale Ontogenese vestibulo-okulärer Reaktionen. – In: Neuro-Otologie – Forschung und Praxis, Hrsg.: H. J. SCHOLTZ; D. KLEINFELDT. – Rostock: Wilhelm-Pieck-Universität, 1984. – S. 13–17

16. SCHÖNFELDER, J. Die Entladungsfrequenz spontan tätiger Neurone des Nucl.vest.med. des Kaninchens in Abhängigkeit vom Lebensalter und eines akuten normobaren Sauerstoffmangels. – In: Z. Militärmed. – Berlin 26(1985). – S. 133–135

17. SCHÖNFELDER, J.; ZSCHACKEL, M. Die postnatale Entwicklung des Schallantransportapparates im Mittelohr des Kaninchens. – In: Gegenbaurs morph. Jahrb. – Leipzig 131(1985). – S. 31–41

18. SCHÖNFELDER, J.; SCHWARTZE, H. Saccadische Augenbewegungen während sinus-förmiger Drehreizung beim Kaninchen in der Postnatalperiode. – In: Biomed.-Biochim. Acta. – Berlin 45 (1986). – S. 915–924

SCHÖNFELDER, J. s. unter 9, 31

19. SCHWARTZE, H.; THOSS, F. Primenenie dvuch razlicnych sistem otvedenij VKG dl ja izučenija èlektričeskoj aktivnosti serdca novoroždennych morskich svinok. – In: Sravnitel'naja Elektrokardiologija. Materialy meždunarodnogo simpoziuma /Akademija Nauk SSSR, Komi Filial. – Leningrad: Izd.Nauka, 1981. – S. 231–235

20. SCHWARTZE, H. Rost tela, funkeional'nye prisposoblenija i kardio-èlektriceskie Charakteristiki u morskich svinok v postnatal'nom razvitii. – In: Sravnitel'naja filektrokardiologija. Materialy meždunarodnogo simpoziuma /Akademija Nauk SSSR, Komi Filial. – Leningrad: Izd.Nauka 1981. – S. 235–238

21. SCHWARTZE, H.; THOSS, F. Applicability of two different lead systems in guinea pigs. –In: J. Electrocardiol. – San Diego (Calif.) 14(1981). – S. 9–12

22. SCHWARTZE, H. Der Fetus des letzten Trimenons im Tierexperiment. – In: Wiss. Z. Karl-Marx-Univ. Leipzig, Math.-Naturwiss. R. – Leipzig 31(1982)2. – S. 179–180

23.	Schwartze, H.	Funktionelle Gesichtspunkte des prä- und postnatalen Körper- und Herzwachstums. – In: Wiss. Z. Karl-Marx-Univ. Leipzig, Math.-Naturwiss. R. – Leipzig 31 (1982) 2. – S. 233–237
24.	Schwartze, H.; Eifrig, Th.; Joel, A.; Dellas, S.	Early postnatal changes in the excitation pattern of the cardiac ventricles in relation to the hemodynamics in guinea pigs. – In: Advances in Electrocardiology / Ed.: P. d'Alché. – Caen: Centre de Publications de l'Université de Caen, 1985. – S. 261–263
25.	Schwartze, H.; Eifrig, Th.; Joel, A.; Dellas, S.	Das kardioelektrische Feld in der Perinatalperiode – tierexperimentelle Studien. – In: Ergebn. exp. Med. – Berlin 46 (1985). – S. 259–273
26.	Schwartze, H.; Voigt, J.	Das rote Blutbild bei wachsenden Meerschweinchen (Cavia cobaya). I.Mitteilung: Prä- und perinatale Veränderungen im Knochenmark und im Blut. – In: Folia Haematol. – Leipzig 113(1986). – S. 383–397
27.	Schwartze, H.; Michael, B.; Meyer, C.; Voigt, J.	Das rote Blutbild bei wachsenden Meerschweinchen (Cavia cobaya). II.Mitteilung: Erythropoese und rotes Blutbild in der postnatalen Entwicklungsperiode. – In: Folia Haemato. – Leipzig 113 (1986). – S. 398–414
28.	Schwartze, H.; Günther, K.-P.	Untersuchungen über die postnatale Hirnmassenzunahme beim Meerschweinchen (Cavia cobaya). – In: J. Hirnforsch. – Berlin 27 (1986). – S. 533–536
29.	Schwartze, H.	Pathophysiologie der Kreislaufregulation unter Hypoxie und Asphyxie in der Perinatalperiode. – In: Zbl. Gynäkol. – Leipzig 108 (1986). – S. 1033–1038
	Schwartze, H.	s. unter Nr. 1, 2, 3, 4, 7
30.	Schwartze, P. Tegetmeyer, H.	Physiological and morphological studies of otolith organs in postnatal growing rabbits – In: Ontogenesis of the Brain / Eds.: S. Trojan; F. Stasiny – Vol. 3. – Prague: Charles University, 1980. – S. 449–455

31. SCHWARTZE, P.; SCHÖNFELDER, J.; TEGETMEYER, H.; GAUNITZ, U.; DRESCHER, R.; GRÜBSCH, K.; GOETZE, R.; BRACHMANN, A. — Physiologische und pathophysiologische Aspekte der Entwicklung des Vestibularsystems. – In: Ergebn. exp. Med. – Berlin 46 (1985). – S. 339–349

SCHWARTZE, P. — s. unter Nr. 10, 18, 34

32. SCHWARTZE, U.; RIDWELSKI, K. — Motorisches Schwimmmuster, Schwimmverhalten, Dauerleistung und körperliches Wachstum in der postnatalen Entwicklung (Tierexperimente mit Albinoratten). – In: Wiss. Z. Karl-Marx-Univ. Leipzig, Math.-Naturwiss. R. – Leipzig 33 (1984). – S. 574

33. TEGETMEYER, H. — Development of tonic vestibular reflexes of the eyes in postnatal growing rabbits. – In: Adv. of Physiol. Sci.Vol.1. Regulatory functions of CNS. Motion and Organization Principles/ Eds.: J. SZENTAGOTHAI; M. PALKOVITS; J. HAMORI – Budapest: Akadémiai Kiado, 1981. – S. 277–280

34. TEGETMEYER, H.; SCHWARTZE, P. — Tonic vestibular control of eye position in postnatal developing rabbits. – In: Acta Oto-laryng. – Stockholm 94 (1982). – S. 289–297

35. TEGETMEYER, H. — Zur postnatalen Entwicklung statischer vestibulo-okulärer Reaktionen beim Kaninchen – Elektromyographische Untersuchungen. – In: Gegenbaurs morph. Jahrb. – Leipzig 129 (1983) 4. – S. 413–417

36. TEGETMEYER, H. — Die elektrische Aktivität der äußeren Augenmuskeln des Kaninchens während der postnatalen Ontogenese bei statischer vestibulärer Reizung. – In: Neuro-Otologie – Forschung u. Praxis / Hrsg.: H. J. SCHOLTZ; D. KLEINFELDT. – Rostock: Wilhelm-Pieck-Univ., 1984. – S. 17–21

TEGETMEYER, H. — s. unter Nr. 30, 31

THOSS, F. — s. unter Nr. 19, 21

VOIGT, J. — s. unter Nr. 26, 27

ZSCHÄKEL, M. — s. unter Nr. 17

37.	Birke, A.	Die Bestimmung der Sauerstoffkonzentration in Mikroblutproben. Ingenieurarbeit 1983
38.	Dellas, S.	Der Einfluß der postnatalen Kreislaufumstellung auf das Vektorkardiogramm – Tierexperimentelle Untersuchungen an neugeborenen Meerschweinchen. Promotion A 1985
39.	Günther, K.-P.	Untersuchungen über das postnatale Körper- und Gehirnwachstum beim Meerschweinchen. Diplomarbeit 1985
40.	Joel, A.	Das EKG in der postnatalen Ontogenese des Meerschweinchens unter Berücksichtigung verschiedener Wachstumseinflüsse. Promotion A 1984
41.	Kluge, R.	Untersuchungen zur maschinellen Beatmung des Meerschweinchens als Beitrag zur Optimierung von Tierversuchen. Promotion A 1986
42.	Kösling, S.	Die Entwicklung des vektorkardiographischen Bildes und des relativen Zellvolumens der Erythrozyten beim Meerschweinchen vom ersten bis zum fünften Lebenstag.Promotion A 1986
43.	Lenk, M.	Rechnergestützte Befunderhebung aus FRANK-Elektrokardiogrammen von Neugeborenen. Diplomarbeit 1985
44.	Lorenz, I.	Dynamische Atemparameter wacher erwachsener Meerschweinchen. Diplomarbeit 1985
45.	Michael, B.	Die postnatalen Veränderungen des peripheren roten Blutbildes beim Meerschweinchen von der Geburt bis zum 25.Lebenstag. Promotion A 1982
46.	Ridwelski, K.; Schwartze, U.	Motorisches Schwimmmuster, Schwimmverhalten, Dauerleistung und körperliches Wachstum in der postnatalen Entwicklung (Tierexperimente mit Albinoratten). Diplomarbeit 1983
47.	Schaefer, A.	Die passiv mechanischen Eigenschaften des Gelenksystems des Bulbus oculi in der postnatalen Ontogenese. Promotion A 1985

48.	SCHRAMM, CH.; SCHRAMM, K.	Die postnatale Entwicklung von statisch ausgelösten Augendeviationen, Fallumkehrreflex und open-field-Verhalten des juvenilen Kaninchens nach mehrstündiger perinataler Hypoxie. Diplomarbeit 1986
49.	SCHWARTZE, TH.	Entwicklung und Erprobung einer Methode zur Ableitung des Elektromyogramms von Extremitätenmuskeln bei freibeweglichen wachen Kaninchen während der postnatalen Ontogenese mit Hilfe chronisch implantierter Elektroden. Diplomarbeit 1986
	SCHWARTZE, U.	s. unter Nr. 46
50.	ZSCHÄCKEL, M.	Die postnatale Entwicklung der Dimensionen des Reizantransportapparates im Mittelohr beim Kaninchen.Diplomarbeit 1983

ZLKB-Nummer 620/87
LpG 772/107/87 – 111/18/445

Veröffentlichungen

aus dem Institut für Pathologische Physiologie der Universität Leipzig

(Direktor: Prof. Dr. sc. med. H. Schwartze)

1987–1991

Institut für Pathologische Physiologie der Universität Leipzig,
Liebigstraße 27, Leipzig 0-7010

1.	DELLAS, S.; SCHWARTZE, H.	FRANK-ECG and systolic time intervals (STI) of the neonate from the 1st to the 4th day of life. – In: Abstracts „Clinical Physiology and Pharmacology of Perinatal Period". – Symposium with WHO Participation. Smolenice / CSSR 1987.
2.	DELLAS, S.; EIFRIG, TH.; SCHWARTZE, H.	Experimental Simulation of the postnatal decrease of pulmonary vascular resistance: Effect on the ECG. – In: Electrocardiology '87 / Eds.: E. SCHUBERT, D. ROMBERG. – Berlin: Akademie-Verlag 1988. – S. 335–338
3.	DELLAS, S.; EIFRIG, TH.; JOEL, A.; SCHWARTZE, H.	Cardiac ventricular activation is influenced by adaptional processes in the neonatal circulation. – In: Ergebn. exp. Med. – Berlin 53 (1990). – S. 66–76
4.	DIEZ-SCHWARTZE, U.; SCHWARTZE, H. RIDWELSKI, K.	Auswirkungen von belastendem Schwimmtraining vor der Pubertät auf die Entwicklung der Schwimmausdauer, der Herzgröße, des motorischen Schwimmmusters und des Schlaf-Wach-Verhaltens. – In: Med. Sport. – Berlin 29 (1989). – S. 137–141
5.	DIEZ, U.; SCHWARTZE, H.	Quantitative electrocardiography and vectorcardiography in postnatally developing rats. – In: J. Electrocardiol. – San Diego 24 (1991). – S. 53–62
6.	EIFRIG, TH.; DELLAS, S.	Der Kreislaufzustand des neugeborenen Meerschweinchens – experimentelle Beeinflussung und mathematische Simulation. In: Kurzreferate Jahrestagung der Gesellschaft der Physiologen der DDR – Halle 1987. – S. 17
7.	EIFRIG, TH.; SZATHMARY, V	Computer Simulation of cardiac excitation in the hypertrophic heart. – In: Electrocardiology '87 / Eds.: E. SCHUBERT, D. ROMBERG. – Berlin: Akademie-Verlag 1988. – S. 149–152
8.	EIFRIG, TH.	Ein mathematisches Modell zur Beschreibung der postnatalen Kreislaufumstellung. – In: Ergebn. exp. Med. – Berlin 53 (1990). – S. 33–43

9.	Eifrig, Th.	Computer Simulation of cardiac activation to determine the electrical center and nondipolarity of the cardioelectric generator. – In: Advances in electrocardiology / Eds.: Z. Antaloczy, I. Preda, E. Kekes. Amsterdam, New York, Oxford: Excerpta Medica, 1990. – S. 35–38
10.	Kluge, M.; Kluge, R.; Gmyrek, G.	Tapetenheizung zur Raumklimatisierung bei der Behandlung Brandverletzter. – In: Z. klin. Med. – Berlin 43 (1988). – S. 853–856
11.	Kluge, M.; Walter, Th.	Methode zur Untersuchung des Elektrokardiogramms in Abhängigkeit vom intraventrikulären Druck an isolierten Herzen neugeborener Meerschweinchen. – In: Ergebn. exp. Med. – Berlin 53 (1990). – S. 77–82
12.	Kluge, R.	Compliance, blood gases, and acid-base balance in guinea pigs artificially ventilated with different IPPV patterns. – In: Acta Physiol. Hung. – Budapest 70 (1987). – S. 297–302
13.	Kluge, R.	Störungen der totalen Compliance und des Gaswechsels bei künstlicher Beatmung in Abhängigkeit von den gewählten Atmungsparametern – Untersuchungen am Meerschweinchen. – In: Z. Erkrank. Atm.org. – Leipzig 169 (1987). – S. 91
14.	Kluge, R.	Zur Pathophysiologie der Kreislaufstörungen bei künstlicher Beatmung. – In: Z. ges. inn. Med. – Leipzig 44 (1989). – S. 586–590
15.	Kluge, R.; Eifrig, Th.; Schwartze, H.; Maneck, E.	Korrigierte Elektrokardiographie im Wachstumsalter als nichtinvasives diagnostisches Hilfsmittel. –In: Kurzreferate zur Jahrestagung der Deutschen Ges. Pädiatr. Kardiologie. – Mainz 1991, 33
16.	Kösling, S.	Untersuchungen zum Einfluß von Thoraxinhomogenitäten auf das Neugeborenen-EKG. Ergebnisse vom Meerschweinchen. – In: Kurzreferate Jahrestagung der Gesellschaft der Physiologen der DDR – Halle 1987. – S. 39

17.	PUDELL, A.; TEGETMEYER, H.	Anwendung einer Induktionsspulenmethode zur Analyse der postnatalen Entwicklung von Kaubewegungen beim frei beweglichen Kaninchen. – In: Oral-Anatomie / Univ. Rostock – Rostock, 1990 – S. 92
18.	PUDELL, A.; TEGETMEYER, H.	Anwendung einer Induktionsspulenmethode zur Analyse der postnatalen Entwicklung von Kaubewegungen beim frei beweglichen Kaninchen. –In: Ergebn. exp. Med. – Berlin 53 (1990) S. 286–290
19.	PUDELL, A.; TEGETMEYER, H.	Einfluß eines perinatalen Sauerstoffmangels auf die Entwicklung der Unterkieferbewegungen. Untersuchungen am Kaninchen mit einer Induktionsspulenmethode. – In: Kurzreferate/Interdisziplinäres Symposium der Oral-Anatomie. –Rostock 1991
20.	SCHAEFER, A.; SCHÖNFELDER, J.	Die Veränderungen des YOUNGschen Elastizitätsmoduls während der postnatalen Ontogenese des Kaninchen-Bulbus-Gelenksystems. – In: Kurzreferate Jahrestagung der Gesellschaft der Physiologen der DDR – Halle 1987. – S. 71
21.	SCHAEFER, A.; SCHÖNFELDER, J.; LIETZ, R.	The interval of asynchronization during saccadic eye movements in young children. – In: Act. nerv. Sup. – Prag 30 (1988). – S. 193–195
22.	SCHAEFER, A.; SCHÖNFELDER, J.	Die Bewegungskoordination der Augen bei horizontalen Willkürsakkaden und Aspekte ihrer Störung im Kindesalter. – In: Ergebn. exp. Med. – Berlin 53 (1990). – S. 291–295
23.	SCHAEFER, A.; SCHÖNFELDER, J.	Die Realisierung der Koordination schneller horizontaler Augenbewegungen und Aspekte ihrer Störung. – In: Wiss. Z. Humboldt-Univ. Berlin, R. Med. – 39 (1990). – S. 331–333
24.	SCHAEFER, A.; SCHÖNFELDER, J. TEGETMEYER, H.; EIFRIG, TH.	Die Veränderungen der statisch mechanischen Eigenschaften des orbitalen Bulbusgelenksystems während der Ontogenese des Kaninchens. – In: Folia Ophthalmol. – Leipzig 16 (1991). – S. 99–104

25. Schaefer, A.; Schönfelder, J. Binocular coordination of voluntary horizontal saccadic eye movements in childhood and possible origins of their modifications. – In: Proc. Sixth Eur. Conf.Eye Movements/ Eds.: J. van Rensbergen, M. Devijer, G. d'Ydewalle. Leuven: Kath. Univ., 1991 – S. 124

26. Schirmer, E.; Schwartze, H. ECG of postnatally growing guinea pigs with carbon monoxide induced cardiomegaly. – In: Electrocardiology '87 / Eds.: E. Schubert, D. Romberg. – Berlin: Akademie Verlag (1988). – S. 365–368

27. Schirmer, E.; Schwartze, H. ECG of postnatally growing guinea pigs with carbon monoxide induced cardiomegaly. – In: J. Electrocardiol. – San Diego (Calif.) 21 (1988). – S. 96

28. Schirmer, E.; Schwartze, H. Effect of mild chronic hypoxia on the infantile heart: ECGs of guinea pigs pre- and postnatally treated with carbon monoxide. – In: Biomed.-Biochim. Acta. – Berlin 48 (1989) S. 118–121

29. Schirmer, E.; Schwartze, H. Experimental discrimination between two developmental processes influencing simultaneously the neonatal ECG: myocardial growth and hemodynamic loading. – In: Advances in electrocardiology / Eds.: Z. Antaloczy, I. Preda, E. Kekes. Amsterdam, New York, Oxford: Excerpta Medica, 1990. – S. 99–102

30. Schirmer-Maneck, E . Pathophysiologische Folgen chronischer Kohlenmonoxidbelastung für Kreislauf und Herz von Feten und Neugeborenen. – In: Ergebn. exp. Med. – Berlin 53 (1990). – S. 59–65

31. Schönfelder, J. Intensity-dependent latencies of oculo-motor reactions after electrical vestibular nerve stimulation. – In: Ontogenesis of the Brain / Eds.: S. Trojan, F. Stastny. – Vol. 4. – Praha: Univerzita Karlova, 1987 – S. 391–394

32. Schönfelder, J.; Kretzschmar, K. Vegetative Reaktionen des neugeborenen Kaninchens während einer frühpostnatalen mehrstündigen Hypoxie. – In: Kurzreferate Jahrestagung der Gesellschaft der Physiologen der DDR – Halle 1987. – S. 78

33. SCHÖNFELDER, J.; TEGETMEYER, H. — Vestibulo-motor functions in postnatal growing rabbits following hypoxia on the first day of life. – In: Activ. nerv. sup. – Prag 30 (1988). – S. 204–205

34. SCHÖNFELDER, J.; TEGETMEYER, H.; WOLDAG, K.; WOLDAG, H. — A follow-up study of perinatally hypoxic rabbits. – In: Biomed.-Biochim. Acta. – Berlin 48 (1989). -S. 217–220

35. SCHÖNFELDER,J.; ROTHER, P.; ZSCHÄCKEL, M. — Morphologische Untersuchungen über postnatale Veränderungen des Schallantransportapparates im Mittelohr bei Mensch und Kaninchen. – In: Anat. Anz. – Jena 170 (1990). – S. 213–219

36. SCHÖNFELDER, J.; SCHAEFER ,A.; TEGETMEYER, H. — Morphometrische Untersuchungen zur postnatalen Entwicklung des Gelenksystems des Bulbus oculi beim Kaninchen. – In: Gegenbaurs morphol.Jahrb. – Leipzig 136 (1990). – S. 815–826

37. SCHÖNFELDER, J.; LEHMANN, S.; LAUTENBACH, K.; SCHAEFER, A. — Die Wirkung einer frühpostnatalen Hypoxie auf die Entwicklung von Augenbewegungen beim Kaninchen. – In: Wiss. Z. Humboldt-Univ. Berlin, R. Med. 39 (1990). – S. 328–330

38. SCHÖNFELDER, J.; SCHAEFER, A. — Zur differenten Hypoxieempfindlichkeit vestibulärer Neurone. – In: Ergebn. exp. Med. – Berlin 53 (1990). – S. 216–220

39. SCHÖNFELDER, J.; GRÜNDER, W. — The effect of 02-lack on the cerebrum in neonatal rabbits: first results of an in vivo NMR 31 P-spectroscopic study. – In: Exp. Pathol. – Jena 42 (1991). – S. 235–238

40. SCHÖNFELDER, J. — Peter Schwartze – Hochschullehrer und pädiatrisch orientierter Physiologe, am 23. Mai 1991 60 Jahre alt. – In: Pädiatr. Grenzgeb. – Berlin 30 (1991). – S. 335–336

41. SCHWARTZE, H.; KÖSLING, S. — Electrocardiogram and hematocrit in the perinatal period – results from animal experiments. – In: Abstracts „Clinical Physiology and Pharmacology of Perinatal Period“. – Symposium with WHO Participation. Smolenice / CSSR 1987

42.	Schwartze, H.	Neuere physiologische und pathophysiologsche Befunde zur Herzleistung in der Perinatalperiode. – In: Zent. bl. Gynäkol. – Leipzig 110 (1988). – S. 921–926
43.	Schwartze, H.	Neuere physiologische und pathophysiologische Befunde zum fetalen Kreislauf. – In: Zent. bl. Gynäkol. – Berlin 110 (1988) S. 1257–1262
44.	Schwartze, H.	Perinatal development of the equivalent dipole: related to naturally occuring alterations of the electrical conductivity of tissues? In: Electrocardiology 1988 / Ed.: H. Abel Amsterdam 1989. – S. 213–215
45.	Schwartze, H.	Neuere Befunde zur Fetalentwicklung der Lunge: Struktur, Surfactant, Lungenflüssigkeit. In: Zent. bl.Gynäkol. Leipzig 112 (1990). – S. 331–335
46.	Schwartze, H.	Die fetalen Atembewegungen und ihre Regulation. – In: Zent. bl. Gynäkol. – Leipzig 112 (1990). – S. 523–527
45.	Schwartze, H.; Eifrig, Th.	Zur Regulation der Herzschlagfolge im Neugeborenenalter. – In: Wiss. Z. Humboldt-Univ. Berlin. Med. R. 39 (1990). – S. 140–143
48.	Schwartze, H.	Über die Regulation der Herz-Kreislauffunktion perinatal und in der Neugeborenenperiode. – In: Ergebn. exp. Med. – Berlin 53 (1990). – S. 44–57
49.	Schwartze, H.; Schwartze, P. (Hrsg.)	Moderne Entwicklungsforschung in Experiment und Klinik. Zur Physiologie und Pathophysiologie der Wachstumsperiode. – Berlin: Verlag Gesundheit GmbH 1991
50.	Schwartze, H.; Schwartze, P.	Weshalb heutzutage Entwicklungsforschung? – In: Ergebn. exp. Med. – Berlin 53 (1990). – S. 11–13
51	Schwartze, H.; Keller, K.; Kluge, R.; Mücke, D.	Pilotstudie zur Messung des Dipolmomentes bei Kindern unterschiedlicher Körpergröße. – In: Ergebn. exp. Med. – Berlin 53 (1990). – S. 106–112
52.	Schwartze, H.	Zur Physiologie und Pathophysiologie der postnatalen pulmonalen Adaptation. Teil 1: Physiologie. – In: Pädiatr. Grenzgeb. – Berlin 30 (1991). – S. 345–354

53. Schwartze, H. — Zur Physiologie und Pathophysiologie der postnatalen pulmonalen Adaptation. Teil 2: Pathophysiologie. – In: Pädiatr. Grenzgeb. –Berlin 30 (1991). – S. 355–368

54 Schwartze, Th.; Tegetmeyer, H. — Untersuchungen der postnatalen Entwicklung motorischer Reaktionen bei normalen und frühpostnatal hypoxisch belasteten Versuchstieren mit Hilfe einer elektromyographischen Methode. In: Ergebn. exp. Med. – Berlin 53 (1990). – S. 281–285

55. Schwartze, Th.; Tegetmeyer, H.; Schwartze, H. — Vestibulo-motor reactions during free fall and in the landing phase of normal and perinatally hypoxic rabbits. In: Vertigo, Nausea, Tinnitus and Hypoacusia Due to Head and Neck Trauma / Eds.: C.-F. Claussen and M. V. Kirtane. Amsterdam, London, New York, Tokyo: Excerpta Medica 1991. – S. 319–322

56. Schwartze, Th.; Tegetmeyer, H. — Die postnatale Entwicklung von EMG-Reaktionen der Extremitätenmuskulatur bei Fallreizungen. 1.Untersuchungen am normalen Kaninchen. In: Biomed.-Biochim. Acta – Berlin 50 (1991). – S. 907–913

57. Schwartze, Th.; Tegetmeyer, H.; Schönfelder, J. — Die postnatale Entwicklung von EMG-Reaktionen der Extremitätenmuskulatur bei Fallreizungen. II. Untersuchungen am frühpostnatal hypoxisch belasteten Kaninchen. – In: Biomed.-Biochim. Acta – Berlin 50 (1991). – S. 915–920

58. Schwartze, U. — Einfluß eines Schwimmtrainings in der Wachstumsperiode auf ausgewählte EKG-Parameter (Versuche mit Ratten). – In: Kurzreferate Jahrestagung der Gesellschaft der Physiologen der DDR – Halle 1987. – S. 82

59. Schwartze, U.; Schwartze, H.; Ridlewski, K. — Einfluß von belastendem Training auf die Entwicklung des motorischen Schwimmmusters und des Schlaf-Wach-Verhaltens in der postnatalen Ontogenese der Albinoratte. – In: Biomed.-Biochim. Acta. – Berlin 47 (1988). – S. 257–264

60. Schwartze, U.; Schwartze, H. — Swimming exercises on postnatally growing rats: influence on various ECG parameters. – In: Electrocardiology ’87 / Eds.: E. Schubert, D. Romberg. – Berlin: Akademie Verlag 1988. –S. 373–376

61. Sikorra, S.; Eifrig, Th. — On-line-Verarbeitung von Elektrokardiogramm-Ableitungen nach NELSON zur Berechnung und Darstellung des Dipolmomentes. – In: Ergebn. exp. Med. – Berlin 53 (1990). – S. 101–105

62. Szathmary, V.; Ruttkay-Nedecky, I.; Eifrig, Th.; Sajban, S. — A Computer model study of the effect of rotation of the heart around its longitudinal axis on vectorcardiographic parameters. – In: Electrocardiology 1988 / Ed.: H. Abel Amsterdam: Elsevier 1989. – S. 299–302

63. Szathmary, V.; Eifrig, Th.; Ruttkay-Nedecky, I.; Sajban, S. — The image of ventricular hypertrophy and right ventricular dilatation in the parameters of cardiac electric field. A model study. – In: Biosignal '88. – Brno: DT CSVTS 1988. – S. 130–143

64. Tegetmeyer, H. — Der Einfluß kombinierter tonischer vestibulärer und propriozeptiver Stimulation auf die Augenmuskelaktivität des Kaninchens während der postnatalen Ontogenese. – In: BERICHTE Humboldt-Univ. – Berlin 7 (1987). – S. 87

65. Tegetmeyer, H. — Die postnatale Entwicklung der Koordination von Augen- und Kopfbewegungen als Grundlage der visuellen Orientierung im Bewegungsraum. Untersuchungen an frei beweglichen Kaninchen. – In: Kurzreferate Jahrestagung der Gesellschaft der Physiologen der DDR – Halle 1987. – S. 93

66. Tegetmeyer, H. — EMG-responses of extraocular muscles to tonic vestibular and neck stimulation in alert rabbits during the postnatal ontogenesis. – In: Neuroscience – Oxford 22 Suppl. (1987). – S. 736

67. Tegetmeyer, H. — Postnatal'noe razvitie vlijanija staticheskojj vestibuljarnojj stimuljacii na ehlektricheskuju aktivnost' ehkstraokuljarnykh myshc krolikov. – In: Rol' sensornogo pritoka v sozrevanii funkcijj mozga / Akademija Nauk SSSR. – Moskva: Nauka 1987 – S. 84–88

68. Tegetmeyer, H. — On the development of eye-head coordination in freely moving rabbits during the first month of life. – In: Biomed.Biochim.Acta. – Berlin 46 (1987). – S. 829–835

69. TEGETMEYER, H. Postnatal development of extraocular muscle coordination to static vestibular stimulation in the rabbit. – In: Ontogenesis of the Brain / Eds.: S. TROJAN; F. STASTNY. – Vol. 4. – Praha: Univerzita Karlova, 1987 – S. 395–398

70. TEGETMEYER, H. The postnatal development of eye-head coordination in spontaneously behaving rabbits. – In: Act. nerv. sup. – Praha 30 (1988). – S. 202–204

71. TEGETMEYER, H. Changes of EMG activity patterns of extraocular muscles and the tonic control of eye position during the postnatal development of the rabbit. – In: Biomed.-Biochim. Acta – Berlin 48 (1989). – S. 471–474

72. TEGETMEYER, H. Die Koordination von Augen- und Kopfbewegungen als Grundlage der visuellen Orientierung im Bewegungsraum. – In: Z. ges. Hyg. – Berlin 35 (1989). – S. 626

73. TEGETMEYER, H. Die postnatale Entwicklung der Koordination und Dynamik spontaner Augen- und Kopfbewegungen: Auswirkungen einer akuten Hypoxiebelastung. – In: Ergebn. exp. Med. – Berlin 53 (1990). – S. 277–280

74. TEGETMEYER, H. Der Einfluß einer perinatalen Hypoxiebelastung auf die postnatale Entwicklung motorischer Funktionen, insbesondere der Bewegungen von Augen und Kopf. – In: Z. klin. Med. – Berlin 46 (1991). – S. 132–1328

75. TEGETMEYER, H. Postnatal development of saccadic eye movements in rabbits after acute perinatal hypoxia. – In: Proc. IIIrd IBRO World Congr. Neuro-sci. – Montreal (1991). – S. 406

76. TEGETMEYER, H. Effects of perinatal hypoxia on the postnatal development of spontaneous eye and head movements in rabbits. – In: Proc. Sixth Eur. Conf. Eye Movements/ Eds.: J. VAN RENSBERGEN, M. DEVIJER, G. D'YDEWALLE. Leuven: Kath. Univ., 1991 – S. 148–149

77. Tegetmeyer, H. Postnatal development of binocular coordination of saccadic eye movements in rabbits. – In: Synapse – Transmission – Modulation / Eds.: N. Elsner, H. Penzlin. – Stuttgart, New York: Thieme, 1991 – S. 69

78. Tegetmeyer, H. Das Zusammenwirken von Augen- und Kopfbewegungen bei der visuellen Orientierung. – Untersuchungen an frei beweglichen Kaninchen im Verlauf der postnatalen Entwicklung. – In: Zool. Jb. Physiol. – Jena 95 (1991). –S. 447–452

79. Woldag, K.; Schönfelder, J. Veränderungen vegetativer Parameter während und nach normobarer hypoxischer Hypoxie bei neugeborenen Kaninchen. – In: Biomed.-Biochim. Acta – Berlin 50 1991 S. 1127–1134

Dissertationen zur Promotion B

80. Eifrig, Th. Zur Theorie des kardioelektrischen Feldes in der postnatalen Wachstumsperiode. – Math.-Nat. Fak., Karl-Marx-Univ. Leipzig. – 1989

81. Tegetmeyer, H. Der Einfluß einer perinatalen Hypoxiebelastung auf die postnatale Entwicklung motorischer Funktionen, insbesondere der Bewegungen von Augen und Kopf. – Med. Fak., Karl-Marx-Univ. Leipzig. – 1990

Dissertationen zur Promotion A

82. Keller, K. Über die Erregungsausbreitung und vegetative Steuerung des Herzens im Wachstumsalter – Untersuchungen physikalisch korrigierter Elektrokardiogramme von gesunden Kindern. – 1991/92

83. Lenk, M. Über Änderungen des vektorkardiographischen Bildes bei menschlichen Neugeborenen innerhalb der ersten fünf Lebenstage. –1991/92

84. Ridwelski, K. Richtungs- und Magnitudenfehler im FRANK-EKG nach Elektrodenplazierungsungenauigkeiten – Experimente mit infantilen und juvenilen Ratten. – 1988

85. Schirmer, E. — Der Einfluß chronischer prä- und postnataler Kohlenmonoxidexposition auf das Herz- Kreislaufsystem von Meerschweinchen. - 1989

86. Schwartze, Th. — Untersuchungen der postnatalen Entwicklung motorischer Reaktionen bei Fallreizung an normalen und hypoxisch belasteten Versuchstieren mit Hilfe einer elektromyographischen Methode. - 1989

87. Schwartze, U. — Veränderungen elektrokardiographischer Befunde und des Schlaf-Wach-Verhaltens unter komplexer Belastung in der postnatalen Ontogenese der Ratte. - 1987

88. Woldag, K. — Die Veränderungen vegetativer Parameter während einer dreistündigen hypoxischen Hypoxie (FiO2=0.05) bei neugeborenen Kaninchen am ersten Lebenstag. -1991

89. Woldag, H. — Der Einfluß einer perinatalen Hypoxiebelastung auf die postnatale Entwicklung spontaner Kopfbewegungen des wachen, frei beweglichen Kaninchens. -1991/92

Diplomarbeiten

90. Albert, W. — Die rektal gemessene Körpertemperatur bei neugeborenen Kaninchen während einer dreistündigen normobaren hypoxischen Hypoxie (FiO2=0.05). - 1988

91. Dähnert, U. — Die Entwicklung des Herzrhythmus in der frühen Wachstumsperiode – Experimentelle Untersuchungen an neugeborenen Meerschweinchen. - 1988

92. Keller, K. — Vergleich der Elektrokardiogramme des NELSON-Ableitungssystems mit dem FRANK-Ableitungssystem bei Säuglingen und Pubertätskindern. - 1989

93. Kretzschmar, K. — Die Veränderung vegetativer Parameter während einer dreistündigen Hypoxie (FiO2=0.05) bei neugeborenen Kaninchen am ersten Lebenstag. - 1987

94. LAUTENBACH, K. Der Einfluß einer zehntägigen binokularen visuellen Deprivation auf vestibulär ausgelöste tonische Augenbewegungen beim Kaninchen am 20.Lebenstag. - 1990

95. LEHMANN, S. Der Einfluß visueller Deprivation auf die Ontogenese tonisch vestibulär induzierter Augenbewegungen bei frühpostnatal hypoxisch geschädigten Kaninchen. - 1990

96. WOLDAG, H. Die Registrierung und Analyse spontaner Kopfbewegungen des wachen frei beweglichen Kaninchens bei normaler postnataler Entwicklung und nach frühpostnataler akuter Hypoxie. 1987

Veröffentlichungen

aus dem Institut für Pathologische Physiologie der Universität Leipzig

(Direktor: Prof. Dr. sc. med. H. Schwartze)

1992–1993

Vorträge

1979–1993

Institut für Pathologische Physiologie der Universität Leipzig,
Liebigstraße 27, D-04103 Leipzig

Preface

In 1819, the reactionary German writer Kotzebue has been murdered by the Student Sand in Jena, which occurrence gave the inducement for the final and consequent enforcement of the restorative policy of the important Austrian minister Metternich in Germany. In 1818, the professorial chair of physiology had become vacant at the University of Leipzig. This vacancy was not filled up until 1865. Lectures in physiology were settled by the special science of pathological anatomy.

In 1990, the annexation of the GDR to the FRG was accomplished, the ensuing consequences of which were the achievement of a civic, conservative policy of the entire Germany. In 1993, the professorial chair of pathological physiology, founded in Leipzig in 1979, becomes vacant. This chair will not be filled up again, the Institute of Pathological Physiology will be closed. Lectures in pathological physiology will be upheld by the special sciences of physiology and pathological anatomy thus coming up to the conception of the chancellor of the University of Leipzig.

This remarkable parallelism of the two events rises the idea that, functional theoretical disciplines in medicine don´t have a promoting basis in conservative societies, since they are obliged to scientific research and student's instructions with the aid of the common laws of motion and development, operative in nature and thinking. These Jaws are important elements of physiological and pathophysiological regulations as well as of each time depending process. In contrast, morphological disciplines such as pathological anatomy must think and teach in the manner of a rectilinear causality since they describe states, not processes – so they are necessarily conservative.

The scientific co-workers of the Institute of Pathological Physiology of the Leipzig University thank all our friends and colleagues who made our scientific results and our successful teaching possible by their kind feeling, their discussions or their direct co- working with us. We take leave of them by this last listing of publications which came out after 1991, and by a catalogue of the scientific papers red since 1979.

Leipzig, end of August 1993 Prof. Dr. sc. med. Hannelore Schwartze

Veröffentlichungen
aus dem Institut für Pathologische Physiologie der Universität Leipzig
(Direktor: Prof. Dr. sc. med. Hannelore Schwartze)
1992–1993

1. Kluge, R.; Schwartze, H. — Die Dynamik der Rechtsherzhypertrophie (Hr) bei Pulmonalstenosen (PS) in Abhängigkeit von Schweregrad und Therapie. Z.Kardiol. 8i (1992) 173

2. Kluge, R.; Schwartze, H.; Eifrig, Th. — Measurement of cardiac dipole moment in children. Reflection of cardiac growth. In: Electrocardology '91. Eds.: J. Jaglelski and M. Gornickl.World Sci. Publ., Singapore–New–Jersey–London–Hong Kong 1992, 197–200

3. Eifrig, Th.; Sikorra, S. — Extracting Information about the location of cardiac activation process from NELSON leads. Results from normal man. In: Electrocardiology '91. Eds.: J. Jagielski and M. Gornicki.World Sci.Publ., Singapore–New–Jersey–London–Hong Kong 1992, 193–196

4. Raevsky, V. V.; Tegetmeyer, H.; Budko, K. P. — Razrushenie katekholaminergicheskojj sistemy u novorozhdjonnykh. krysjat prepjatsvuet formiruvaniju kholinergicheskojj innervacii neokorteksa. (Destruction of catecholaminergic system in newborn rats prevents the formation of cholinergic innervation of the neocortex). Zh.Vyss.Nerv.Deyat.Pavl. 42 (1992) 336–400

5. Tegetmeyer, H. — Effects of perinatal hypoxia on the postnatal development of the binocular coordination of saccadic eye movements in rabbits. Eur.J.Neurosci.5 Suppl. (1992) 277

6. Schwartze, H.; Eifrig, Th.; Ridwelski, K.; Maneck, E. — Die Elektrokardiographie in der Pädiatrie. Teil I: Methodenkritische Überlegungen und experimentelle Befunde. Pädiatr. Grenzgebiete 31 (1993) 27–41

7. Kluge, R.; Maneck, E.; Eifrig, Th.; Sikorra, S.; Schwartze, H. — Die Elektrokardiographie in der Pädiatrie. Teil II: Empfehlung eines neu eingeführten Ableitungs- und Auswerteverfahrens. Pädiatr. Grenzgebiete 31 (1993) 43–56

8.	Maneck, E.; Kluge, R.; Elias, T.; Kluge, M.; Schwartze-Köhler, H.	Verbessert die zusätzliche somatische Korrektur physikalisch korrigiert abgeleiteter Elektrokardiogramme die EKG-Diagnostik? Herz-Kreislauf 25 (1993) 110–113
9.	Schwartze, H.; Eifrig, Th.; Kluge, R.; Kluge, M.	Untersuchungen der fetalen und neonatalen isolierten Meerschweinchenlunge zum Einfluß des elektrischen Gewebswiderstandes auf das EKG. Pädiatr. Grenzgebiete 31 (1993) 141–146
10.	Schönfelder, J.; Menzel, K.; Stockhausen, H. B. v.	Pathophysiologie der Entwicklung. In: Allgemeine und Klinische Pathophysiologie. Hrsg.: U. Zwiener. Fischer-Verlag Jena–Stuttgart 1993, 1065–1141
11.	Tegetmeyer, H.	Oculomotor reactions in visually naïve infant rabbits qualify the interpretation of vestibulo-ocular reactions as part of an integrated gaze control system. Eur. J. Physiol. (Pflügers Arch). 422 (1993) Suppl. R32
12.	Tegetmeyer, H.	Effects of perinatal hypoxia on the postnatal development of spontaneous saccadic eye movements in rabbits. In: Visual and Oculomotor Functions: Advances in Eye-Movements research. Eds.: G. d'Ydevalle and J. van Rensbergen. North-Holland Amsterdam, 1993 in press
13.	Tegetmeyer, H.	G. Spatial orientation of extraocular muscle EMG responses to tilt in the rabbit during postnatal development. (accepted by Exp.Brain Res.)
14.	Woldag, H.; Tegetmeyer, H.	Effects of an early postnatal hypoxia on the development of spontaneous head movements in rabbits. (accepted by Behav. Brain Res.)
15.	Woldag, K.; Schönfelder, J.	The effect of varying levels of pCO2 on the response of newborn rabbits to hypoxia. (accepted by Pädiatr. Grenzgebiete)
16.	Schaefer, A.; Schönfelder, J.	Binocular coordination of voluntary horizontal saccadic eye movements in childhood and possible origins of their modification. (accepted by Pädiatr. Grenzgebiete)

Noch laufende Promotionen des Instituts für Pathologische Physiologie

1.	LORENZ, I.	Verbessert Sigh-Technik bei maschineller Beatmung die Compliance und den Blutgashaushalt? Experimente mit Meerschweinchen. Dissertation zur Promotion zum Dr. med.
2.	GOLLETZ, K.	Über den Einfluß einer chronischen milden CO-Exposition auf das fetale Herz-Kreislaufsystem – morphologische Befunde bei neonatalen Meerschweinchen. Dissertation zur Promotion zum Dr.med.
3.	HOFFMANN, W.	Die Folgen eines frühpostnatalen Sauerstoffmangels auf die Entladungsfrequenz von Neuronen des Nucleus vestibularis medialis des Kaninchens unter der Bedingung akuter erneuter Hypoxiebelastung in der 2.bzw. 3. Lebenswoche. Dissertation zur Promotion zum Dr. med.
4.	PUDELL, A.	Der Einfluß einer perinatalen Hypoxiebelastung auf die postnatale Entwicklung der Kaubewegungen, beim Kaninchen. Dissertation zur Promotion zum Dr.med.
5.	HÜBSCHMANN, B.	Das kardioelektrische Dipolmoment junger Erwachsener – Normwertstudie mit dem modifizierten NELSON-System. Dissertation zur Promotion zum Dr.med.
6.	TAMIRU, E.	Elektrokardiographische Untersuchungen an gesunden jungen Männern zur Bewertung von zwei verschiedenen Abgriffsystemen für die fehlerfreie Messung des Dipolmoments. Dissertation zur Promotion zum Dr.med.
7.	GRÜNBERGER, H.	Untersuchung von Herzfrequenz, Blutdruck, Sinusarrhythmie und Atemfrequenz unter Ruhebedingungen, definierter Belastung und in der Erholungsphase bei 6–7jährigen Kindern. Dissertation zur Promotion zum Dr.med.
8.	STOSCH, K.-U.	Der Einfluß einer perinatalen Hypoxiebelastung auf die visuelle Beeinflussung vestibulo-okulärer Reaktionen in der Postnatalperiode des Kaninchens. Dissertation zur Promotion zum Dr.med.

9. Kluge, R. — Verbesserte Beurteilung rechtsventrikulärer Hypertrophien im Kindesalter durch Weiterentwicklung der vektorkardiographischen Methode. Habilitationsschrift

Vorträge der Mitarbeiter des Institutes für Pathologische Physiologie der Universität Leipzig 1979–1993

1. Schwartze, H. — Pathophysiologie der posttraumatischen respiratorischen Insuffizienz. Frühjahrstagung der Stomatologischen Ges. an der Karl-Marx-Univ., Leipzig 1979

2. Schwartze, H. — Electrophysiological and morph metrical Parameters of the late fetal cardiac development (guinea pigs). 20th Intern. Symp. on Electrocardiology, Jalta/UdSSR 1979

3. Schwartze, H.; Thoss, F. — Applicability of two different lead systems in guinea pigs. National Symp. on Comparat. Electrocardiology, Siktivkar/UdSSR 1979

4. Schwartze, H. — Body growth, functional adjustments, and the cardioelectrical field of the postnatally developing guinea pig. National Symp. on Comparat. Electrocardiology, Siktivkar/UdSSR 1979

5. Schönfelder, J. — Latencies of extraocular muscle movement in postnatal growing rabbits. Symp. Neuroontogeneticum Tertium, Prag/CSSR 1979

6. Schwartze, P.; Tegetmeyer, H. — Physiological and morphological studies of otolith organs in postnatal growing rabbits. Symp. Neuroontogeneticum Tertium, Prag/CSSR 1979

7. Schönfelder, J.; Schwartze, P. — Die Entwicklung des corneo-retinalen Potentials des Kaninchens in der Ontogenese. Jahrestagung Ges. der Physiologen der DDR, Leipzig 1979

8. Schönfelder, J. — Latenzzeitveränderungen der Augenmuskelbewegung in der Ontogenese des Kaninchens nach Reizung des N. ampullaris anterior. Jahrestagung Ges. der Physiologen der DDR, Leipzig 1979

9. Bergmann, L.; Wässer, S.; Schönfelder, J. Polygraphische Ganznacht-Schlafuntersuchungen – Durchführung und Anwendungsmöglichkeiten. Jahrestagung Ges. für Pathologische und Klinische Physiologie der DDR, Reinhardtsbrunn 1979

10. Schwartze, H.; Schönfelder, J.; Eifrig, Th. Multiparametrisch kontrolliertes Mutter-Fet-Präparat im akuten Tierexperiment. 8. Jahresvollversammlung des Forschungsprojektes Perinatologie, Oybin 1980

11. Schwartze, H.; Michael, B.; Meyer, C. Die Entwicklung des roten Blutbildes prä- und postnatal beim Meerschweinchen. 8.Jahresvollversammlung des Forschungsprojektes Perinatologie, Oybin 1980

12. Schwartze, H. Funktionelle Gesichtspunkte des prä- und postnatalen Körper- und Herzwachstums (Untersuchungen am Meerschweinchen). Symp. Wachstum und Entwicklung, Leipzig 1980

13. Eifrig, Th.; Schwartze, H. The electrical resistivity of lung tissue filled with liquid and with air. Satellite Symp. The Cardiac Electric Field of the 28th IUPS-Congr., Dresden 1980

14. Schönfelder, J. The postnatal development of eye muscle contraction latency after nerve Stimulation in rabbits. 28th IUPS-Congr., Budapest/Ungarn 1980

15. Tegetmeyer, H. Development of tonic vestibulär reflexes of the eyes in postnatal growing rabbits. 28th IUPS-Congr., Budapest/Ungarn 1980

16. Schaefer, A. Die passiv mechanischen Eigenschaften des Gelenksystems des Bulbus oculi während der Ontogenese des Kaninchens. 1. Zentr. wiss. Studentenkonferenz der Medizin und Stomatologie, Halle 1980

17. Schönfelder, J. Die Ontogenese vestibulo-motorischer Reaktionen unter besonderer Berücksichtigung der postnatalen Entwicklung des vestibulo-okulären Reflexes – Eine tierexperimentelle Untersuchung. Vortrag anlässlich der Promotion B, Med. Fak. Karl-Marx-Univ., Leipzig 1980

18. SCHWARTZE, H. — Der Fetus des letzten Trimenons im Tierexperiment. Medizinisch-wiss. Kolloquium des Bereiches Medizin der Karl-Marx-Univ., Leipzig 1981

19. SCHWARTZE, H. — Development of the cardiac electrical field during the last intrauterine trimester. 8th Intern. Congr. on Electrocardiology, Budapest/Ungarn 1981

20. EIFRIG, TH.; SCHWARTZE, H.; JOEL, A. — Experiences with the NELSON lead system in physiological animal experiments. 8th Intern. Congr. on Electrocardiology, Budapest/Ungarn 1981

21. SCHWARTZE, H.; SCHÖNFELDER, J.; EIFRIG, TH. — Multiparametrisch kontrolliertes Mutter-Fet-Präparat im akuten Tierversuch. Jahrestagung Biologische Ges. der DDR, Sektion Tierphysiologie, Mühlhausen 1981

22. TEGETMEYER, H. — Die ontogenetische Entwicklung vestibulo-motorischer Reaktionen am Beispiel statischer Augenreflexe. Jahrestagung Biologische Ges. der DDR, Sektion Tierphysiologie, Mühlhausen 1981

23. SCHWARTZE, H. — Body growth, functional adjustment, and cardioelectrical characteristics in postnatally developing guinea pigs. Gemeinschaftstagung Ges. exp. Medizin der DDR, Berlin 1981

24. JOEL, A.; EIFRIG, TH.; SCHWARTZE, H. — Das EKG in der Ontogenese: Elektrisch korrigierte Registrierung von Körperoberflächenpotentialen zur Berechnung des Dipolmoments des Herzens. Gemeinschaftstagung Ges. exp. Medizin der DDR, Berlin 1981

25. SCHWARTZE, H.; SCHÖNFELDER, J.; EIFRIG, TH. — Multiparametrisch kontrolliertes Mutter-Fet-Präparat im akuten Tierversuch. Gemeinschaftstagung Ges. exp. Medizin der DDR, Berlin 1981

26. TEGETMEYER, H. — Tonic vestibular control of eye position in the developing rabbit. Gemeinschaftstagung Ges. exp. Medizin der DDR, Berlin 1981

27. EIFRIG, TH.; SCHWARTZE, H.; JOEL, A. — Das EKG in der Ontogenese: NELSON-Ableitungen am wachsenden Meerschweinchen. Schiltel-Symposium, Leipzig 1981

28. Ridwelski, K.; Schwartze, H. — Schwimmverhalten und Dauerleistungsgrenze in der postnatalen Entwicklung von Ratten. Schiltel-Symposium, Leipzig 1981

29. Schönfelder, J. — Zur Ontogenese sensomotorischer Reflexe unter besonderer Berücksichtigung vestibulo-motorischer Reaktionen. Schiltel-Symposium, Leipzig 1981

30. Schaefer, A. — Die passiv mechanischen Eigenschaften des Gelenksystems des Bulbus oculi in der Ontogenese. Schiltel-Symposium, Leipzig 1981

31. Schaefer, A. — The passiv mechanical properties of the bulbus-joint-system during the ontogenesis in rabbits. 6.Nat. Kongreß Ges. für Physiologie Rumäniens, Bukarest/Rumänien 1981

32. Tegetmeyer, H. — Tonic vestibulär control of eye position in the developing rabbit. IVth Intern. Symp. on Motor Control, Varna/ Bulgarien 1981

33. Gottschalk, M. — Hämorheologische Probleme in der Kinderchirurgie.Vortrag anläßlich der, Promotion B, Med. Fak. Karl-Marx-Univ., Leipzig 1982

34. Schönfelder, J. — Zur vestibulo-motorischen Entwicklung in der Postnatalperiode des Kaninchens. 21.Wiss.Veranstaltung der Forschungsabt. Untergewichtiges Frühgeborenes, Forschungsprojekt Perinatologie, Leipzig 1982

35. Tegetmeyer, H. — Vestibulo-okuläre Reaktionen des postnatal wachsenden Kaninchens bei statischer Kippreizung. 21.Wiss.Veranstaltung der Forschungsabt. Untergewichtiges Frühgeborenes, Forschungsprojekt Perinatologie, Leipzig 1982

36. Schwartze, P.; Schönfelder, J. — Heterochronicity of morphological development of structures participating in vestibulo-ocular reactions. 1st World-Congr.IBRO, Lausanne/Schweiz 1982

37. Schönfelder, J. — Vestibulo-motorische Reaktionen – Ein Beitrag zur Entwicklungsdiagnostik. Wiss. Veranstaltung Kindermedizinisches Zentrum der Univ. Leipzig, Bereich Medizin, Leipzig 1982

38. Schönfelder, J. Die Leitungszeit in N. oculomotorius beim postnatal wachsenden Kaninchen. Gemeinschaftstagung Ges. der Physiologen der DDR und Ges. für Anatomie der DDR, Rostock 1982

39. Schaefer, A.; Schönfelder, J. Die passiv-mechanischen Eigenschaften des Gelenksystems des Bulbus oculi während der Ontogenese des Kaninchens. Gemeinschaftstagung Ges. der Physiologen der DDR und Ges. für Anatomie der DDR, Rostock 1982

40. Joel, A.; Eifrig, Th. Die Entwicklung des maximalen Dipolmoments des Herzens in Abhängigkeit vom postnatalen Herzwachstum. Gemeinschaftstagung Ges. der Physiologen der DDR und Ges für Anatomie der DDR, Rostock 1982

41. Tegetmeyer, H. Die postnatale Entwicklung statischer vestibulo-okulärer Reaktionen beim Kaninchen. Gemeinschaftstagung Ges. der Physiologen der DDR und Ges. für Anatomie der DDR, Rostock 1982

42. Dellas, S. Untersuchungen zur Dauer der Kreislaufumstellung nach der Geburt unter verschiedenen Bedingungen beim Meerschweinchen. Symp. Junger Wissenschaftler der Pathologischen und Klinischen Physiologie, Greifswald 1983

43. Schwartze, H. Das wissenschaftliche Profil der Abteilung Pathophysiologie der Karl-Marx-Univ. Leipzig Symp. Junger Wissenschaftler der Pathologischen und Klinischen Physiologie, Greifswald 1983

44. Ridwelski, K.; Schwartze, U. Wachstumsrückstand und beschleunigte Reflexentwicklung nach chronischem Stress in der Postnatalentwicklung (Albinoratten). Symp. Junger Wissenschaftler der Pathologischen und Klinischen Physiologie, Greifswald 1983

45. Dellas, S.; Schwartze, H. Berechnung des Shuntblutvolumens im transitorischen Kreislauf mit Hilfe von p02-Messungen im Tierexperiment. Wiss. Konferenz Hauptforschungsrichtung Schwangerschaft und frühkindliche Entwicklung, Leipzig 1983

46. JOEL, A.; SCHWARTZE, H.; EIFRIG, TH. — Genetische Aspekte des. Neugeborenen-EKG (Tierexperimente). Wiss. Konferenz Hauptforschungsrichtung Schwangerschaft und frühkindliche Entwicklung, Leipzig 1983

47. EIFRIG, TH.; SCHWARTZE, H.; JOEL, A. — On characteristic variations of the ECG in the newborn period. 10th Intern.Congr.on Electrocardiology, Bratislava/CSSR 1983

48. JOEL, A.; EIFRIG, TH.; SCHWARTZE, H. — Development of the maximal dipole moment of the heart in dependence on the postnatal heart growth. 10th Intern. Congr. on Electrocardiology, Bratislava/CSSR 1983

49. JOEL, A.; SCHWARTZE, H.; EIFRIG, TH. — Das Neugeborenen-EKG im Tierexperiment. Symp. Arbeitsgemeinschaft Kinderkardiologie der Ges. für Kardiologie und Angiologie der DDR, Oberhof 1983

50. SCHWARTZE, H. — Problemdiskussion zum Forschungsschwerpunkt Entwicklungspathophysiologie. Ratsversammlung der Hauptforschungsrichtung Schwangerschaft und frühkindliche Entwicklung, Leipzig 1983

51. EIFRIG, TH.; SCHWARTZE, H.; JOEL, A. — Über charakteristische Veränderungen des EKG in der Neugeborenenperiode. Jahrestagung Ges. der Physiologen der DDR, Magdeburg 1983

52. DELLAS, S.; SCHWARTZE, H. — Berechnung des duktalen Rechts-Links-Shuntblutvolumens von p02-Messungen im Tierexperiment. Jahrestagung Ges. der Physiologen der DDR, Magdeburg 1983

53. SCHWARTZE, H. — Perinatale Herz-Kreislauf-Regulation unter Hypoxie.Symp. Pathophysiologie der neonatalen Hypoxie, Reifenstein 1983

54. SCHÖNFELDER, J.; TEGETMEYER, H. — Methoden zur Untersuchung der postnatalen Entwicklung von motorischen Mustern im Tierexperiment. III. Symp .Neuropsychatrie des Kindes- und Jugendalters, Rostock 1983

55. SCHÖNFELDER, J. — Zur Ontogenese vestibulo-motorischer Reaktionen. Symp. Neuro-Otologie, Rostock 1983

56. TEGETMEYER, H. — Die elektrische Aktivität der äußeren Augenmuskeln des Kaninchens während der postnatalen Ontogenese bei statischer vestibulärer Reizung. Symp. Neuro-Otologie, Rostock 1983

57. SCHÖNFELDER, J. — Neurophysiologische Aspekte der Kiefergelenkfunktion. Jahrestagung Ges. der Stomatologie der DDR, Leipzig 1983

58. KLUGE, R. — Die Hochfrequenzbeatmung. 8.Wiss. Kolloquium des Carl-Ludwig-Instituts, Leipzig 1983

59. SCHWARTZE, H.; EIFRIG, TH.; JOEL, A.; DELLAS, S. — Early changes of the excitation pattern of the cardiac ventricles and of the hemo-dynamics in the newborn period. 11th Intern. Congr. on Electrocardiology, Caen 1984

60. SCHWARTZE, H.; EIFRIG, TH.; JOEL, A. — Das kardioelektrische Feld in der Perinatalperiode. IV. Pathophysiologiekongreß mit intern. Beteiligung, Leipzig 1984

61. DELLAS, S.; EIFRIG, TH.; SCHWARTZE, H. — Die Wirkung der postnatalen Kreislaufumschaltung auf das FRANK-EKG (Tierexperimente). IV. Pathophysiologiekongreß mit intern. Beteiligung, Leipzig 1984

62. KÖSLING, S.; SCHWARTZE, H. — Zellvolumen des Blutes und Erregungsausbreitung über das postnatale Myokard bei 1 bis 5 Tage alten Meerschweinchen. IV. Pathophysiologiekongreß mit intern. Beteiligung, Leipzig 1984

63. EIFRIG, TH.; JOEL, A.; SCHWARTZE, H. — Das EKG in der Postnatalperiode – der Einfluß verschiedener Wachstumsprozesse. IV. Pathophysiolpgiekongreß mit intern. Beteiligung, Leipzig 1984

64. LENK, M.; EIFRIG, TH.; SCHWARTZE, H.; MÜCKE, D. — Zum Einfluß der postnatalen Kreislaufumschaltung auf das FRANK-EKG des Neugeborenen in den ersten 5 Lebenstagen. IV. Pathophysiologiekongreß mit intern. Beteiligung, Leipzig 1984

65. RIDWELSKI, K.; SCHWARTZE, H. — Elektrodenplazierungsfehler im FRANK-System – ihr Einfluß auf das EKG von Säuglingen. IV. Pathophysiologiekongreß mit intern. Beteiligung, Leipzig 1984

66. SCHÖNFELDER, J. — Die Entladungsfrequenz spontan tätiger Neurone des Nucl. vest. med. des Kaninchens in Abhängigkeit vom Lebensalter und eines akuten normobaren Sauerstoffmangels. IV. Pathophysiologiekongreß mit intern. Beteiligung, Leipzig 1984

67. SCHWARTZE, U.; RIDWELSKI, K. — Die Wirkung eines Schwimmtrainings auf die postnatale Motorikentwicklung und das Körperwachstum (Rattenversuche). IV. Pathophysiologiekongreß mit intern. Beteiligung, Leipzig 1984

68. JOEL, A.; EIFRIG, TH. — Das EKG in der Postnatalperiode: NELSON-Ableitungen am wachsenden Meerschweinchen. IV. Pathophysiologiekongreß mit intern. Beteiligung, Leipzig 1984

69. GOTTSCHALK, M.; EIFRIG, TH. — Hämorheologische Befunde bei Kindern mit kongenitalen zyanotischen Vitien. IV. Pathophysiologiekongreß mit intern. Beteiligung, Leipzig 1984

70. TEGETMEYER, H. — Zur Entwicklung der Koordination- und Dynamik spontaner Augen- und Kopfbewegungen des frei beweglichen Kaninchens im ersten Lebensmonat. IV. Pathophysiologiekongreß mit intern. Beteiligung, Leipzig 1984

71. KLUGE, R. — Tierexperimentelle Untersuchungen über den Einfluß von Insufflationsdruck und Insufflationsvolumen auf die Compliance. IV. Pathophysiologiekongreß mit intern. Beteiligung, Leipzig 1984

72. SCHÖNFELDER, J. — Die Abhängigkeit der Latenzzeit der okulo-motorischen Reaktionen von der Intensität der N.-amp.-Reizung beim Kaninchen verschiedener postnataler Altersgruppen. Gemeinschaftstagung Ges. für Neurowissenschaften und Ges der Physiologen der DDR, Jena 1984

73. TEGETMEYER, H. — Die Koordination der elektrischen Aktivität der äußeren Augenmuskeln des postnatal wachsenden Kaninchens bei statischer vestibulärer Reizung. Gemeinschaftstagung Ges. für Neurowissenschaften und Ges. der Physiologen der DDR, Jena 1984

74. Tegetmeyer, H. Postnatal development of the influence of static vestibulär Stimulation on the electric activity of the extraocular muscles in the rabbit. Intern. INTERMOZG-Symp. The Role of Sensory Inflow in the Development of Brain Functions, Suzdal/UdSSR 1984

75. Schönfelder, J. Die kritischen Hirnentwicklungsphasen beim Kaninchen. Workshop der Inst. für Pathologische Physiologie Jena–Leipzig, Jena 1984

76. Schönfelder, J. Morphological and functional development of extrinsic eye muscles in postnatal growing rabbits. Congr. Pediatr. Neurorehabilitation, Budapest / Ungarn 1984

77. Eifrig, Th. Prinzipielle Aspekte des NELSON-Systems: Anwendung in der Wachstumsperiode. 2.Symp. Arbeitskreis Klin. Elektrokardiologie der Militärmed. Akademie, Bad Saarow 1984

78. Ridwelski, K. Methodenkritische Betrachtungen zum FRANK-System. 2. Symp.Arbeitskreis Klin. Elektrokardiologie der Militärmed. Akademie, Bad Saarow 1984

79. Tegetmeyer, H. Postnatal'nyjj ontogenez vestibulo-glazod-vigatel'nykh reaktsii u krolokov, Weiterbildungslehrgang des Zentralinstituts für ärztliche Fortbildung der UdSSR, Moskau/UdSSR 1984

80. Kluge, R. Intermittierende Überdruckbeatmung beim Meerschweinchen – Probleme und Ergebnisse. Hering-Symp., Leipzig 1984

81. Tegetmeyer, H. The coordination of the EMG-responses of the extraocular muscles to static vestibulär stimulation in alert rabbits during the postnatal ontogenesis, Vth Intern. Symp. on Motor Control, Varna/ Bulgarien 1985

82. Dellas, S. Experimentelle Beeinflussung des extrakardialen Shunts in der Neugeborenenperiode und FRANK-EKG. Kolloquium 4 Theoria cum praxi, Leipzig 1985

83.	Ridwelski, K.; Schwartze, H.	Richtungs- und Magnitudenfehler im FRANK-EKG. Kolloquium 4 Theoria cum praxi, Leipzig 1985
84.	Tegetmeyer, H.	Das EMG der äußeren Augenmuskeln bei statischer Reizung. Kolloquium 4 Theoria cum praxi, Leipzig 1985
85.	Eifrig, Th.; Joel, A.	The effect of the transitional circulation on the newborn ECG. 12th Intern. Congr. on Electrocardiology, Minsk/UdSSR 1985
86.	Dellas, S.; Eifrig, Th.; Schwartze, H.	The influence of pulmonary vascular resistance on the QRS-vectorgram of the newborn (animal experiments). 12th Intern.Congr. on Electrocardiology, Minsk/UdSSR 1985
87.	Eifrig, Th.; Joel, A.	The effect of the transitional circulation on the newborn ECG. 6.Gemeinschaftstagung Ges. exp. Medizin der DDR, Berlin 1985
88.	Dellas, S.; Eifrig, Th.; Schwartze, H.	Der Einfluß des Lungengefäßwiderstandes auf das QRS-Vektorkardiogramm. 6.Gemeinschaftstagung Ges. exp. Medizin der DDR, Berlin 1985
89.	Schaefer, A.; Schönfelder, J.; Eifrig, Th.	Die Veränderung des YOUNGschen Elastizitätsmoduls während der postnatalen Ontogenese des Kaninchen-Bulbus-Gelenksystems. 6.Gemeinschaftstagung Ges. exp. Medizin der DDR, Berlin 1985
90.	Tegetmeyer, H.	Phasische Muskelaktivität bei tonischer Stimulation: Kennzeichen des vestibulo-okulären Reflexes in der frühen Postnatalperiode des Kaninchens. 6.Gemeinschaftstagung Ges. exp. Medizin der DDR, Berlin 1985
91.	Schwartze, H.	Pathophysiologie der fetalen Herz-Kreislaufregulation unter Hypoxie und Asphyxie. Wiss. Kolloquium des Bereiches Medizin Forschung und Praxis, Leipzig 1985
92.	Dellas, S.; Eifrig, Th.; Schwartze, H.	Der Einfluß des Lungengefäßwiderstandes auf das QRS-Vektorkardiogramm. 15. Symp. Arbeitsgemeinschaft Kinderkardiologie der Ges. für Pädiatrie der DDR, Kühlungsborn 1985

93. Tegetmeyer, H. — Statische Augenreflexe bei wachsenden Kaninchen. Wiss. Kolloquium des Carl-Ludwig-Instituts für Physiologie, Leipzig 1985

94. Schönfelder, J. — Intensity-dependent latencies of oculomotor reactions following electrical vestibular nerve stimulation. Symp. Neuroontogeneticum Quartum, Prag/CSSR 1985

95. Tegetmeyer, H. — Postnatal development of extraocular muscle coordination to static vestibular stimulation in the rabbit. Symp. Neuroontogeneticum Quartum, Prag/CSSR 1985

96. Schönfelder, J.; Tegetmeyer, H.; Joel, A.; Schramm, K. — The influence of perinatal acute hypoxia on the postnatal development of motor behaviour in rabbits. IVth Intern. Symp. on Infant Mortality, Berlin 1985

97. Kluge, R.; Kluge, M. — Kleintierbeatmungsgerät. Kongreß für Biomedizintechnik und Informationsverarbeitung, Leipzig 1985

98. Kluge, R. — Compliance, blood gases, and acid-base-balance in guinea pigs artificially ventilated with different IPPV patterns. Jubiläumskongreß der Ungarischen Physiologengesellschaft, Budapest/Ungarn 1985

99. Kluge, R. — Störungen der totalen Compliance und des Gaswechsels bei künstlicher Beatmung in Abhängigkeit von den gewählten Beatmungsparametern. 60. Arbeitstagung der Arbeitsgemeinschaft Pathophysiologie der Atmung, Berlin 1985

100. Schwartze, H.; Dellas, S.; Eifrig, Th.; Joel, A. — Zur reflektorischen Steuerung der Herzfrequenz beim Neugeborenen. II. Arbeitstagung Steuerung des Herzrhythmus Smolenice/CSSR 1986

101. Schwartze, H.; Kösling, S. — Influence of changes in hematocrit (Ht) on the neonatal ECG. Results in guinea pig. 10th Europ. Congr. of Perinatal Medicine, Leipzig 1986

102. Dellas, S.; Eifrig, Th. — On the circulatory response of newborns to a pharmacological reduction of pulmonary vascular resistance. 10th Europ. Congr. of Perinatal Medicine, Leipzig 1986

103. Kösling, S.; Schwartze, H. — Der Einfluß von Veränderungen des Hämatokrits auf das Neugeborenen-EKG. Ergebnisse vom Meerschweinchen. 2. Symp. Junger Wissenschaftler der Pathologischen und Klinischen Physiologie, Leipzig 1986

104. Dellas, S.; Eifrig, Th. — Über die Kreislaufantwort von Neugeborenen auf eine pharmakologische Verminderung des Lungengefäßwiderstandes. 2.Symp. Junger Wissenschaftler der Pathologischen und Klinischen Physiologie, Leipzig 1986

105. Schaefer, A.; Eifrig, Th.; Schönfelder, J. — Die Veränderung des YOUNGschen Elastizitätsmoduls während der postnatalen Ontogenese des Kaninchen-Bulbus-Gelenk-Systems. 2. Symp. Junger Wissenschaftler der Pathologischen und Klinischen Physiologie, Leipzig 1986

106. Schaefer, A. — Die passiv mechanischen Eigenschaften des Bulbusgelenksystems in der postnatalen Ontogenese. 2. Symp. Junger Wissenschaftler der Pathologischen und Klinischen Physiologie, Leipzig 1986

107. Kluge, R. — Lungenmechanik und Gaswechsel bei Überdruckbeatmung von Meerschweinchen. 2. Symp. Junger Wissenschaftler der Pathologischen und Klinischen Physiologie, Leipzig 1986

108. Walter, Th. — Beitrag zur Entwicklung eines Tests zur objektiven Klassifizierung von circardianen Aktivitätstypen. 2. Symp. Junger Wissenschaftler der Pathologischen und Klinischen Physiologie, Leipzig 1986

109. Schirmer, E. — Erfahrungen mit einer Methode zur Bestimmung des Gestationsalters von Meerschweinchen. 2. Symp. Junger Wissenschaftler der Pathologischen und Klinischen Physiologie, Leipzig 1986

110. Schwartze, U. — Auswirkungen eines Schwimmtrainings auf das EKG in der Ontogenese (Versuche mit Ratten) 2. Symp. Junger Wissenschaftler der Pathologischen und Klinischen Physiologie, Leipzig 1986

111.	ALBERT, W.	Entwicklung und Bau eines elektronischen Temperaturmeßgerätes und Anpassung eines Thermofühlers an neugeborene Kaninchen. 2. Symp. Junger Wissenschaftler der Pathologischen und Klinischen Physiologie, Leipzig 1986
112.	LORENZ, I.	Dynamische Atemparameter wacher erwachsener Meerschweinchen. 2. Symp. Junger Wissenschaftler der Pathologischen und Klinischen Physiologie, Leipzig 1986
113.	KRETZSCHMAR, K.	Die Veränderungen blutchemischer Parameter während einer dreistündigen Hypoxie (FiO2= 0,05) beim neugeborenen Kaninchen am ersten Lebenstag. 2. Symp. Junger Wissenschaftler der Pathologischen und Klinischen Physiologie, Leipzig 1986
114.	WOLDAG, H.	Die Registrierung von Kopfstellung und Kopfbewegung beim frei beweglichen Kaninchen im Verlauf der postnatalen Entwicklung mit einer Induktionsspulenmethode. 2. Symp. Junger Wissenschaftler der. Pathologischen und Klinischen Physiologie, Leipzig 1986
115.	SCHWARTZE, H.	Rechnergestützte EKG-Auswertung und ihre Voraussetzungen. 19. Erfurter Tagung über Pathophysiologie, Erfurt 1986
116	KLUGE, R.	Die Beeinflussung von Lungenmechanik und Gaswechsel durch verschiedene Beatmungsparameter bei IPPV im Vergleich zur Spontanatmung – Versuche am Meerschweinchen. Kolloquium 5 Theoria cum praxi, Leipzig 1986
117.	EIFRIG, TH.	Bestimmung von Lage, Größe und Richtung des elektrischen Dipolmoments des Herzens mit dem NELSON-Ableitungssytem. Kolloquium 6 Theoria cum praxi, Leipzig 1986
118.	SCHÖNFELDER, J.	Mikroelektrodenuntersuchungen zum Einfluß akuter Hypoxie auf spontantätige Neurone des vestibulären Kerngebietes bei Kaninchen verschiedener postnataler Altersstufen. Kolloquium 6 Theoria cum praxi, Leipzig 1986

119. Schönfelder, J. — Die spontane Aktionspotentialfrequenz von Vestibularisneuronen in verschiedenen Altersstufen des Kaninchens und ihre Veränderung unter Hypoxie. Kolloquium 6 Theoria cum praxi, Leipzig 1986

120. Tegetmeyer, H. — Die zentralnervöse Kontrolle der Augenstellung im Bewegungsraum: Untersuchungen über den Einfluß einer postnatalen Hypoxie auf die Entwicklung von Augen- und Kopfbewegungen beim Kaninchen. Kolloquium 6 Theoria cum praxi, Leipzig 1986

121. Schaefer, A.; Schönfelder, J. — Methode zur synchronen monokularen Registrierung der Bewegungen beider Augen unter klinischen Bedingungen. Kolloquium 6 Theoria cum praxi, Leipzig 1986

122. Schönfelder, J.; Tegetmeyer, H. — Beitrag zur Pathophysiologie hypoxisch bedingter Zerebralschäden unter besonderer Berücksichtigung vestibulomotorischer Reaktionen. 6. Tagung der Arbeitsgemeinschaft Physiologie der Ges. für Militärmedizin, Dresden 1986

123. Schönfelder, J.; Kretzschmar, K.; Schramm, Ch.; Schramm, K.; Tegetmeyer, H. — Hypoxieinduzierte vegetative Reaktionen des neugeborenen Kaninchens sowie Veränderung seiner postnatalen vestibulomotorischen Entwicklung. Symp. Hypoxie und Hypoxiekriterien, Güstrow 1986

124. Dellas, S.; Eifrig, Th. — Über Regulationsvorgänge im Neugeborenenkreislauf bei pharmakologischer Beeinflussung des Lungenwiderstandes. 27. Wiss. Veranstaltung der Forschungsabt. Untergewichtiges Frühgeborenes, Forschungsprojekt Perinatologie, Leipzig 1986

125. Schirmer, E.; Schwartze, H. — Herzhypertrophie nach chronischer Volumenbelastung im frühen Wachstumsalter – Experimente mit CO-exponierten Meerschweinchen. Jubiläumstagung Ges. für Pathologische und Klinische Physiologie der DDR, Jena 1987

126. Schönfelder, J.; Tegetmeyer, H. — Passagere und permanente vestibulomotorische Funktionsstörungen nach einer frühpostnatalen Hypoxie bei Kaninchen. Jubiläumstagung Ges. für Pathologische und Klinische Physiologie der DDR, Jena 1987

127. TEGETMEYER, H.; WOLDAG, H. — Der Einfluß mehrstündiger frühpostnataler Hypoxiebelastung auf die Entwicklung von Kopfhaltung und Kopfbewegung beim Kaninchen. Jubiläumskongreß Ges. für Pathologische und Klinische Physiologie der DDR, Jena 1987

128. KLUGE, R.; KLUGE, M. — Minimierung von Wärmeverlusten bei Brandverletzten durch Raumklimatisierung mit Tapetenheizung. Jubiläumskongreß Ges. für Pathologische und Klinische Physiologie der DDR, Jena 1987

129. DELLAS, S.; SCHWARTZE, H. — FRANK-ECG and systolic time intervals in the neonate from the 1st to the 4th day of life. Symp. Clinical Physiology and Pharmacology of Perinatal Period, Smolenice/CSSR 1987

130. SCHWARTZE, H.; KÖSLING, S. — ECG and hematocrit in the perinatal period – results from animal experiments. Symp. Clinical Physiology and Pharmacology of Perinatal Period, Smolenice/CSSR 1987

131. SCHIRMER, E.; SCHWARTZE, H. — ECG of postnatally growing guinea pigs with carbon monoxide induced cardiomegaly. 14th Intern. Congr. on Electrocardiology, Berlin 1987

132. SCHWARTZE, U.; SCHWARTZE, H., — Swimming exercise in postnatally growing rats: influence on various ECG parameters. 14th Intern. Congr. on Electrocardiology, Berlin 1987

133. DELLAS, S.; EIFRIG, T. — Experimental simulation of the postnatal decrease of pulmonary vascular resistance: effect on the ECG, 14th Intern. Congr. on Electrocardiology, Berlin 1987

134. EIFRIG, TH.; SZATHMARY, V. — Computer Simulation of cardiac excitation in the hypertrophic heart. 14th Intern. Congr. on Electrocardiology, Berlin 1987

135. SCHWARTZE, H. — Nachweis von Wachstumseinflüssen auf das EKG, abgeleitet am Menschen zwischen Neugeborenen- und Präpubertätsalter und im Tierexperiment mit dem elektrisch korrigierten NELSON-System. Kolloquium 7 Theoria cum praxi, Leipzig 1987

136 SCHWARTZE, U. — Nachweis der Ausbildung exzentrischer Hypertrophie des kindlichen Herzens in elektrisch korrigierten EKG – Ableitungen (FRANK-System) nach Trainingsbelastung im Tierexperiment. Kolloquium 7 Theoria cum praxi, Leipzig 1987

137. SCHWARTZE, H. — Beeinflussung elektrisch korrigiert abgeleiteter EKG-Kurven (FRANK-System) durch variable Gewebswiderstände? Befunde aus Experimenten mit Meerschweinchen in der Perinatalperiode. Kolloquium 7 Theoria cum praxi, Leipzig 1987

138. DELLAS, S. — Nachweis hämodynamisch bedingter EKG-Veränderungen aus Ableitungen mit dem elektrisch korrigierten FRANK-System von gesunden Neugeborenen in der frühen Postnatalperiode und im Tierexperiment. Kolloquium 7 Theoria cum praxi, Leipzig 1987

139. EIFRIG, TH. — Modellrechnungen zur Hypertrophieabbildung im EKG und Auswahl geeigneter EKG-Parameter zur Hypertrophiediagnostik. Kolloquium 7 Theoria cum praxi, Leipzig 1987

140. SCHÖNFELDER, J.; TEGETMEYER, H. — Vestibulo-motor functions in postnatal growing rabbits following a hypoxic insult at the first day of life. 2nd Europ. CIANS-Conf. on the Interdisciplinary Study of Higher Nervous Functions, Magdeburg 1987

141. TEGETMEYER, H. — The postnatal development of eye-head coordination in spontaneously behaving rabbits. 2nd Europ. CIANS-Conf. on the Interdisciplinary Study of Higher Nervous Functions, Magdeburg 1987

142. SCHÖNFELDER, J.; KRETZSCHMAR, K. — Vegetative Reaktionen des neugeborenen Kaninchens während einer frühpostnatalen mehrstündigen Hypoxie. Jahrestagung Ges. der Physiologen der DDR mit intern. Beteiligung, Halle 1987

143. SCHAEFER, A.; SCHÖNFELDER, J.; EIFRIG, TH. — Die postnatalen Veränderungen des YOUNG-schen Elastizitätsmoduls vom Bulbus-oculi-Gelenksystem des Kaninchens. Jahrestagung Ges. der Physiologen der DDR mit intern. Beteiligung, Halle 1987

144.	Kösling, S.	Untersuchungen zum Einfluß von Thoraxinho-mogenitäten auf das Neugeborenen-EKG – Ergebnisse vom Meerschweinchen. Jahrestagung Ges. der Physiologen der DDR mit intern .Beteiligung, Halle 1987
145.	Eifrig, Th.; Dellas, S.	Der Kreislaufzustand des neugeborenen Meerschweinchens: Experimentelle Beeinflussung und mathematische Simulation. Jahrestagung Ges. der Physiologen der DDR mit intern. Beteiligung, Halle 1987
146.	Tegetmeyer, H.	Die postnatale Entwicklung der Koordination von Augen- und Kopfbewegungen als Grundlage der Orientierung im Bewegungsraum. Untersuchungen am frei beweglichen Kaninchen. Jahrestagung Ges. der Physiologen der DDR mit intern. Beteiligung, Halle 1987
147.	Kluge, R.	Die Dehnungscharakteristik des Lunge-Thorax-Systems und die Grenze der physiologischen Dehnbarkeit – Versuche am Meerschweinchen. Jahrestagung Ges. der Physiologen der DDR mit intern. Beteiligung, Halle 1987
148.	Schwartze, U.	Einfluß eines Schwimmtrainings in der Wachstumsperiode auf ausgewählte EKG-Parameter – Versuche an Ratten. Jahrestagung Ges. der Physiologen der DDR mit intern. Beteiligung, Halle 1987
149.	Schönfelder, J.	Zur postnatalen Entwicklung vestibulo-okulärer Reaktionen bei Kaninchen. Weiterbildungsveranstaltung ZOLIUV, Moskau/ UdSSR 1987
150.	Schaefer, A.; Schönfelder, J.	Existiert bei Kleinkindern ein Asynchronieintervall während horizontaler sakkadischer Augenbewegungen? 11.Tagung Arbeitsgemeinschaft Neuroophthalmologie, Leipzig 1987
151.	Schaefer, A.; Schönfelder, J.; Lietz, R.	Is there an asynchronic interval during horizontal saccadic eye movements in young children? 10th Europ. Conf. on Visual Perception, Varna/Bulgarien 1987
152.	Schönfelder, J.; Tegetmeyer, H.	Pathomechanismen bei perinatalen Hypoxieschäden des ZNS. Schacher-Symp., Leipzig 1987

153.	Schönfelder, J.	Veränderungen morphologischer und funktioneller Parameter als Teilmechanismen der postnatalen Entwicklung vestibulo-okulärer Reaktionen beim Kaninchen. Symp. Verhaltensentwicklung der Ges. Physik, und Mathemat. Biologie der DDR, Reinhardtsbrunn 1987
154.	Eifrig, Th.; Schirmer, E.	Determination of location, magnitude, and direction of electrical heart dipole moment in animal experiments. Intern. Symp. Biophys. Extracell. Pot.Fields, Varna/Bulgarien 1987
155.	Tegetmeyer, H.	Der Einfluß kombinierter tonischer vestibulärer und propriozeptiver Stimulation auf die Augenmuskelaktivität des Kaninchens während der postnatalen Ontogenese. Tagung Ges. für Neurowissenschaften der DDR, Berlin 1987
156.	Tegetmeyer, H.	Die Auslösung des kalorischen Nystagmus in der Schwerelosigkeit: Neue Aspekte der Funktion des Vestibularapparates und ihre Bedeutung für die Aktualisierung des Lehrinhaltes der physiologischen Ausbildung der Medizinstudenten. Symp. zur Abstimmung der Lehrinhalte, Masserberg 1987
157.	Tegetmeyer, H.; Woldag, H.	Die normale postnatale Entwicklung der Koordination und Dynamik von Kopf- und Rumpfbewegungen bei frei beweglichen spontan aktiven Kaninchen. Kolloquium des Inst. für Pathologische Physiologie Jena, Jena 1987
158.	Tegetmeyer, H.	EMG-responses of extra ocular muscles to tonic vestibular and neck Stimulation in alert rabbits during the postnatal ontogenesis. Second IBRO World Congr. of Neuroscience, Budapest/Ungarn 1987
159.	Kluge, M.; Kluge, R.	Regelbares elektrisches Tepidarium. 2. Europäisches Hyperthermie-Symp., Dresden 1987
160.	Kluge, M.; Kluge, R.; Gmyrek, G.	Tapetenheizungssystem in der Intensivtherapie für Brandverletzte. 6. Tagung der med. Wissenschaften am Bezirkskrankenhaus St.Georg, Leipzig 1987

161.	Schwartze, H.	Peri- und frühpostnatale Entwicklung des kardio-elektrischen Feldes, untersucht am Meerschweinchen. Vortrag und Seminar am Physiologischen Institut, Regensburg 1988
162.	Schwartze, H.	Perinatal development of the equivalent dipole: related to naturally occurring alterations of the electrical conductivity of tissues? 15th Intern. Congr. on Electrocardiology, Wiesbaden 1988
163.	Szathmary, V.; Ruttkay-Nedecky, I.; Eifrig, Th.; Sajban, S. ,	A Computer model study of the effect of rotation of the heart around its longitudinal axis on vector-cardiographic parameters. 15th Intern. Congr. on Electrocardiology, Wiesbaden 1988
164.	Schwartze, H.	Entwicklungsphysiologische Aspekte der Atmung. Lehrgang Physiologie und Pathophysiologie der Atmung und der Niere der Akademie für Ärztliche Fortbildung der DDR, Bresewitz 1988
165.	Schwartze, H.	Das Elektrokardiogramm vor und nach der Geburt im Tierversuch. 3.Wiss. Symp. der Arbeitsgruppe Kardiologie an der Militärmed. Akademie, Bad Saarow 1988
166.	Schwartze, H.	Die postnatale pulmonale Adaptation. Fortbildungsveranstaltung der Akademie für Ärztliche Fortbildung der DDR für Pädiater, Bagenz 1988
167.	Schirmer, E.; Schwartze, H.	Effect of mild chronic hypoxia on the infantile heart: ECG of guinea pigs pre- and postnatally treated with carbon monoxide. Intern. Symp. on Hypoxia, Berlin 1988
168.	Schönfelder, J.; Tegetmeyer, H.; Woldag, K.; Woldag, H.	A follow-up study of perinatally hypoxic rabbits. Intern. Symp. on Hypoxia, Berlin 1988
169.	Schönfelder, J.; Tegetmeyer, H.	Pathomechanismen zerebraler Schädigungen während und nach einer perinatalen Hypoxie. Wiss. Tagung der Forschungsabt. Untergewichtiges Neugeborenes, Forschungsprojekt Perinatologie, Leipzig 1988

170.	Schönfelder, J.	Zur Pathophysiologie des Kreislaufes (Hypertonie). Fortbildungsveranstaltung Ges. für Toxikologie der DDR, Leipzig 1988
171.	Schönfelder, J.	Pathophysiologie des Schocks. Fortbildungsveranstaltung Ges. für Toxikologie der DDR, Leipzig 1988
172.	Schönfelder, J.	Zur Pathophysiologie der Motorik. Fortbildungsveranstaltung Ges. für Toxikologie der DDR, Leipzig 1988
173.	Zschäckel, M.; Rother, P.; Schönfelder, J.	Zum postnatalen Wachstum des Schallantransportapparates im Mittelohr des Menschen und des Kaninchens. 4. Morphologie-Kolloquium Sektion Veterinärmedizin der Karl-Marx-Universität, Leipzig 1988
174.	Szathmary, V.; Eifrig, Th.; Ruttkay-Nedecky, I.; Sajban, S.	The image of ventricular hypertrophy and right ventricular dilatation in the parameters of cardiac electric field. A model study. Biosignal '88, Brno/CSSR 1988
175.	Eifrig, Th.	Das EKG als funktionsdiagnostische Methode. Lehrgang Pathophysiologie Herz-Kreislaufsystem der Akademie für Ärztliche Fortbildung der DDR, Erfurt 1988
176.	Dähnert, U.	Entwicklung des Herzrhythmus in der frühen Wachstumsperiode – experimentelle Untersuchungen an neugeborenen Meerschweinchen. Kolloquium 8 Theoria cum praxi, Leipzig 1988
177.	Schirmer, E.	Wie wirkt chronische milde Hypoxie durch COHb auf das fetale im Unterschied zum infantilen Herz-Kreislaufsystem? EKG-Befunde aus Experimenten mit Meerschweinchen. Kolloquium 9 Theoria cum praxi, Leipzig 1988
178.	Eifrig, Th.	Beschreibung der perinatalen Kreislaufumstellung: ein einfaches Computermodell. Kolloquium 9 Theoria cum praxi, Leipzig 1988
179.	Ridwelski, K.	Experimentelle Untersuchungen an infantilen und juvenilen Ratten über den Effekt von Elektrodendislozierungen auf EKG-Parameter. Kolloquium 9 Theoria cum praxi, Leipzig 1988

180. TEGETMEYER, H. Changes of EMG activity patterns of extra-ocular muscles and the tonic control of eye position during the postnatal development of the rabbit. 2nd Intern. Symp. Basic and Applied Aspects of Muscle Physiology, Reinhardtsbrunn 1988

181. TEGETMEYER, H. Koordination von Augen- und Kopfbewegungen als Grundlage der visuellen Orientierung im Bewegungsraum. Kolloquium der Berliner Physiologischen Ges., Berlin 1988

182. KLUGE, R. Perfusionsstörungen der Lunge bei unzweckmäßiger künstlicher Beatmung. 23. Erfurter Tagung, Erfurt 1988

183. SCHIRMER, E.; SCHWARTZE, H. Experimental discrimination between two developmental processes influencing simultaneoualy the neonatal ECG: myocardial growth and hemodynamic loading. 16th Intern. Congr.on Electrocardiology, Budapest/Ungarn 1989

184. EIFRIG, TH.; SZATHMARY, V. Computer Simulation of cardiac activation to determine the electrical center and-non-dipolarity of the cardioelectric generator. 16th Intern. Congr.on Electrocardiology, Budapest/Ungarn 1989

185. SCHWARTZE, H.; KELLER, K.; MÜCKE, D. Pilotstudie zur Messung des Dipolmomentes des Herzens bei Kindern unterschiedlicher Körpergröße. Gemeinsame Jahrestagung Ges. der Physiologen der DDR und Ges. für Pathologische und Klinische Physiologie der DDR mit intern.Beteiligung, Leipzig 1989

186. SCHÖNFELDER, J.; SCHAEFER, A. Die Entladungsfrequenz von Neuronen des vestibulären Kernkomplexes bei Hypoxiereizung. Gemeinsame Jahrestagung Ges. der Physiologen der DDR und Ges. für Pathologische und Klinische Physiologie der DDR mit intern. Beteiligung, Leipzig 1989

187. SCHAEFER, A.; SCHÖNFELDER, J. Die Bewegungskoordination der Augen bei horizontalen Willkürsakkaden und Aspekte ihrer Störungen im Kindesalter. Gemeinsame Jahrestagung Ges. der Physiologen der DDR und Ges. für Pathologische und Klinische Physiologie der DDR mit intern. Beteiligung, Leipzig 1989

188. Eifrig, Th. Ein mathematisches Modell zur Beschreibung der postnatalen Kreislaufumstellung. Gemeinsame Jahrestagung Ges. der Physiologen der DDR und Ges. für Pathologische und Klinische Physiologie der DDR mit intern. Beteiligung, Leipzig 1989

189. Schwartze, Th.; Tegetmeyer, H. Untersuchungen der postnatalen Entwicklung motorischer Reaktionen bei normalen und frühpostnatal hypoxisch belasteten Versuchstieren mit Hilfe einer elektromyographischen Methode. Gemeinsame Jahrestagung Ges. der Physiologen der DDR und Ges. für Pathologische und Klinische Physiologie der DDR mit intern. Beteiligung, Leipzig 1989

190. Pudell, A.; Tegetmeyer, H. Anwendung einer Induktionsspulenmethode zur Analyse der postnatalen Entwicklung von Kaubewegungen beim frei beweglichen Kaninchen. Gemeinsame Jahrestagung Ges. der Physiologen der DDR und Ges. für Pathologische und Klinische Physiologie der DDR mit intern. Beteiligung, Leipzig 1989

191. Tegetmeyer, H. Die postnatale Entwicklung der Koordination und Dynamik spontaner Augen- und Kopfbewegungen: Auswirkungen einer akuten Hypoxiebelastung. Gemeinsame Jahrestagung Ges. der Physiologen der DDR und Ges. für Pathologische und Klinische Physiologie der DDR mit intern. Beteiligung, Leipzig 1989

192. Kluge, M.; Walter, Th. Methode zur Untersuchung des EKG in Abhängigkeit vom intraventrikulären Druck an isolierten Herzen neugeborener Meerschweinchen. Gemeinsame Jahrestagung Ges. der Physiologen der DDR und Ges. für Pathologische und Klinische Physiologie der DDR mit intern. Beteiligung, Leipzig 1989

193. Schirmer, E. Pathophysiologische Folgen chronischer Kohlenmonoxidbelastung für Kreislauf und Herz von Feten und Neugeborenen. Gemeinsame Jahrestagung Ges. der Physiologen der DDR und Ges. für Pathologische und Klinische Physiologie der DDR mit intern. Beteiligung, Leipzig 1989

194.	SIKORRA, S.; EIFRIG, TH.	On-line-Verarbeitung von EKG-Ableitungen nach NELSON zur Berechnung und Darstellung des Dipolmoments. Gemeinsame Jahrestagung Ges. der Physiologen der DDR und Ges. für Pathologische und Klinische Physiologie der DDR mit intern. Beteiligung, Leipzig 1989
195.	SCHWARTZE, H.; EIFRIG, TH.; DÄHNERT, U.	Regulatory influence on the heart rhythm during the neonatal period. 3rd Bilateral Symp. on Heart Rhythm, Bad Liebenstein 1989
196.	SCHÖNFELDER, J.; GRÜNDER, W.; KELLER, TH.	Ergebnisse der 31P-NMR-in-vivo-Spektroskopie vom Kaninchen-Kortex unter Hypoxiebelastung. Kolloquium 10 Theoria cum praxi, Leipzig 1989
197.	TEGETMEYER, H.; WOLDAG, H.	Einfluß einer Hypoxiebelastung am ersten Lebenstag auf die postnatale Entwicklung spontaner Augen- und Kopfbewegungen beim Kaninchen. Kolloquium 10 Theoria cum praxi, Leipzig 1989
198.	SCHWARTZE, TH.; TEGETMEYER, H.	Veränderungen der Skelettmuskelreaktion bei Fallreizung nach einer Hypoxiebelastung am ersten Lebenstag – EMG-Untersuchungen am postnatal wachsenden Kaninchen. Kolloquium 10 Theoria cum praxi, Leipzig 1989
199.	SCHÖNFELDER, J.; LAUTENBACH, S.; LEHMANN, K.; SCHAEFER, A.	Die Wirkung einer frühpostnatalen Hypoxie auf die Entwicklung von Augenbewegungen. IV. Symp. Neuro-Otologie, Berlin 1989
200.	SCHAEFER, A.; SCHÖNFELDER, J.	Die Realisierung der Koordination schneller horizontaler Augenbewegungen und Aspekte ihrer Störung. IV. Symp. Neuro-Otologie, Berlin 1989
201.	SCHÖNFELDER, J.; GRÜNDER, W.	Ergebnisse der in-vivo-31P-NMR-Spektroskopie vom Kortex neugeborener Kaninchen unter Hypoxiebelastung. Symp. Pathogenesis and Monitoring of Hypoxic-Ischemic Brain Injuries, Rudolstadt 1989

202. TEGETMEYER, H. Vlijanie ostrojj perinatal'nojj gipogsii na postnatal'noe razvitie koordinatsii i dinamiki samoproizol-nykh dvizhenijj glaz, golovy i tulovishcha: Issledovanija na svobodno peredvigajushchikhsja krolikakh. Institut für Höhere Nerventätigkeit und Neurophysiologie der Akademie der Wissenschaften der UdSSR, Moskau/UdSSR 1989

203. EIFRIG, TH. Cardiovascular modelling to describe the changes in the circulation after birth. Sat. Symp. of the IUPS-Congr., Central and Peripheral Interrelations between Blood Pressure Control Mechanism, Rostock 1989

204. SCHWARTZE, TH. Myographie im Tierexperiment zur Untersuchung normaler und pathologischer Entwicklung: chronische Registriertechnik und Auswertung. 6. Interdisziplinäres Symp. Oral-Anatomie, Rostock 1989

205. PUDELL, A.; TEGETMEYER, H. Anwendung einer Induktionsspulenmethode zur Analyse der postnatalen Entwicklung von Kaubewegungen beim frei beweglichen Kaninchen. 6.Interdisziplinäres Symp. Oral-Anatomie, Rostock 1989

206. KLUGE, M.; KLUGE, R. Der Einfluß des Luftgehaltes auf den elektrischen Lungengewebswiderstand – Untersuchungen am fetalen Meerschweinchen. 3. Symp.Junger Wissenschaftler der Pathologischen und Klinischen Physiologie, Magdeburg 1989

207. SCHIRMER, E. Wie wirkt chronische milde Hypoxie durch CO Hb auf fetales und infantiles Herz-Kreislaufsystem? Tierexperimentelle EKG-Befunde. 3.Symp.Junger Wissenschaftler der Pathologischen und Klinischen Physiologie, Magdeburg 1989

208. WALTER, TH. Entwicklung eines Tests zur objektiven Klassifizierung von Aktivitätstypen. 3.Symp. Junger Wissenschaftler der Pathologischen und Klinischen Physiologie, Magdeburg 1989

209. EIFRIG, TH. Zur Theorie des kardioelektrischen Feldes in der postnatalen Wachstumsperiode. Vortrag anläßlich der Promotion B, Math.-Nat. Fak. Karl-Marx-Univ., Leipzig 1989

210.	Tegetmeyer, H.	The postnatal development of saccadic eye and head movements in freely moving rabbits. 31st Intern. Congr.of Physiological Sciences, Helsinki/Finnland 1989
211.	Tegetmeyer, H.	Der Einfluß einer perinatalen Hypoxiebelastung auf die postnatale Entwicklung motorischer Funktionen, insbesondere der Bewegungen von Augen und Kopf. Vortrag anläßlich der Promotion B, Med.Fak. Karl-Marx-Univ., Leipzig 1990
212.	Schwartze, H.; Keller, K.; Mücke, D.; Kluge, R.; Sikorra, S.	Aufnahme von physikalisch korrigierten EKG an Probanden im Wachstumsalter mit zwei verschiedenen Ableitsystemen. Kolloquium 11 Theoria cum praxi, Leipzig 1990
213.	Schwartze, H.; Schneider, P.; Maneck, E.; Häusler, H.-J.; Eifrig, Th.; Kluge, M.; Walther, Th.	Normale und gestörte kardiale Anpassung junger Säuglinge. Kolloquium 11 Theoria cum praxi, Leipzig 1990
214.	Kluge, R.; Schneider, P.; Eifrig, Th.; Sikorra, S.; Schwartze, H.; Szathmary, V.	Normales und pathologisches Herzwachstum bei Säuglingen und jungen Kindern. Kolloquium 11 Theoria cum praxi, Leipzig 1990
215.	Schönfelder, J.; Schaefer, A.; Hoffmann, W.	Chronische Folgen einer akuten hypoxischen Schädigung des neugeborenen Kaninchens im Nucl. triangularis. Kolloquium 11 Theoria cum praxi, Leipzig 1990
216.	Schaefer, A.; Schönfelder, J.	Untersuchungen zum Asynchronieintervall von horizontalen konjugierten Augenbewegungen bei gesunden und perinatal geschädigten Kindern. Kolloquium 11 Theoria cum praxi, Leipzig 1990

217. Eifrig, Th.; Walter, Th.; Kluge, M. — Mathematisches Modell des Neugeborenenkreislaufes: Einsatz im Zusammenhang mit experimentellen Veränderungen des Lungengefäßwiderstandes zur Erzeugung von Linksherzvolumenbelastungszuständen im Tierexperiment mit Ableitungen korrigierter EKG. Kolloquium 11 Theoria cum praxi, Leipzig 1990

218. Schönfelder, J. — Akute und chronische Folgen einer perinatalen Hypoxie im Tierversuch. Instituts-Kolloquium Jansen Research Foundation, Neuss 1990

219. Eifrig, Th.; Sikorra, S. — The path of the electrical center of the heart during cardiac activation. Comparison of experimental data with results of computer simulation. Symp. Cardiac electric field, its measuring, modelling, and interpretation, Stara Lesna/CSSR 1990

220. Kluge, R. — Zur Beeinflussung der Lungenperfusion durch Beatmung. 5. Leipziger Symp. über aktuelle Probleme der Intensivmedizin, Leipzig 1990

221. Schwartze, H.; Schwartze, Th.; Tegetmeyer, H. — Vestibulomotorische Reaktionen während des freien Falls und in der Landephase von perinatal hypoxisch geschädigten Kaninchen. 17th Intern. NES Congr., Bad Kissingen 1990

222. Tegetmeyer, H. — Das Zusammenwirken von Augen- und Kopfbewegungen bei der visuellen Orientierung im Bewegungsraum – Untersuchungen an frei beweglichen Kaninchen im Verlauf der postnatalen Entwicklung Symp. Sensomotorik der Orientierung, Leipzig 1990

223. Walter, Th. — Entwicklung eines Tests zur objektiven Klassifizierung von Aktivitätstypen. 68. Tagung der Deutschen Physiologischen Ges., Heidelberg 1990

224. Pudell, A.; Tegetmeyer, H. — Anwendung einer Induktionsspulenmethode zur Analyse der postnatalen Entwicklung von Kaubewegungen beim frei beweglichen Kaninchen. 68. Tagung der Deutschen Physiologischen Ges., Heidelberg 1990

225. Pudell, A.; Tegetmeyer, H. — Anwendung einer Induktionsspulenmethode zur Analyse der postnatalen Entwicklung von Kaubewegungen beim frei beweglichen Kaninchen. 18. Göttinger Neurobiologentagung Gehirn – Wahrnehmung – Kognition, Göttingen 1990

226. Schönfelder, J.; Schaefer, A.; Woldag, K. — Folgen einer Hypoxiebelastung auf die Entladungsfrequenz vestibulärer Neurone bei postnatal wachsenden Kaninchen. Symp. Ontogenese, Struktur und Funktion von zentralen Synapsen, Heidelberg 1990

227. Tegetmeyer, H.; Raevsky, V. V. — Cholinerge Beeinflussung der Aktivität neo-kortikaler Neurone nach neonataler Applikation von 6-OHDA. Symp. Ontogenese, Struktur und Funktion von zentralen Synapsen, Heidelberg 1990

228. Schaefer, A.; Schönfelder, J. — Zur Analyse schneller horizontaler Augenbewegungen im Kindesalter. Symp. Ontogenese, Struktur und Funktion von zentralen Synapsen, Heidelberg 1990

229. Eifrig, Th. — Ein mathematisches Modell zur Beschreibung der postnatalen Kreislaufumstellung. Vortrag und Seminar, Physiologisches Institut Regensburg 1990

230. Schönfelder, J. — Zur Pathophysiologie des Kreislaufes. Fortbildungsveranstaltung der Ges. Toxikologie der DDR, Leipzig 1990

231. Schönfelder, J. — Zur Pathophysiologie des Schocks. Fortbildungsveranstaltung der Ges. Toxikologie der DDR, Leipzig 1990

232. Schönfelder, J. — Zur Pathophysiologie der Niere. Fortbildungsveranstaltung der Ges. Toxikologie der DDR, Leipzig 1990

233. Schönfelder, J. — Zur Pathophysiologie der Motorik. Fortbildungsveranstaltung der Ges. Toxikologie der DDR, Leipzig 1990

234. Eifrig, Th.; Sikorra, S. — Extracting Information about the location of cardiac activation processes from NELSON leads. Results from normal man. 18th Intern. Congr. on Electrocardiology, Warschau/Polen 1991

235.	KLUGE, R.; SCHWARTZE, H.; EIFRIG, TH.; SIKORRA, S.	Measurement of cardiac dipole moment in children. Reflection of cardiac growth. 18th Intern. Congr. on Electrocardiology, Warschau/Polen 1991
236.	KLUGE, R.; EIFRIG, TH.; SCHWARTZE, H.; MANECK, E.	Korrigierte Elektrokardiographie im Wachstumsalter als nichtinvasives diagnostisches Hilfsmittel. 25. Jahrestagung Deutsche Ges. für Pädiatr. Kardiologie, Mainz 1991
237.	KLUGE, R.; MANECK, E.; SCHNEIDER, P.; HÄUSLER, H.-J.; MEISTER, E.-M.	Rechts- und Linkshypertrophie im NELSON-EKG 25. Jahrestagung Deutsche Ges. für Pädiatr. Kardiologie, Mainz 1991.
238.	SCHAEFER, A.	Binokulare Koordination bei Ausführung horizontaler Willkürsakkaden. Symp. Vestibularfunktion und Motorik zu Ehren des 60.Geburtstages von P. Schwartze, Leipzig 1991
239.	SCHÖNFELDER, J.	Peter Schwartze – Hochschullehrer und pädiatrisch orientierter Physiologe. Laudatio anläßlich des 60. Geburtstages, Leipzig 23.5.1991 Symp. Vestibularfunktion und Motorik zu Ehren des 60.Geburtstages von P. Schwartze, Leipzig 1991
240.	TEGETMEYER, H.	Die Bedeutung der okulomotorischen Effekte phasischer und tonischer vestibulärer Stimulation in der postnatalen Entwicklung des Kaninchens im Hinblick auf eine neue Interpretation des Charakters vestibulo-okulärer Reflexe. Symp.Vestibularfunktion und Motorik zu – Ehren des 60.Geburtstages von P. Schwartze, Leipzig 1991
241.	SCHÖNFELDER, J.	Vestibulärer Reizentzug und perinataler Sauerstoffmangel als epigenetische, die Entwicklung vestibulär ausgelöster Reaktionen beeinflussende Faktoren Symp. Vestibularfunktion und Motorik zu Ehren des 60.Geburtstages von P. Schwartze, Leipzig 1991
242.	SCHAEFER, A.; SCHÖNFELDER, J.	Binocular coordination of voluntary horizontal saccadic eye movements in childhood and possible origins of their modification. 6th Europ. Conf.on Eye Movements, Leuven/ Belgien 1991

243. TEGETMEYER, H. — Effects of perinatal hypoxia on the postnatal development of spontaneous eye and head movements in rabbits. 6th Europ. Conf. on Eye Movements, Leuven/ Belgien 1991

244. TEGETMEYER, H. — Postnatal development of binocular coordination of saccadic eye movements in rabbits. 19.Göttinger Neurobiologentagung, Göttingen 1991

245. TEGETMEYER, H. — Die Koordination von Augen- und Kopfbewegungen nach perinataler Hirnschädigung beim Kaninchen. 4. Seminar der Seminarreihe Sinnessysteme und Motorik, Ludwig-Maximilians-Univ. München, Klinikum Großhadern, Neurologische Klinik, München 1991

246. TEGETMEYER, H. — Postnatal development of saccadic eye movements in rabbits after acute perinatal hypoxia. 3th IBRO World Congr. of Neuroscience, Montreal/Kanada 1991

247. SCHÖNFELDER, J.; TEGETMEYER, H.; SCHWARTZE, TH. — Development of vestibulär reactions after perinatal hypoxia in rabbits. Intern. Symp. on Hypoxia, Berlin 1991

248. KLUGE, R.; SCHWARTZE, H. — Die Dynamik der Rechtsherzhypertrophie bei Pulmonalstenosen in Abhängigkeit von Schweregrad und Therapie. Herbsttagung Deutsche Ges. für Herz- und Kreislaufforschung, Dresden 1992

249. MANECK, E.; EIFRIG, TH.; SCHWARTZE, H. — Preliminary results on heart rate, sinus arrhythmia, blood pressure, respiratory frequency and blood gases reactions in acutely loaded children by bycicle exercise. 4. Arbeitstagung Steuerung des Herzrhythmus, Smolenice/CSSR 1992

250. TEGETMEYER, H. — Effects of perinatal hypoxia on the postnatal development of the binocular coordination of saccadic eye movements in rabbits. 15th Ann. Meeting of the Europ. Neuroscience Assoc. and 24th Ann. Meeting of the Europ. Brain and Behaviour Soc., München 1992

251. SCHWARTZE, H. — Über Inhalt und Auftrag des Fachgebietes Pathologische Physiologie. 6. Kammerversammlung der Sächsischen Landesärztekammer, Dresden 1992

252.	MANECK, E.	Theorie und praktische Anwendung ausgewählter kardiologischer Funktionsdiagnostik. Fortbildungsveranstaltung der Sächsischen Akademie für Ärztliche Fortbildung, Leipzig 1992
253.	KLUGE, R.	Theorie und praktische Anwendung ausgewählter respiratorischer Funktionsdiagnostik. Fortbildungsveranstaltung der Sächsischen Akademie für Ärztliche Fortbildung, Leipzig 1992
254.	KLUGE, R.	Verlaufskontrolle bei Kindern mit Pulmonal-stenosen und Ballonvalvuloplastie mit Hilfe des EKG. 5. Leipziger Seminar Kinderkardiologie, Leipzig 1992
255.	TEGETMEYER, H; WOLDAG, H.	Influence of visual input on spontaneous saccadic head movements during the postnatal development of normal and of perinatally hypoxic rabbits. Symp. on Neural Control of Eye, Head and Limb Movements, Ohlstadt 1992
256.	SCHÖNFELDER, J.	Zur Pathophysiologie des Kreislaufes. Fortbildungsveranstaltung der Ges. Toxikologie, Leipzig 1992
257.	SCHÖNFELDER, J.	Zur Pathophysiologie des Schocks. Fortbildungsveranstaltung der Ges. Toxikologie, Leipzig 1992
258.	SCHÖNFELDER, J.	Zur Pathophysiologie der Niere. Fortbildungsveranstaltung der Ges. Toxikologie, Leipzig 1992
259.	SCHÖNFELDER, J.	Zur Pathophysiologie der Motorik. Fortbildungsveranstaltung der Ges. Toxikologie, Leipzig 1992
260.	SCHÖNFELDER, J.	Zur Pathophysiologie des Verhaltens. Fortbildungsveranstaltung der Ges. Toxikologie, Leipzig 1992
261.	TEGETMEYER, H.	Oculomotor reactions in visually naive infant rabbits qualify the interpretation of vestibulo-ocular reactions as part of an integrated gaze control system. 72. Tagung Deutsche Physiologische Ges., München 1993
262.	KLUGE, R.	Erhöhte Nachweisrate rechtsventrikulärer Hypertrophie im Kindesalter durch Bestimmung des kardioelektrischen Dipolmoments. 2. Arbeitstagung Angewandte und Pathologische Physiologie, Vitte/Hiddensee 1993

263. TEGETMEYER, H.; WOLDAG, H.; STOSCH, K.-U. — Der Einfluß visueller Informationen auf die Bewegungen der Augen und des Kopfes normaler und hypoxiebelasteter Kaninchen in der frühen Postnatalperiode. 2. Arbeitstagung Angewandte und Pathologische Physiologie, Vitte/Hiddensee 1993

264. KLUGE, M.; WALTER, TH.; EIFRIG, TH. — Beeinflußt die enddiastolische Druckbelastung der Ventrikel die elektrische Erregungsausbreitung? Versuche an isolierten perfundierten Herzpräparaten. 2. Arbeitstagung Angewandte und Pathologische Physiologie, Vitte/Hiddensee 1993